reinhardt

Marianne Gäng (Hrsg.)

Ausbildung und Praxisfelder im Heilpädagogischen Reiten und Voltigieren

Beiträge von

Susanne Eberle-Gäng, Marianne Gäng, Gundula Hauser,
Marcel Jenzer, Helga Podlech, Bernhard Ringbeck,
Marlies Ringbeck, Severin Salizzoni, Eva Schneider,
Marietta Schulz, Beate Seide und Pia Strausfeld

3., überarbeitete Auflage
Mit 28 Abbildungen

Ernst Reinhardt Verlag München Basel

Marianne Gäng, dipl. Soz.-Päd., Gründerin und Präsidentin der Schweizer Gruppe Therapeutisches Reiten, CH-Rodersdorf

Bildnachweis:
Die Abbildungen wurden von den Autoren des jeweiligen Beitrags zur Verfügung gestellt. Titelfoto: Thomas Winzeler

> *Hinweis:* Soweit in diesem Werk eine Dosierung, Applikation oder Behandlungsweise erwähnt wird, darf der Leser zwar darauf vertrauen, dass die Autoren große Sorgfalt darauf verwandt haben, dass diese Angabe dem Wissensstand bei Fertigstellung des Werkes entspricht. Für Angaben über Dosierungsanweisungen und Applikationsformen oder sonstige Behandlungsempfehlungen kann vom Verlag jedoch keine Gewähr übernommen werden. – Die Wiedergabe von Gebrauchsnamen, Handelsnamen, Warenbezeichnungen usw. in diesem Werk berechtigt auch ohne besondere Kennzeichnungen nicht zu der Annahme, dass solche Namen im Sinne der Warenzeichen- und Markenschutz-Gesetzgebung als frei zu betrachten wären und daher von jedermann benutzt werden dürften.

Bibliografische Information der Deutschen Bibliothek

Die Deutsche Bibliothek verzeichnet diese Publikation in der Deutschen Nationalbibliografie; detaillierte bibliografische Daten sind im Internet über <http://dnb.ddb.de> abrufbar.

ISBN 3-497-01649-7

© 2003 by Ernst Reinhardt, GmbH & Co KG, Verlag, München

Dieses Werk, einschließlich aller seiner Teile, ist urheberrechtlich geschützt. Jede Verwertung außerhalb der engen Grenzen des Urheberrechtsgesetzes ist ohne schriftliche Zustimmung der Ernst Reinhardt GmbH & Co KG, München, unzulässig und strafbar. Das gilt insbesondere für Vervielfältigungen, Übersetzungen in andere Sprachen, Mikroverfilmungen und für die Einspeicherung und Verarbeitung in elektronischen Systemen.

Printed in Germany
Reihenkonzeption: Oliver Linke, Augsburg

Ernst Reinhardt Verlag, Postfach 38 02 80, D-80615 München
Net: www.reinhardt-verlag.de Mail: info@reinhardt-verlag.de

Inhalt

Vorwort zur 1. Auflage
Von Hajo Riesser 9

Vorwort zur 2. Auflage
Von Marianne Gäng 10

Vorwort zur 3. Auflage
Von Marianne Gäng 12

Teil I: Die Ausbildung zum Reit- und/oder Voltigierpädagogen in Deutschland, der Schweiz und Österreich

Vorbemerkung
Von Bernhard Ringbeck 16

Ausbildungsübersicht: Deutschland
Von Bernhard Ringbeck 18

Ausbildungsübersicht: Schweiz
Von Marianne Gäng 24

Ausbildungsübersicht: Österreich
Von Gundula Hauser 30

Vorbereitung auf die Lehrgänge/Literatur
Von Bernhard Ringbeck 33

Gedanken zur Ausübung dieses Berufes
Von Marianne Gäng 34

Teil II: Das Pferd und sein Einsatz in der heilpädagogischen Arbeit

Das Pferd im Heilpädagogischen Reiten
Von Marcel Jenzer 38

Die Suche nach dem geeigneten Therapiepferd 38
Die Einflüsse auf die Psyche des Therapiepferdes 39
Die physischen Belastungen des Therapiepferdes 39
Das ideale Therapiepferd? 40
Exterieurunterschiede 41
Gesucht wird ein Gleichgewichtspferd 44
Ein Pferd im praktischen Einsatz: Beispiel Risi 49
Ein klares Bild vom Partner Pferd erleichtert die Arbeit 50
Wie erhalte ich die Leistungsfähigkeit meines Pferdes? 50

Ausbildung von Islandpferden für das heilpädagogische Reiten
Von Helga Podlech 53
Die Ausbildung der Pferde als Teil des
ganzheitlichen Therapiesystems. 54
Der Einsatz der Pferde in der Therapie 63
Die Arbeit des Therapeuten mit dem Klienten
auf dem Pferd 68
Praxisbeispiel aus der Gruppenarbeit. 70
Fazit 72

Teil III:
Praxisfelder im Heilpädagogischen Reiten und Voltigieren

Heilpädagogisch-psychomotorische Aspekte der
vorschulischen Förderung mit Hilfe des Pferdes
Von Marietta Schulz 76
Zielgruppen und Indikationen. 76
Setting. 78
Inhaltliche Prinzipien 78
Erfahrungen mit Hilfe des Pferdes 80
Methodische Prinzipien. 85

Heilpädagogisches Voltigieren mit verhaltensauffälligen
Kindern – Fragenkatalog für eine praxisnahe Reflexion
Von Marlies Ringbeck 89
Fragen zur Person des Voltigierpädagogen 91
Fragen zur Interaktionsebene Voltigierpädagoge – Pferd 92
Fragen zur Interaktionsebene Voltigierpädagoge –
einzelnes Kind. 93
Fragen zur Interaktionsebene Voltigierpädagoge – Gruppe 95

Heilpädagogisches Voltigieren mit autistischen Kindern
und Jugendlichen
Von Eva Schneider.. 98
   Der Autismus 98
   Planung und Durchführung des Projektes 101
   Zusammenfassende Interpretation der Ergebnisse 106

Heilpädagogisches Voltigieren an einer schulpsychologischen
Beratungsstelle
Von Bernhard Ringbeck 110
   Durchführungsbedingungen 111
   Wirkfaktoren im Umgang mit dem Pferd 112
   Stundenaufbau und -verlauf 115
   Heilpädagogisches Voltigieren als pädagogisch-psychologische
   Gruppenarbeit mit den Kindern 120
   Ausblick 127

Aufbau einer Beziehung zum Pferd: eine Maßnahme für die
Entwicklung und Erziehung von Menschen mit
geistiger Behinderung
Von Susanne Eberle-Gäng 129
   Aspekte der geistigen Behinderung in Bezug auf das
   Heilpädagogische Reiten 129
   Fallbericht: der Jugendliche A 132
   Heilpädagogisches Reiten als Erziehungsmaßnahme 134
   Durchführung des Heilpädagogischen Reitens 134
   Verlauf und Ergebnisse der Arbeit mit A 139
   Folgerungen: Geistigbehindertenpädagogik und das
   Heilpädagogische Reiten 141

Pädagogisches Reiten in der Drogenrehabilitation
Von Severin Salizzoni 144
   Das Drogenrehabilitationszentrum Cugnanello 144
   Der Reitbetrieb 144
   Das Pferd als Therapiehelfer 145
   Der Reitunterricht 146
   Beispiel einer Reitstunde 148
   Die Reittrecks 149

Einsatz des Heilpädagogischen Voltigierens in einer
Fachklinik für suchtkranke Frauen
Von Pia Strausfeld 153
   Zur Suchttherapie in der Fachklinik 155
   Das Mutter-Kind-Reiten............................... 161
   Selbsterfahrung auf dem Pferd. 171
   Weitere Einsatzmöglichkeiten des Mutter-Kind-Reitens
   und der Selbsterfahrung auf dem Pferd 181

Indikationen und Kontraindikationen beim Heilpädagogischen/
Therapeutischen Reiten
Von Beate Seide 183
   Akute Erkrankungen und Unpässlichkeiten 183
   Chronische Beeinträchtigungen. 186
   Unfälle, Verletzungen, Operationen 189
   Spezielle Probleme 191
   Handicaps und Hilfsmittel 201
   Medikamente. 207
   Schlussbemerkung. 210

Die Autorinnen und Autoren. 211

Vorwort zur 1. Auflage

Es ist ein gewagtes Unterfangen, einen weitgehend auf Hippotherapie festgelegten Arzt mit dem Vorwort für ein Buch zu betrauen, das so ausgeprägt wie dieses das Heilpädagogische Voltigieren und Reiten (HPV/R) zum zentralen Thema hat. Womöglich schafft aber gerade dieser Umstand eine der Sache dienliche Distanz der Betrachtung.

Als vor 25 Jahren Antonius Kröger, der „Nestor" des Heilpädagogischen Voltigierens, in der Zeitschrift „Jugendwohl" mit der ersten deutschsprachigen Arbeit „*Mit Pferden erziehen*" den Anstoß für eine Entwicklung gab, die jetzt zur Herausgabe dieses Buches durch Marianne Gäng führte, ahnte wohl noch keiner der im HPV/R Engagierten etwas von der stetig wachsenden Bedeutung, die das Pferd in der Heilpädagogik erlangen würde. Aus der 1983 erschienenen Monographie von Marianne Gäng mit dem Titel „*Heilpädagogisches Reiten*" entwickelte sich 1990 das umfassende Standardwerk „*Heilpädagogisches Reiten und Voltigieren*" gemeinsam mit anderen hervorragenden Fachleuten, das inzwischen in der 1994 modifizierten Fassung vorliegt.

Als vorläufige Krönung legt nun das neue Gemeinschaftswerk „*Ausbildung und Praxisfelder im Heilpädagogischen Reiten und Voltigieren*" Zeugnis ab nicht nur von einer international sich vollziehenden Konsolidierung und fachlichen Fundierung im Bereich des HPV/R, sondern gleichermaßen von einer ständig fortschreitenden Differenzierung der Praxisfelder, die dem Beobachter aus der medizinischen Nachbardisziplin nur Bewunderung und Respekt abnötigen können.

Dass dabei durchaus auch nationale Varianten in Konzeption und Methodik erkennbar sind, kann nur als positive Entwicklung dankbar begrüßt werden.

So seien der Herausgeberin, den Autorinnen und Autoren, dem ganzen Buch von Herzen viel Erfolg und eine weite Verbreitung gewünscht!

Hessisch Lichtenau, Dezember 1994   Dr. med. Hajo Riesser
                                    Medizinaldirektor i.R.

Vorwort zur 2. Auflage

Wie es zu diesem Buch kam.

Neben anderen Beschäftigungen bin ich zuständig für die Ausbildung von ReitpädagogInnen der Schweizer Gruppe für Therapeutisches Reiten (SC-TR); aus dem Kreis der Dipl.-ReitpädagogInnen kam auch der Anstoß zu diesem Buch. Die vorliegende 2. Auflage wurde erweitert um einen Beitrag über medizinisches Basiswissen für den Alltag des Heilpädagogischen Reitens und Voltigierens (Indikationen und Kontraindikationen, S. 201). Das Buch ist in drei Teile gegliedert:

- Information über die Zusatzausbildung zum Reitpädagogen/zur Reitpädagogin,
- Das Pferd und sein Einsatz in der heilpädagogischen Arbeit,
- Praxisfelder im Heilpädagogischen Reiten und Voltigieren.

Der erste Abschnitt gibt einen Überblick über die Ausbildung zum Reitpädagogen, wie sie die drei Länder Deutschland, Schweiz, Österreich durchführen. Ich möchte damit Interessenten konkrete Angaben liefern und erste Entscheidungshilfen bieten.

Der zweite Abschnitt soll dem Reitpädagogen bekannte Wege auf neue Art aufzeigen: zum Wohle der im Heilpädagogischen Reiten und Voltigieren eingesetzten Pferde.

Dass Pferde, die mit Sachkenntnis im Heilpädagogischen Reiten und Voltigieren eingesetzt und mit Achtung behandelt werden, ein erfülltes und langes Leben haben können, ist erwiesen. Héla, Stammmutter aller unserer Fohlen und vielseitiges Reit- und Therapiepferd, war nie krank und wurde über 30 Jahre alt. Blakkur, der besondere Liebling von Groß und Klein, erst Sportpferd, dann Familien- und Therapiepferd, wurde 28 Jahre alt. Héla, Blakkur und wie sie alle hießen – die nun auf himmlischen Weiden grasen – ihnen sollen diese Gedanken gewidmet sein.

Der dritte Abschnitt: Praxisfelder. Ich erhalte oft Briefe von ehemaligen Absolventinnen, die mir begeistert von ihrer Arbeit berichten und mitteilen, dass sie die richtige Anstellung gefunden hätten oder sich sogar den Wunsch nach einem eigenen Betrieb erfüllen konnten. Von diesen werde ich um Vermittlung von Kontaktadressen von Reitpädagogen gebeten, die auf einem Spezialgebiet des HPR/V arbeiten. Die einen erhoffen sich Hilfe und Anregung bei der praktischen Durchführung ihrer Arbeit, andere suchen neue Arbeitsweisen oder möchten den Erfahrungsaustausch pflegen: ein wichtiger Aspekt, den ich gerne unterstütze.

Eine große Zahl von Ratsuchenden sind „zuweisende Stellen" oder Eltern von behinderten Kindern, die allgemeine und spezielle Auskünfte von mir erwarten; aber auch Jugendliche und Erwachsene mit verschiedenen Behinderungen möchten wissen, was ihnen persönlich eine solche Therapie bringen kann oder wie sie von anderen erlebt wird; ihnen sollten die „Praxisfelder" die erhofften Antworten geben.

Mein eigener Anstoß, Praxisfelder dokumentieren zu lassen, beruht auf dem Wissen um ReitpädagogInnen, die schon viele Jahre in aller Stille bemerkenswerte Arbeit tun und nun mit der Veröffentlichung über ihr Spezialgebiet einen wertvollen Beitrag leisten können.

Ich bin mir bewusst, dass die ausgewählten Beiträge ein breites Spektrum im Heilpädagogischen Reiten und Voltigieren abdecken, aber keinesfalls Anspruch auf Vollständigkeit erheben. Alle diejenigen, die hier aus Platzgründen nicht zu Worte kamen, möchte ich ermuntern, über ihre Arbeitsweise in Fachzeitschriften zu berichten.

Neben anderem haben diese Veröffentlichungen ein weiteres Ziel: Sie sollen das Heilpädagogische Reiten und Voltigieren einem größeren Kreis näher bringen, Verantwortliche anregen, behinderten Menschen glückliche Stunden zusammen mit dem Pferd zu ermöglichen.

Rodersdorf, im Herbst 1997   Marianne Gäng

Vorwort zur 3. Auflage

Dass dieses Ausbildungsbuch inzwischen zur Standardlektüre im Heilpädagogischen Reiten/Voltigieren geworden ist, freut das Autorenteam sehr. Von Auflage zu Auflage sind wir bestrebt, neuen Entwicklungen Rechnung zu tragen. So auch bei der hier vorliegenden 3. Auflage.

Das Profil des Arbeitsfeldes „Heipädagogisches Reiten/Voltigieren" und das Selbstverständnis und die Arbeitsmethodik der *Reitpädagogen* wurde in der jüngsten Zeit mehr und mehr abgegrenzt von dem sich entwickelnden Arbeitsgebiet der *Reittherapeuten*. Zwar sind beide Bereiche, ebenso wie die Hippotherapie, quasi Sparten des großen Gebietes des Therapeutischen Reitens, doch sind Voraussetzungen, Methoden und Zielsetzungen jeweils zu unterscheiden.

Unser Arbeitsgebiet wächst und differenziert sich gleichzeitig. In der vorliegenden 3. Auflage finden diese Präzisierungen einen ersten Niederschlag, und sicher wird die Diskussion über die begriffliche und inhaltliche Orientierung dessen, was Heilpädagogisches Reiten/Voltigieren von der Reittherapie unterscheidet, weitergehen. Der eigene Standpunkt des HPR/V wird sich durch diesen Reflexionsprozess schärfen, und das ist sehr zu begrüßen. Über Resonanz der Leserinnen und Leser freue ich mich sehr.

Neu in dieser Auflage ist der Beitrag *„Ausbildung von Islandpferden für das Heilpädagogische Reiten"* von Helga Podlech, sie beschreibt den Weg von der Ausbildung der Pferde bis deren Einsatz im Heilpädagogischen Reiten und begründet, weshalb Islandpferde zur Beziehungsanbahnung besonders geeignet sind. Der Beitrag bietet eine Vielfalt von Anregungen und kann auch der erfahrenen Reitpädagogin noch „Aha"-Erlebnisse vermitteln.

Ebenfalls neu hinzu gekommen ist in dieser Auflage ein Beitrag von Eva Schneider zum Thema *„Heilpädagogisches Voltigieren mit autistischen Kindern und Jugendlichen"*. In anschaulicher und präziser Form beschreibt Eva Schneider die Wirkung des HPR auf autistische Kinder und Jugendliche. Sie weist nach, dass mit dem HPR u. a. ein

Abbau von Stereotypien, eine verstärkte Motivation zur Kommunikation sowie die Förderung der Wahrnehmungsfähigkeit erreicht werden kann.

Die Beiträge von Renate Jurklies aus der 2. Auflage wurden nicht mehr beibehalten, da die Körper- und Bodenarbeit nach Linda Tellington inzwischen an vielen Orten durch autorisierte Personen angeboten wird und die beiden anderen Beiträge „Elternarbeit" und „Berufsausübung" als Weiterbildung mit auf die jeweiligen Teilnehmer ausgerichtetem Programm angeboten werden (Veranstaltungen in der SG-TR).

Der Beitrag von Frau Annette Breiter über „Therapeutisches Reiten in der Psychiatrie" aus der 2. Auflage wurde wegen der beschriebenen Entwicklungen nun in den Kontext des neuen Buches „Reittherapie" (2003, hrsg. von M. Gäng) gestellt und hier nicht ein weiteres Mal abgedruckt.

Ich wünsche allen Reitpädagoginnen und Reitpädagogen viel Freude bei der persönlichen Umsetzung in der HPR-Arbeit, ganz besonders möchte ich Mut machen, die Beziehung zwischen Kind und Tier zu pflegen und zu vertiefen.

Rodersdorf, im Herbst 2002   Marianne Gäng

Teil I
Die Ausbildung zum Reit- und/oder Voltigierpädagogen in Deutschland, der Schweiz und Österreich

Vorbemerkung

Von Bernhard Ringbeck

In Deutschland, der Schweiz und Österreich ist das Heilpädagogische Reiten und Voltigieren als wirkungsvolle Fördermaßnahme anerkannt. Der Einsatz des Pferdes unter heilpädagogischen Gesichtspunkten hat mittlerweile für Kinder, Jugendliche und Erwachsene einen festen Platz in den Förderangeboten von Heimen, Kliniken, Anstalten, Tagesbildungsstätten, Jugendfarmen, Beratungsstellen, Schulpsychologischen Diensten, Volkshochschulen, Sonderschulen, Grundschulen sowie eigenen Vereinen für Therapeutisches Reiten gefunden. Ebenso ist das Interesse an fachkundigen Informationen auf Kongressen, Messen, Fachtagungen, Informationsveranstaltungen nach wie vor sehr groß.

Die Verantwortlichen haben sich schon recht früh um einen regen Austausch und um fachliche Zusammenarbeit zwischen den deutschsprachigen Ländern bemüht (leider war es zur damaligen Zeit mit der ehemaligen DDR nur ganz eingeschränkt möglich), gegenseitige Unterstützung auf den Lehrgängen angeboten, gemeinsame Tagungen abgehalten sowie eine gegenseitige Anerkennung ihrer Ausbildungsgänge ausgesprochen, solange die reiterlichen und pädagogisch/psychologischen Voraussetzungen des jeweiligen Landes, für das man die Anerkennung wünschte, vorlagen.

Das Förderangebot Heilpädagogisches Voltigieren/Reiten verlangt vom durchführenden Erwachsenen nicht nur grundlegende pädagogische bzw. psychologische Kenntnisse und Erfahrungen im Umgang mit Gruppen, sondern auch umfassende reitsportfachliche Kenntnisse und Fertigkeiten.

Der Reit- und Voltigierpädagoge soll sich ja nicht nur darum bemühen, die Probleme und Schwierigkeiten der ihm anvertrauten Kinder, Jugendlichen und Erwachsenen zu verstehen, sondern er soll über eine gezielte, sichere und vertrauenserweckende Einbeziehung des Pferdes den Erlebens- und Verhaltensprozess positiv gestalten können.

Um für den Bereich des Heilpädagogischen Voltigierens/Reitens diesen Forderungen gerecht werden zu können, ist ein Fortbildungskonzept entwickelt worden, das sich in den zurückliegenden Jahren bewährt hat und das von einem Lehrteam ständig hinterfragt und weiterentwickelt wird.

Ausbildungsübersicht: Deutschland

Von Bernhard Ringbeck

Seitdem das *Deutsche Kuratorium für Therapeutisches Reiten (DK-ThR)* in einem Pilotlehrgang 1974 im Landgestüt Dillenburg/Hessen die ersten Fachkräfte im Heilpädagogischen Reiten und Voltigieren ausgebildet hatte, fanden ab 1977 diese Fortbildungsmaßnahmen jährlich unter der Leitung des damaligen Sonderschulrektors Antonius Kröger in Münster statt.

Das Deutsche Kuratorium für Therapeutisches Reiten bietet Zusatzausbildungen im Heilpädagogischen Voltigieren/Reiten an, die insgesamt 15 Tage umfassen und in einem Grund- und Abschlusskurs unterteilt sind. Zwischen dem Grund- und Abschlusskurs liegt in der Regel ein Jahr, damit die Teilnehmer die Möglichkeit haben, eine Hausarbeit über eine praktische Umsetzung des Heilpädagogischen Voltigierens/ Reitens zu schreiben. Ist ein Lehrgangsteilnehmer aus irgendeinem Grund verhindert, den Abschlusskurs an demselben Ausbildungsort zu machen, so kann er in Ausnahmefällen einen anderen Lehrgangsort für den Abschlusskurs wählen.

Als Voraussetzung gelten eine abgeschlossene pädagogische oder psychologische/psychotherapeutische Berufsausbildung sowie eine „FN-Amateur-Ausbilderqualifikation (mindestens Fachübungsleiter Reiten bzw. Voltigieren)". Die Modalitäten dieser „Zusatzausbildung und Prüfung von Pädagogen/Psychologen im Heilpädagogischen Voltigieren/Reiten" sind in der Ausbildungs- und Prüfungsordnung (APO) der Deutschen Reiterlichen Vereinigung (FN) von 2000 festgelegt und können dort nachgelesen werden.

Zu der pädagogischen oder psychologischen Berufsausbildung zählen:

- Lehrer aller Schulformen,
- Sonder-, Heil-, Sport-, Sozial-, Dipl.-Pädagoge
- Erzieher, Sozialarbeiter
- Motologe, Motopädin, Bewegungstherapeut
- Dipl.-Psychologe, Psychotherapeut

- Ausnahmeregelung bei Ergotherapeuten (wird auf Antrag beim Verband der Ergotherapeuten in Zusammenarbeit mit dem DKThR entschieden).

Über an dieser Stelle nicht genannte Berufsgruppen, die sich eventuell erst in den letzten Jahren entwickelt haben, entscheidet eine Kommission aus dem Arbeitskreis im Heilpädagogischen Voltigieren/Reiten unter Einbindung des Vorstandes des DKThR.

Alle Bewerber sollen Kenntnisse entsprechender heilpädagogischer Methoden sowie praktischer einschlägiger Erfahrungen in der Arbeit mit Gruppen nachweisen.

Zu der reitsport- bzw. voltigiersportfachlichen Qualifikation gehören

a) für das Heilpädagogische Voltigieren
- Trainer C Voltigieren, ein Ausbildungsgang, der erst seit kurzer Zeit von der Deutschen Reiterlichen Vereinigung konzipiert worden ist (diese Ausbildung kann man an den Reit- und Fahrschulen in ganz Deutschland absolvieren; Informationen über mögliche Lehrgangsorte, -dauer und -kosten gibt der jeweilige Landesreiterverband oder die FN in Warendorf), oder
- der Voltigierwart, der an der Fachschule für Voltigieren in Hohenhameln und in fast allen Landesverbänden gemacht werden kann oder
- der Voltigierlehrer, der nur in Hohenhameln abgenommen wird.

Der Trainer C Voltigieren, der Voltigierwart oder der Voltigierlehrer müssen reiterliche Fähigkeiten wenigstens auf E-Dressur-Niveau nachweisen können.

b) für das Heilpädagogische Reiten
- Trainer C Reiten, ein Ausbildungsgang, der in jedem Landesreiterverband erworben werden kann, oder
- der Reitwart, (Amateur-) Reitlehrer, Bereiter FN oder Pferdewirt-Schwerpunkt „Reiten", Berufsreitlehrer (FN) oder Pferdewirtschaftsmeister – Teilbereich „Reitausbildung", oder
- die vom Islandpferde-Reiter- und Züchterverband e. V (IPZV) ausgestellte Trainer-B-Lizenz.

Zur Durchführung des Heilpädagogischen Voltigierens und des Heilpädagogischen Reitens werden zwei reitsportfachliche Qualifikationen benötigt. Das heißt z. B. konkret: Ein Voltigierwart darf keinen Reitunterricht erteilen und ein Reitwart keinen Voltigierunterricht.

Das Deutsche Kuratorium für Therapeutisches Reiten e. V., Freiherr-von-Langen-Str. 13, 48231 Warendorf ist nur für die Lehrgänge im Heilpädagogischen Voltigieren/Reiten zuständig. Über diese Adresse laufen auch sämtliche Informationsfragen und Anmeldungen. Für die Grund- und Abschlusskurse kann man sich erst anmelden, wenn man eine abgeschlossene Berufsausbildung *und* eine reitsportfachliche Qualifikation nachweisen kann.

Für die reitsportfachliche Ausbildung sind die Deutsche Reiterliche Vereinigung in Warendorf oder die jeweiligen Landesreitverbände zuständig.

Inhalte der Ausbildung

Durch das Weiterbildungsangebot im Heilpädagogischen Voltigieren/ Reiten (HPVR) soll der Lehrgangsteilnehmer innerhalb eines Grund- und eines Abschlusskurses befähigt werden, das Pferd für einzelne Zielgruppen (Lernbehinderte, geistig Behinderte, Verhaltensauffällige, psychisch kranke Menschen) zu einem reflektierten und gezielten Einsatz zu bringen. Die hierzu erforderlichen Lehrgangsinhalte werden durch drei Lernformen vermittelt:

(1) Das reflektierte Beobachten Aus Verantwortung den zu betreuenden Kindern, Jugendlichen und Erwachsenen gegenüber können die Teilnehmer während des Grund- und Abschlusskurses nicht selber mit einer Gruppe am Pferd arbeiten. Deshalb wird eine Gruppe vorgestellt, und der Schwerpunkt in der ersten Ausbildungsphase liegt auf dem genauen Beobachten jeweils eines Gruppenmitgliedes über die gesamten Hospitationsstunden hinweg. Aus diesem gezielten Beobachten heraus werden die einzelnen Stunden für das beobachtete Kind, für das Gruppengeschehen und für den Voltigier- bzw. Reitpädagogen reflektiert und für die nachfolgende Stunde neu geplant. Für den Grundkurs findet in der Regel die Beobachtung bei einer Voltigiergruppe statt, da nicht nur stärker auf die individuellen Schwierigkeiten und Stärken eines Kindes eingegangen werden, sondern vor allen Dingen der Gruppenprozess viel dynamischer und unmittelbarer sichtbar gemacht werden kann. Für den Abschlusskurs ist es dann auch möglich, falls genügend gute Pferde vorhanden sind, bei einer Reitgruppe zu hospitieren.

Durch eine teilnehmende Beobachtung bei wenigstens 4 Einheiten von ca. 1½ Stunden aus dem Heilpädagogischen Voltigieren/Reiten, die von Seiten der Lehrgangsteilnehmer ohne bewusste Kontaktaufnahme zu den einzelnen Gruppenmitgliedern ablaufen muss, durch das Erstellen, Auswerten und Projektieren der Stundenprotokolle, durch weitere Übungsbeispiele aus der Praxis des Heilpädagogischen Voltigierens/Reitens in Form von Situations- und Fallbeschreibungen aus der Praxis, sowie durch kritische Diskussion der einzelnen Teilnehmerbeiträge soll auf das eigene pädagogisch-psychologische Handeln in der späteren Praxis des Heilpädagogischen Voltigierens/Reitens ausreichend vorbereitet werden.

(2) Aufarbeitung bzw. Aneignung theoretischer Kenntnisse Hierunter fallen in erster Linie aktuelle Ergebnisse und Problemstellungen aus einzelnen Bereichen der Heil- bzw. Sonderpädagogik, der Pädagogik und Psychologie, der Medizin und Psychiatrie sowie der Sport- und Bewegungslehre unter starker Bezugnahme und Übertragbarkeit auf die verschiedenen Anforderungen im Heilpädagogischen Voltigieren/Reiten. Folgende Themenstellungen werden u. a. bearbeitet:

- Das gewünschte Pädagogen/Psychologenverhalten im Umgang mit der jeweiligen Problemlage des einzelnen Kindes unter Ausnutzung der Gegebenheiten durch das Heilpädagogische Voltigieren oder Reiten,
- Planung und Strukturierung einer Stunde aus dem HPVR unter ausgewählten Förderaspekten,
- die motorische Entwicklung und motorische Auffälligkeiten bei Kindern einschließlich ihrer psychischen Auswirkungen sowie Hilfen zu ihrer Erkennung,
- prophylaktische Maßnahmen zur Unfallverhütung (allgemeine und spezielle),
- (physische und psychosoziale) Belastungsgrenzen und ihre Merkmale,
- Entwicklung zweckdienlicher Fertigkeiten im Umgang mit dem Medium Pferd, Reiterspiele, Volti-Tage sowie Einsatz verschiedener Materialien und Medien),
- Voraussetzungen beim Pferd im Heilpädagogischen Reiten/Voltigieren,
- Heilpädagogisches Voltigieren/Reiten in der Psychiatrie,
- Kenntnisse über die beiden anderen Bereiche des Therapeutischen Reitens (Hippotherapie, Reiten als Sport für Behinderte),

- Kenntnisse über Rechts- und Versicherungsfragen, über Durchführungs- und Finanzierungsmöglichkeiten,
- Vorstellung verschiedener Einrichtungen mit ihren jeweils eigenen Arbeitsweisen im HPVR durch Hospitationen, Vorträge oder Filme.

(3) Das eigene Tun, die Selbsterfahrung an, mit und auf dem Pferd
Durch das eigene Erleben an, auf und mit dem Pferd soll der Teilnehmer für die psychischen Abläufe seiner ihm anvertrauten Kinder, Jugendlichen und Erwachsenen sensibilisiert werden. Angestrebt wird eine Wahrnehmungs- und Sensibilisierungsschulung im Wechsel von eigenen Übungen und hilfegebenden Anweisungen. Der Erwachsene erlebt und fühlt gleichsam wie das von ihm zu fördernde Kind. Vermittlungsansätze für diesen Bereich können sein:

- Die Selbsterfahrung auf dem Pferd nach Carl Klüwer,
- Die Körperarbeit nach Dirk Baum,
- Bewegungsspiele an, auf und mit dem Pferd nach Marlies Ringbeck,
- Die Feldenkraisarbeit auf dem Boden und mit dem Pferd,
- die TEAM-Methode nach Linda Tellingten Jones,
- Reiten aus der Körpermitte nach Sally Swift.

Prüfungsmodalitäten

Der Abschlusskurs endet mit einer Prüfung, die sich aus mehreren Teilen zusammensetzt:

1. Kolloquium Der Prüfung geht eine Hospitation bei einer heilpädagogisch orientierten Voltigier- bzw. Reitstunde voraus. Die Analyse dieser von den Prüflingen und dem Prüfungsgremium gesehenen Hospitation mit der Beobachtung, dem Erfassen von Problemen sowie deren Lösungsmöglichkeiten bildet den Kern der Prüfung.

2. Schriftliche Arbeit Während der Prüfung hat jeder Bewerber eine Klausurarbeit (2–3 Stunden) über mehrere Fragen des Prüfungsgebietes anzufertigen. Die Fragen stellt der Lehrgangsleiter. Alternativ zur Klausur kann zwischen dem Grund- und dem Abschlusskurs eine Hausarbeit angefertigt werden, wobei die Themenstellung in Absprache mit der Lehrgangsleitung erfolgt (APO 2000).

Auf dem Zeugnis erscheinen keine einzelnen Noten, das Ergebnis lautet „bestanden" oder „nicht bestanden". Nach erfolgreicher Abschlussprüfung am Ende des Abschlusskurses erhalten die Teilnehmer vom Deutschen Kuratorium für Therapeutisches Reiten in einem Zertifikat bescheinigt, dass sie die Befähigung besitzen, das Heilpädagogische Voltigieren und/oder Reiten selbstständig und eigenverantwortlich durchzuführen.

Kontaktadresse:
Deutsches Kuratorium für Therapeutisches Reiten e. V., Bundesgeschäftsstelle
Freiherr-von-Langen-Str. 13, D-48231 Warendorf
Tel.: ++49(0)25 81 / 6 36 20   Fax: ++49 (0)25 81 / 6 21 44

Förderkreis Therapeutisches Reiten e. V.

Ausbildung im Heilpädagogischen Reiten   Eine weitere Ausbildungsmöglichkeit im Heilpädagogischen Reiten bietet in Deutschland der „Förderkreis Therapeutisches Reiten e. V.". Obwohl die angebotene Weiterbildung als Ausbildung zum „Reittherapeuten" bezeichnet wird, wird inhaltlich Heilpädagogisches Reiten angeboten.

Die Gesamtausbildung ist berufsbegleitend konzipiert und erstreckt sich über zweieinhalb Jahre. Sie umfasst zehn mehrtägige Seminare, ein Praktikum sowie zwei Abschlussprüfungen.

Voraussetzungen für die Teilnahme sind u. a. entsprechende reiterliche Nachweise und eine pädagogisch-psychosoziale Tätigkeit bzw. Berufsausbildung.

Kontaktadresse:
Geschäftsstelle des „Förderkreises Therapeutisches Reiten e. V."
c/o Doris Krämer
Grapperhausen 8, D-49434 Neunkirchen
Tel.: ++49 (0)54 93 / 99 66 00   Fax: ++49 (0)54 93 / 57 00
E-Mail: kraemer-buero@t-online.de
www.foerderkreis-therapeutisches-reiten.de

Ausbildungsübersicht: Schweiz

Von Marianne Gäng

Vorerst einige Gedanken zur Verbandsgeschichte. Schon vor der Gründung der Schweizerischen Vereinigung für Heilpädagogisches Reiten und Voltigieren (SV-HPR) 1985 habe ich über mehrere Jahre Kurse im Heilpädagogischen Reiten mit Zertifikatsabschluss erteilt. Das Einführungsbuch „Heilpädagogisches Reiten und Voltigieren" berichtet u. a. von diesen Aktivitäten. Nach der Gründung der SV-HPR habe ich meine Ausbildungskurse unter dem Patronat dieser Vereinigung, jedoch auf eigenes finanzielles Risiko erteilt; gleichzeitig habe ich ehrenamtlich die Auskunftsstelle betreut (bis 1995).

Entwicklung des Heilpädagogischen Reitens/Voltigierens

TeilnehmerInnen aus anderen Ländern haben die Ausbildung besucht oder mich um Rat gefragt, allen voran das benachbarte Deutschland. Es war für mich deshalb selbstverständlich, mit dem „Arbeitskreis Heilpädagogisches Reiten und Voltigieren" des Kuratoriums für Therapeutisches Reiten und Voltigieren den Kontakt zu suchen, Fachgespräche zu führen, die beiden Ausbildungen zu vergleichen und gegenseitige Anerkennung zu vereinbaren. Dieser fruchtbaren Zusammenarbeit entsprang auch der Wunsch nach einer gemeinsamen Dokumentation der erprobten Arbeitsweisen im HPR/V; so entstand 1990 die zweite, erweiterte Auflage des Buches „Heilpädagogisches Reiten und Voltigieren".

Über all die Jahren haben mir der fachliche Gedankenaustausch und die Weiterbildungen in den Nachbarländern sehr viel gebracht und neue Impulse und Erkenntnisse in die bestehende Ausbildung einfließen lassen; einen wesentlichen Teil haben auch ReitpädagogInnen mit ihren Berichten im Lehrgang II beigetragen.

Trennung

Eine Trennung ist immer eine einschneidende Sache, gleichzeitig aber auch ein Neubeginn. Die sich lösenden Teile können Erleichterung verspüren und mit der erworbenen Freiheit Möglichkeiten zu neuem Handeln finden. Dieser zentrale Wunsch nach Freiheit ließ in uns den Entschluss zur Loslösung von der SV-HPR reifen.

Im August 1996 trat ich von meinem Auftrag als Ausbildnerin von ReitpädagogInnen SV-HPR, zusammen mit meinem FAB-Kolleginnen, zurück. Unser Motiv beinhaltet, dass wir uns dem projektierten neuen Ausbildungskonzept der SV-HPR nicht anschließen möchten. Wir unterstützen nicht, dass Grundausbildung und Fortbildung vermischt werden (TeilnehmerInnen aus benachbarten Ländern würden zudem eine wesentliche Benachteiligung erfahren). Wir sind der Ansicht, dass zuerst Heilpädagogisches Reiten im erlernten Berufsfeld praktiziert werden soll mit der Zielsetzung, Erfahrungen zu sammeln und Sicherheit zu erlangen. Später kann mit spezifischer, pädagogischer Weiterbildung das Spektrum im HPR erweitert werden. Entsprechende Umfragen am Ende der Lehrgänge bestätigen diese Denkrichtung.

Schweizer Gruppe für Therapeutisches Reiten –
Ausbildung zur Reitpädagogin SG-TR /
zum Reitpädagogen SG-TR

In der SG-TR wird das in den letzten 25 Jahren entwickelte und praktizierte Ausbildungskonzept fortgeführt. Zusammen mit meinem Ausbildungsteam führe ich die berufsbegleitende Basisausbildung mit internationaler Anerkennung wie bisher weiter.

Die Ausbildung ist sowohl zeitlich wie finanziell überschaubar. Die an der therapeutischen Arbeit mit Pferden Interessierten werden so geschult, dass sie in ihrem Gebiet fachlich kompetent weiterarbeiten können. Die Ausbildungsinhalte sind in dem Einführungsbuch „Heilpädagogisches Reiten und Voltigieren" dokumentiert.

Nach Abschluss der Ausbildung lautet der erworbene Titel *dipl. Reitpädagogin SG-TR / dipl. Reitpädagoge SG-TR.*

Voraussetzungen

a) Pädagogische Berufsausbildung Verlangt wird ein pädagogischer Berufsabschluss und mindestens ein Jahr Praxis als: Heilpädagoge, Lehrer aller Schulformen, Kindergärtner, Erzieher, Sozialpädagoge.
Vor Beginn des Lehrgangs I müssen 10 Lektionen HPR selber durchgeführt werden. Es sollte auch eine Praktikumsvereinbarung vorliegen (siehe Liste der Praktikumsanleiter PAL der SG-TR).

b) Reiterliche Vorbildung Schriftlicher Nachweis über mehrjährige Erfahrung im Umgang mit Pferden und ihrer Pflege
CH: Reiterbrevet SVP
D: Wanderreiterpass FN, Wanderreiterabzeichen IPZV
D: Reiterpass FN, D-Reiterpass VFD, D-Reiternadel,

c) Zusätzliche Voraussetzung für die Teilnahme an Lehrgang II *Bis spätestens vor Beginn des Lehrgangs II* muss einer der folgenden Prüfungsnachweise erbracht werden:

CH/D Reiterbrevet II SG-TR	D Reitabzeichen IPZV
CH Reiterbrevet II IPVCH	D Bronze DRA Kl. IV
CH Silbertest	
CH EWU-Westernreitabzeichen Bronze	D EWU-Westernreitabzeichen Bronze
	D IGV Reitabzeichen Bronze

- ebenfalls der Prüfungsnachweis über die *Handpferdeprüfung SG-TR*
- sowie der Nachweis über den *3-Tage-Lehrgang* „Longieren mit der einfachen Longe und der Doppellonge" SG-TR.

Hinweis: Der Doppellonge-Lehrgang ist gleichzeitig der erste Baustein zu beiden Weiterbildungen „Langzügelarbeit mit dem Klienten" und „VoltigierpädagogIn SG-TR" *nach Diplomabschluss.*

Alle Reiterqualifikationen SG-TR können sowohl in der Schweiz als auch in Deutschland erworben werden. Die Kurse werden von FN-anerkannten Trainern erteilt.

Ausbildungsverlauf

Die Schweizer Gruppe Therapeutisches Reiten bietet eine Zusatzausbildung im Heilpädagogischen Reiten an, die insgesamt 15 Tage umfasst und in einen Lehrgang I und II unterteilt ist. Dazwischen liegt ein begleitetes Praktikum von mindestens 30 Lektionen. Den Abschluss der Ausbildung bildet eine Diplomarbeit. Das Diplom wird erteilt, wenn alle Ausbildungsteile erfolgreich absolviert sind.

Das Diplom berechtigt zur selbständigen Durchführung des Heilpädagogischen Reitens im Rahmen der pädagogischen Grundausbildung in Heimen, Schulen und privaten Reitställen.

Diese Ausbildung ist von den Schweizer Krankenkassen anerkannt.

- Pflichtlektüre

  Gäng, M. (Hrsg.)u. a. (1998): Heilpädagogisches Reiten und Voltigieren, 4. Aufl. Ernst Reinhardt, München/Basel,

  Gäng, M. (Hrsg.)u. a.: Ausbildung und Praxisfelder im Heilpädagogischen Reiten und Voltigieren, 3. Aufl. Ernst Reinhardt, München/Basel

  Rostock, A. K, Feldmann, W.: Islandpferdereitlehre,

- Weiterführende Literatur

  „Erlebnispädagogik mit dem Pferd", Marianne Gäng (Hrsg.), Erprobte Projekte aus der Praxis, Reinhardt Verlag, München, 2001,

  „Reittherapie", Marianne Gäng (Hrsg.) und weitere Autoren, Reinhardt Verlag, München, 2003

Anmeldung zur Ausbildung

Die Anmeldung hat schriftlich zu erfolgen. Es sind beizulegen
1. Motivation zur Ausbildung
2. Lebenslauf in Form eines Datenblattes
3. Kopie des Diploms
4. Bestätigung der bisherigen Tätigkeit
5. Schriftlicher Nachweis über mehrjährige Erfahrung im Umgang mit Pferden und ihrer Pflege
6. Prüfungsnachweis einer Reiterprüfung (Es ist von Vorteil, alle reiterlichen Qualifikationen vor Beginn der Zusatzprüfung zu absolvieren)

Kontaktadressen
Auskunftsstelle Ausbildung und Anmeldung Marianne Gäng
Postfach 240, CH-4118 Rodersdorf
Fax ++41 (0)61 / 7 31 32 07
www.sgtr.de

Reiterliche Ausbildung (Anfragen nur schriftlich) Barbara Gäng
Fax ++41 (0)56 / 6 68 22 13
E-mail: gnagi@bluewin.ch

Folgende Zusatz-Ausbildungen werden durch die SG-TR angeboten:

- Lehrgang Lanzügelarbeit mit dem Klienten (Voraussetzung: diplom. Reitpädagoge/Reitpädagogin)
- Voltigierpädagogin / Voltigierpädagoge SG-TR (Voraussetzung: diplom. Reitpädagoge/Reitpädagogin)
- Reittherapeutin SG-TR / Reittherapeut SG-TR

Diese Zusatzausbildung für Angehörige pflegerischer, medizinischer, therapeutischer, psychologischer Berufe bietet die „Schweizer Gruppe Therapeutisches Reiten" seit 6 Jahren an.

Voraussetzungen und Ausbildungsgang dieser Zusatzqualifikationen werden in dem Buch „Reittherapie" (Gäng 2003) beschrieben.

Schweizerische Vereinigung für Heilpädagogisches Reiten

Zusatzausbildung zur Reitpädagogin SV-HPR / zum Reitpädagogen SV-HPR Eine weitere Ausbildungsmöglichkeit im Heilpädagogi-schen Reiten bietet in der Schweiz die „Schweizerische Vereinigung für Heilpädagogisches Reiten". Angeboten wird eine Zusatzausbildung zur Reitpädagogin SV-HPR / zum Reitpädagogen SV-HPR. Ein pädagogischer Beruf wird allerdings nicht vorausgesetzt, es kann stattdessen auch ein pädagogischer Grundkurs des SV-HPR besucht werden. Die Zusatzausbildung ist berufsbegleitend konzipiert und dauert zwei Jahre. Voraussetzungen für die Teilnahme sind eine reiterliche Grundausbildung, Erfahrungen in der Arbeit mit den Pferden sowie pädagogisches Grundwissen.

In der Ausbildung werden theoretische und praktische Inhalte vermittelt. Nach erfolgreicher Teilnahme an einer theoretischen und einer praktischen Abschlussprüfung wird ein Diplom erteilt. Diese Zusatzausbildung ist von den Schweizer Krankenkassen (bislang) nicht anerkannt.

Kontaktadresse:
Auskunftsstelle SV-HPR
c/o Frau Ursula Zeller
Goldhaldenstr. 53, CH-8702 Zollikon
Tel.: ++41 (0)1 / 3 90 18 34   Fax: ++41 (0)1 / 3 90 18 32

Ausbildungsübersicht: Österreich

Von Gundula Hauser

In Österreich ist das *Österreichische Kuratorium für Therapeutisches Reiten* der Ausbildungsträger für Heilpädagogisches Voltigieren/Reiten.

Berufliche Voraussetzung

Nachweis einer abgeschlossenen Ausbildung in einem sonder-, sozial- oder heilpädagogischen, psychologischen oder psychotherapeutischen Beruf (u. a. Lehrer aller Sonderschulformen, Sonder-, Heil- oder Sozialpädagoge, Sozialarbeiter, Psychologe, Psychotherapeut, Sonderkindergärtner, Sondererzieher).

Voltigiersportfachliche – bzw. reitsportfachliche Voraussetzung

a) für Heilpädagogisches Voltigieren
- 1. Semester des Voltigierinstruktors (österr. Zertifikat) oder
- Voltigierwart (oder Voltigiertrainer C, deutsches Zertifikat)

b) für Heilpädagogisches Reiten
- 1. Semester des Reitinstruktors, Bereiter FENA (österr. Zertifikat) oder
- Reittrainer C (deutsches Zertifikat)

Aufnahmeverfahren

- Lebenslauf,
- Ansuchen mit Beschreibung des Arbeitsfeldes und der bisherigen Tätigkeit,

- Beilage einer Kopie des Zertifikates der heilpäd. Ausbildung (o. Ä., siehe oben) und
- Beilage einer Kopie der reit/voltigiersportlichen Prüfung,
- Motivationsschreiben.

(Der Bewerber bekommt die Bestätigung seiner Anmeldung und eine Literaturliste mit Pflichtlektüre zugesandt.)

Aufbau der Ausbildung

1. Grundkurs: 7 Tage
2. Verfassen einer schriftlichen Hausarbeit über 10–15 selbst durchgeführte Heilpädagogische Voltigier- oder Reitstunden
3. Abschlusskurs ($^1/_2$ Jahr bis 1 Jahr nach Grundkurs): 7 Tage mit kommissioneller Abschlussprüfung

Ziele der Ausbildung

- Der/die LehrgangsteilnehmerIn soll befähigt werden, Heilpädagogisches Voltigieren und/oder Heilpädagogisches Reiten selbstständig und eigenverantwortlich durchzuführen.
- Er/sie soll seine/ihre Arbeit im Gesamtgebiet des Therapeutischen Reitens klar definieren und abgrenzen können.
- Er/sie soll von seiner/ihrer individuellen pädagogisch/psychologischen Ausbildung aus Heilpädagogisches Voltigieren und/oder Reiten durch Reflexion (und wenn möglich mit Supervision) zu kontrolliertem und gezieltem Einsatz bringen.

Inhalte der Ausbildung

- Überblick über die drei Bereiche des Therapeutischen Reitens (Möglichkeiten und Grenzen im Überschneidungsbereich)
- HPV/R bei Menschen mit verschiedenen Behinderungen
- Auswahlkriterien für das Pferd bei seinem Einsatz für verschiedene Bereiche des HPV/R
- Hospitationen während beider Lehrgänge und Auswertung des Erzieherverhaltens und Gruppengeschehens
- Ganzheitliches Körpererleben (Körpersprache, nonverbale Kommunikation ...)

- Selbsterfahrung im Umgang mit dem Pferd (z. B. TEAM-Methode, Feldenkraisarbeit mit dem Pferd …)
- Selbsterfahrung auf dem Pferd für die verschiedenen Einsatzmöglichkeiten im HPV/R
- Unfallverhütung
- Rechts- und Versicherungsfragen
- Finanzierungsmöglichkeiten

Kontaktadresse:
Österreichisches Kuratorium für Therapeutisches Reiten
Sektion „Heilpädagogisches Voltigieren/Reiten"
Hofburg/Bathyanystiege, A-1010 Wien
www.oktr.at

Vorbereitung auf die Lehrgänge/Literatur

Von Bernhard Ringbeck

Für praxisnahe Einsichten in das Heilpädagogische Voltigieren/Reiten verschicken die Geschäftsstellen (Adressen s. o.) ein *Praktikumsstellenverzeichnis*, in dem Einrichtungen erfasst sind, die im Heilpädagogischen Voltigieren oder Reiten aktiv und die vor allen Dingen bereit sind, Hospitanten oder Praktikanten aufzunehmen.

Wer sich gern längerfristig auf die Lehrgänge im Heilpädagogischen Voltigieren/Reiten theoretisch wie auch praxisnah vorbereiten möchte, kann dies durch die nachfolgende *Literaturauswahl* machen. Alle Bücher und Hefte sind zu empfehlen und durch den Buchhandel (oder über die Geschäftsstelle in Warendorf gegen eine entsprechende Bezahlung) zu beziehen:

Gäng, M. (Hrsg.) (1994): Heilpädagogisches Reiten und Voltigieren. 3. Aufl. Ernst Reinhardt, München/Basel
Gast, U., Rüsing, B. (1991): Voltigieren lernen – lehren. FN, Warendorf
Kaune, W (Hrsg.) (1994): Das Heilpädagogische Voltigieren und Reiten mit geistig behinderten Menschen, 2. Aufl. FN, Warendorf
Bruns, U., Tellington-Jones, L. (1985): Die Tellington-Methode. So erzieht man sein Pferd. 2. Aufl. Albert Müller, Rüschlikon-Zürich
Swift, S. (1989): Reiten aus der Körpermitte. Albert Müller, Rüschlikon-Zürich
Dietze, S. von (1994): Balance in der Bewegung. FN, Warendorf
Deutsches Kuratorium für Therapeutisches Reiten (Hrsg.) (1995): Heilpädagogisches Voltigieren und Reiten. Bundesgeschäftsstelle, Warendorf, Sonderdruck
Kröger, A. (Hrsg.) (1998): Partnerschaftlich miteinander umgehen. FN, Warendorf

Weiterhin kann man in der Geschäftsstelle Warendorf Diplom- bzw. Staatsarbeiten einsehen. Allerdings ist zum Besuch der Präsenzbibliothek eine vorherige telefonische Absprache mit der Geschäftsstelle erforderlich. Ebenso kann dort eine Filmliste mit verschiedenen Eilmund Videoangeboten über das Therapeutische Reiten bezogen werden.

Gedanken zur Ausübung dieses Berufes

Von Marianne Gäng

Motivation zur Ausbildung

Aus meinen Erfahrungen lassen sich AnwärterInnen für diese Ausbildung hinsichtlich ihrer *Vorstellungen, Wünsche und Bedürfnisse* in 4 Gruppen einteilen:

Zunächst einmal solche, die großes Interesse an diesem Beruf haben, aber aus familiären, finanziellen oder beruflichen Gründen nicht sofort eine Ausbildung absolvieren können. Bietet sich ihnen dann doch endlich die Gelegenheit, so wird die Ausbildung mit viel Elan absolviert; ebenso zielstrebig wird anschließend das HPR/V praktiziert. Diese Gruppe hat meist auch klare Vorstellungen von ihrem Arbeitsgebiet. Oft waren die AnwärterInnen vor der Ausbildung schon darin tätig.

Daneben gibt es AnwärterInnen, die jahrelang mit Liebe ihren pädagogischen Beruf ausgeübt haben, jedoch nun eine gewisse Müdigkeit verspüren, „rein pädagogisch" weiter zu arbeiten: Sie fühlen sich ausgebrannt und suchen nach neuen Impulsen. Ihre Freizeitbeschäftigung ist das Pferd und das Reiten, was liegt näher, als Hobby und Beruf miteinander zu verbinden? Meist fehlen hier jedoch die ganz konkreten Vorstellungen des späteren Arbeitsgebietes, oft ist es auch nicht möglich, das HPR/V ins angestammte Berufsfeld zu integrieren. Zudem ist es nicht ganz leicht, wenn über Jahre Hobby und Beruf getrennt ausgeübt wurden, beides nun problemlos zu vereinen. Der Einstieg erfolgt meistens so, dass der alte Beruf weiter ausgeübt und das HPR/V vorerst in der Freizeit praktiziert wird.

Eine weitere Gruppe von AnwärterInnen sind die, welche unter den immer höheren Anforderungen und den einengenden Richtlinien ihres pädagogischen Berufes leiden; sie lieben zwar ihre Arbeit, aber möchten andere, ganzheitliche Ziele verfolgen. Sie erhoffen sich, durch den Einsatz des Pferdes und die Arbeit in der freien Natur ihre und die Bedürfnisse der Kinder besser befriedigen zu können. Auch in den Wünschen für ihr späteres Arbeitsgebiet kommt der Wille zur Selbstbestimmung zum Ausdruck; sie arbeiten oft auf Jugendfarmen oder eröffnen private Reiterhöfe und binden die Natur und andere Tierarten in die Vermittlung mit ein.

Die größte Gruppe der AnwärterInnen, die sich zur Ausbildung anmelden, sind mit Pferden aufgewachsen oder im Erwachsenenalter Pferdebesitzer geworden. Sie wissen, was es heißt, für Pferde verantwortlich zu sein; sie erleben täglich die wohltuende Wirkung auf ihr psychisches und physisches Befinden. Sie kennen das HPR/V, haben schon mitgeholfen und ergreifen den pädagogischen Beruf bereits mit der späteren Ausbildung zum Reit-/Voltigierpädagogen (R/VP) im Blick. Schon während der Ausbildung wenden sie sich einer bestimmten Behindertengruppe zu und versuchen, das HPR/V in ihre Berufsarbeit zu integrieren.

Die *Alltagsrealität* setzt manchen Vorstellungen Grenzen. Dass Wünsche und Bedürfnisse auch bei noch so großer Motivation und trotz des Einsatzes des „Wundermediums Pferd" nicht einfach in Erfüllung gehen, dass Hindernisse beruflicher, finanzieller oder kollegialer Art zu überwinden sind, erfährt der R/VP in der Praxis sehr schnell.

Gute Planung, Entscheidungsfreudigkeit, Durchsetzungsvermögen und viel *Stehkraft* sind Eigenschaften, die der zukünftige Reitpädagoge bei allem Enthusiasmus mitbringen sollte. Ein *Vorpraktikum* bei einem R/VP ist von großem Vorteil und wird wärmstens empfohlen.

Der Reit- und Voltigierpädagoge und sein Pferd

Der *harmonischen Beziehung zwischen R/VP und seinem Pferd* kann nicht genug Bedeutung zukommen, denn Machtkämpfe zwischen R/VP und Pferd innerhalb einer Therapiestunde sind nicht nur unschön; wenn wir uns dabei noch bewusst werden, dass der R/VP immer Vorbildfunktion hat, so erübrigen sich weitere Erklärungen.

Wie beugen wir vor? Wie kommen wir einer harmonischen, partnerschaftlichen Beziehung näher? Indem, immer wenn es sich machen lässt, der R/VP auch der Besitzer und/oder Betreuer des Pferdes ist: vieles vereinfacht sich dadurch fast von selbst. Beim täglichen Umgang und beim Reiten lernt man sich kennen; Bewegungen, Verhaltensweisen und Reaktionen werden vertraut, und unvorhergesehene Ereignisse lassen sich in Ruhe bewältigen: ein harmonisches Miteinander entsteht.

Des Weiteren sollte der R/VP auch bereit sein, auf dem Weg der Selbsterfahrung, der Körper- und der Bodenarbeit sich mit seinem Pferd auseinander zu setzen und vertraut zu machen. Erst ein solcher *Beziehungsaufbau und partnerschaftlicher Umgang mit dem Pferd* verhelfen zu einer harmonischen Gemeinschaft und erlauben es, das Pferd therapeutisch einzusetzen.

Die *Psychohygiene für Reit- und Voltigierpädagogen und Pferd* wird allzu oft übersehen, was gravierende Folgen haben kann. Seriöse Arbeit im HPR/V ist ebenso anstrengend wie andere Arbeit, und zwar sowohl für den Pädagogen *wie auch für das Pferd,* deshalb gilt für beide: „Nach getaner Arbeit folgt das Vergnügen." Ein gemeinsamer, unbeschwerter Ritt in freier Natur (nach U. Bruns) fördert die emotionale Beziehung, löst Verspannungen und erfüllt die Sehnsucht nach Freiheit (bei beiden).

Abschalten können: Dies bedeutet für den R/VP, sich bewusst etwas anderem zuwenden (der Familie, den Freunden, einem Hobby), für das Pferd heißt es: zurück zu seinen Artgenossen, in den Herdenverband, auf die Weide, artgerechte Haltung und Fütterung.

Zu diesem täglichen Ausgleich gehört auch der jahreszeitliche. Ferien einzeln oder miteinander sind für den R/VP und das Pferd eine Notwendigkeit.

Was bietet dieser Beruf?

Heilpädagogisches Reiten und Voltigieren zu erteilen kann *Erfüllung und Befriedigung* bedeuten. Nicht die technische Art und Weise der Vermittlung der Lerninhalte (sie bieten lediglich das Rüstzeug), sondern die *Persönlichkeit* des R/VP und seine Art, wie er dem Hilfesuchenden begegnet, ist ausschlaggebend. (Der Teil „Praxisfelder" in diesem Buch zeugt davon.) So etwas entsteht nicht von heute auf morgen, so wenig wie einmal Erreichtes immer Bestand hat. Heilpädagogisches Reiten und Voltigieren bedeutet Lebendigkeit und Offenheit – ständiges *Sich-Weiterentwickeln!*

Teil II
Das Pferd und sein Einsatz in der heilpädagogischen Arbeit

Das Pferd im Heilpädagogischen Reiten

Von Marcel Jenzer

Die Suche nach dem geeigneten Therapiepferd

Das Pferd ist von der Natur nicht dazu geschaffen, Menschen auf seinem Rücken zu tragen. Verlangen wir dies trotzdem von ihm, sollte man die physischen und psychischen Belastungen, die dabei entstehen, kennen. Mein Wunsch ist es, dass diese Zeilen helfen, das Verständnis für Ihren Arbeitspartner Pferd zu wecken und gewisse Zusammenhänge zwischen dem Erscheinungsbild eines Pferdes und dessen Exterieur aufzudecken. Nur allzu oft kommen wir in die Situation zu glauben, ein Pferd wolle bestimmte Dinge nicht tun. Aus meiner Praxis in der Ausbildung von Pferden weiß ich, dass dem in den meisten Fällen nicht so ist. Oft sind es instinktive Handlungen des Pferdes, welche uns als Widersetzlichkeiten erscheinen. Auch körperlich bedingte Ursachen können dem Pferd Schwierigkeiten bereiten, den gestellten Anforderungen nachzukommen.

Aber lassen Sie mich erst eine kleine Rückblende machen, um das Pferd in seiner Entwicklung zu beobachten. In der 60 Millionen Jahre dauernden Umwandlung vom laubfressenden, etwa fuchsgroßen Eohippus bis zum heutigen grasfressenden Equus, hat sich das Pferd nicht nur in seinem Erscheinungsbild beträchtlich verändert, auch sein Lebensraum wurde zunehmend vom Menschen beschnitten. Aus dem ehemaligen Fernwanderwild, welches seine Nahrungsaufnahme in gemächlichem Tempo vollzug und im sozialen Familienverband lebte, ist ein gezähmtes und an Futterzeiten gewöhntes Stallpferd geworden. Konnte das Pferd früher noch bei Anzeichen von Gefahr in rasantem Galopp fliehen, so steht es heute, gleichermaßen flügellahm gemacht, in einer Boxe oder einem Paddock. Hat es Glück, so darf es für kurze Zeit auf die Weide. Betrachten wir das frühere Leben des Pferdes in Freiheit, so müssen wir uns die einschneidenden Veränderungen, die leider nicht nur zum Wohle des Pferdes ausgefallen sind, eingestehen. Trotzdem ist das Pferd seinen im Erbgut verankerten Eigenschaften wie Schreckhaftigkeit oder Fluchtreaktion bei Gefahr ausgeliefert.

Die Einflüsse auf die Psyche des Therapiepferdes

Vorwegzunehmen ist, dass die meisten instinktiven Reaktionen des Pferdes nur durch Vertrauen zum Menschen und lange dauernde Ausbildung beeinflusst werden können. Das Fluchtverhalten des Pferdes in Schreckmomenten oder auch bei plötzlichen Veränderungen in seinem Umfeld (sei dies eine plötzliche Bewegung oder ein fallen gelassener Gegenstand) bedingt ein sorgfältiges Training des Pferdes für seinen Verwendungszweck. Doch trotz Zuchtauswahl und gekonnter Ausbildung bleibt ein Restrisiko im Verhalten des Pferdes bei Schreckmomenten bestehen.

Andererseits werden Therapiepferde leider allzu oft geistig unterfordert und leiden unter Langeweile und Monotonität. Auch müssen sie große nervliche Belastungen durch die Patienten ertragen, denken wir hier z. B. nur an Lärm, dauerndes Gestreichelt-Werden, oder an das für Pferde oft nicht einzuordnende Verhalten von geistig behinderten Patienten.

Deshalb ist es wichtig, solche Pferde in HPR einzusetzen, die über eine gesunde, belastbare Psyche verfügen. Pferde also, die weder durch besondere Schreckhaftigkeit noch durch Unausgeglichenheit auffallen. Mehrjährige Erfahrungen des Pferdes, sei dies als Reit- oder Zugpferd, und einen gefestigten Platz in der Rangordnung, sind gute Voraussetzungen, diesen Anforderungen gerecht zu werden.

Die physischen Belastungen des Therapiepferdes

Wie bereits erwähnt, ist ein Pferd nicht dazu geschaffen, einen Menschen auf seinem Rücken zu tragen, und trotzdem wollen wir es für unsere Zwecke einsetzen. Die Voraussetzung dazu ist eine solide Grundausbildung des Pferdes und ein dem Alter und der Kondition angepasster Einsatz. Trotzdem ist es durchaus möglich, dass ein Pferd durch die spastische Sitzweise eines Patienten seinerseits mit Muskelverspannungen reagiert. Wohl nur allzu oft fehlt eine Aufwärm- und Lösungsphase für das Pferd, denn die zumeist gebrauchte, sehr ruhige Schrittarbeit bei der Therapie ist keine geeignete Lösungsarbeit. Schwere Patienten belasten den Pferderücken, umso mehr, als sie nicht immer im Gleichgewicht sitzen und auch keinerlei reiterliche Einwirkung haben. Fehlt bei einem Pferd im Therapieeinsatz die Grundausbildung und wird diese nicht durch wöchentliche ausgleichende Arbeit durch einen qualifizierten Reiter erhalten, ist langfristig gesehen eine körperliche Schädigung des Pferdes wahrscheinlich.

Das ideale Therapiepferd?

Erwarten Sie nun bitte nicht von mir, dass ich Ihnen eine Rasse nenne, welche sich bewährt und verbreitet hätte. Die gibt es nämlich nicht, leider. Aber es gibt Unterschiede im Erscheinungsbild der Rassen, und es ist wichtig zu wissen, für welchen Verwendungszweck die Rasse gezüchtet wird. Das Heraussuchen des geeigneten Typs innerhalb irgendeiner Rasse oder eventuellen Mischung, ist die für uns nicht einfache Aufgabe. Das Erscheinungsbild vieler heutiger Rassen hat sich im Laufe der letzten Jahrhunderte durch züchterische Einflüsse des Menschen stark gewandelt. Die meisten Veränderungen sind durch den sich wandelnden Verwendungszweck des Pferdes bedingt.

Bereits im 12. Jh. v Chr. beherrschten Reitervölker mit schlagkräftigen Truppen das Bild der Geschichte. Die damaligen Völker benutzten das Pferd nicht nur als Kriegsgerät, sondern lebten auch von ihm. Bereits 680 v. Chr. waren Pferderennen Bestandteile der Olympischen Spiele. Vermutlich waren es die Kelten, welche das Pferd in den mitteleuropäischen Raum brachten und es als Zug- und Reittier für kriegerische Handlungen benutzten. Eigenschaften wie Schnelligkeit, Ausdauer und Wendigkeit, welche für den Kriegseinsatz als besonders wichtig angesehen wurden, wurden durch züchterische Maßnahmen gelenkt.

In den nachfolgenden Jahrhunderten wurde das Pferd in einer Vielzahl von Rassen und Schlägen weitergezüchtet und sein Verwendungszweck erweiterte sich zunehmend. Nebst der Landwirtschaft bewältigte das Pferd auch den Verkehr und verhalf den streitbaren Rittern zu Ruhm und Ehre. Die Pferde der damaligen Zeit schleppten nicht nur schwere Lasten, sondern auch gepanzerte Ritter. Deren Pferde waren schwer und mächtig und hatten keinerlei Mühe, das schwere Reitergewicht auf ihrem breiten Rücken zu tragen.

Als die Epoche der Ritter zu Ende ging, diente das Pferd zunehmend dem Adel zu Repräsentationszwecken. Man züchtete jetzt Pferde, welche sich mit imposanter Haltung bewegten, ohne dabei viel Boden zu gewinnen. Wer erinnert sich nicht an barocke Reiterstandbilder oder stellt sich einen Andalusier in spielerischer Versammlung vor. Aber auch bei diesen Pferden, welche zumeist als Quadratpferde in Erscheinung traten, entspricht das Exterieur nicht dem Bild des modernen Sportpferdes.

Exterieurunterschiede

Die Geschichte der Pferdenutzung zeigt uns also, dass der jeweilige Verwendungszweck und die daraus resultierende Zuchtauswahl auch ein sehr unterschiedliches Erscheinungsbild des Pferdes hervorgebracht hat. Wenden wir uns also den Exterieurunterschieden zu und betrachten die für jedes Auge sofort ersichtlichen Unterschiede.

Das Quadratpferd

Widerristhöhe und Rumpflänge sind beim Quadratpferd (Abb. 1) in etwa gleich. Das Pferd erscheint uns etwas schwerer und sehr oft auch stabiler. Tatsächlich geht man auch davon aus, dass ein kurzer Rücken eine größere Tragfähigkeit besitzt, vergleichbar mit der Statik einer Hängebrücke. Selbstverständlich hängt die Tragfähigkeit nicht nur von der Länge der Wirbelsäule ab, sondern auch von der Beschaffenheit der einzelnen Wirbelkörper und der Rückenmuskulatur. Die Möglichkeit des Pferdes, sich somit gut ausbalancieren zu können, wird durch Pferderassen im Quadrattyp, z. B. dem des Quarterhorses beim Cutting (selbstständiges Aussortieren eines Rindes, Abb. 6, S. 46), durch den Andalusier oder das Camarguepferd bei der Arbeit mit dem Stier bewiesen. Bei vielen Pferderassen finden wir den Quadrattyp heute noch, auch wenn er nicht dem Zuchtziel moderner Rassen entspricht. Interessanterweise finden wir bei Rassen, deren Zuchtziel nicht der alleinige Sporteinsatz ist, den Quadrattyp recht oft.

Das Rechteckpferd

Beim Rechteckpferd (Abb. 3) differieren die Höhen- und Längenmaße je nach Rasse um viele Zentimeter. Die größere Rumpflänge lässt das Pferd leichter erscheinen, man sagt auch, das Pferd stehe über viel Boden. Diesem Typ entsprechen die meisten modernen Sportpferde. Ihr Einsatzgebiet befindet sich auf Turnierplätzen, sei dies bei der Dressur oder beim Springsport.

Betrachten wir die Anforderungen an ein modernes Reitpferd, so stehen großräumige, schwungvolle Bewegungsabläufe bei eindrucksvoller Haltung im Vordergrund. Für ein Therapiepferd haben diese, vom Sportreiter hoch geschätzten Eigenschaften, keine Bedeutung. Im Gegenteil: Pferde mit großer Gangmechanik stellen höhere Anforderungen an das reiterliche Können.

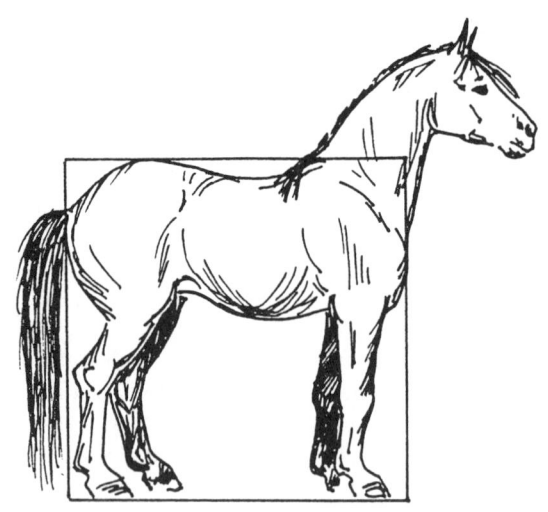

▲ *Abb. 1: Quadratpferd (Zeichnung: Denise Waidya)*

▼ *Abb. 2: Quadrathorse im klassischen Quadratpferdetyp*

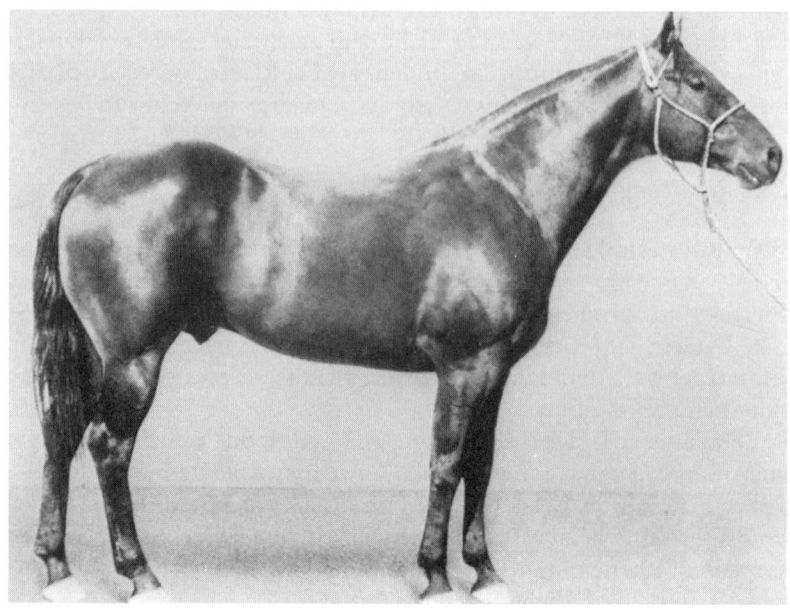

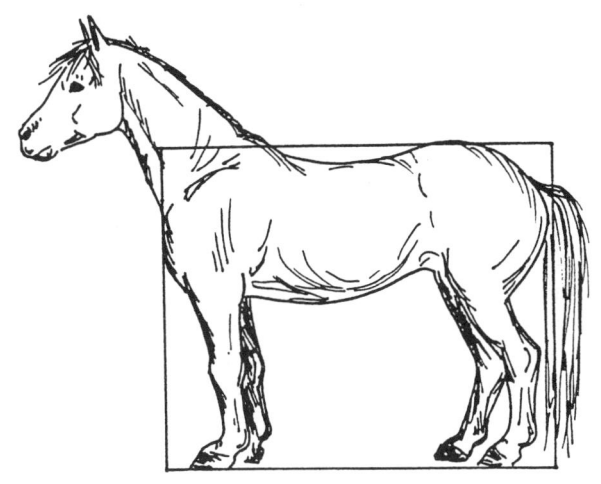

▲ Abb. 3: Das Rechteckpferd (Zeichnung: Denise Waidya)

▼ Abb. 4: Hannoveraner, modernes Sportpferdeexterieur im Rechteckformat. Hoch angesetzter Hals mit schöner Verjüngung ins Genick, Schulter und Kruppe mit guter Länge

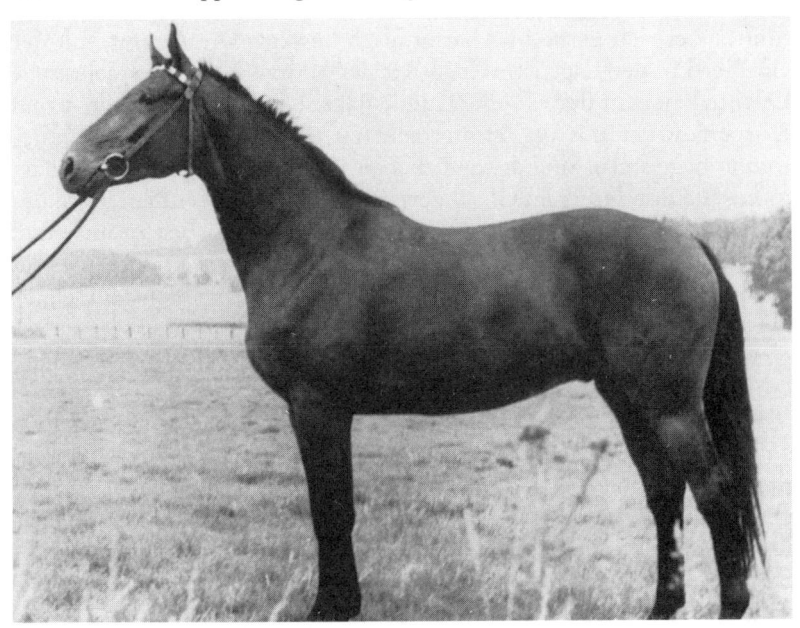

Gesucht wird ein Gleichgewichtspferd

Wer würde nicht gerne ein Pferd reiten, welches sich mit Leichtigkeit lenken, beschleunigen und ebenfalls verlangsamen ließe? Eine gute Aufrichtung des Halses, welche – gepaart mit einem breiten, tragfähigen Rücken – ein schönes Sitzgefühl hinterlässt? Ein Bewegungsapparat, welcher durch zweckmäßige Winkel und gebrauchsfähige Bemuskelung eine kräftesparende Fortbewegung erlaubt? Stimmt dazu auch noch der Geist des Pferdes, welcher ihm ein kooperatives und ausgeglichenes Miteinander mit dem Menschen erlaubt, sind wir schon nahe an unserem Idealpferd. Was nützen uns denn die mächtigen Bewegungen eines Pferdes, welche erst durch den Einsatz des Reiters zu einem schönen Sitzgefühl gebracht werden können? Für unseren Gebrauch sind Werte wie leichter Umgang, bequem zu reiten und ein ausgeglichener Charakter mit einem vernünftigen Temperament von höchstem Stellenwert. Unser Pferd sollte nicht nur von hochtalentierten, sondern auch von durchschnittlichen Reitern in der Form gehalten werden können, in der das Pferd physisch und psychisch gesund bleibt.

Nehmen Sie sich einmal die Zeit, stellen sich an den Koppelrand und beobachten verschiedene Pferde in der freien, ungestörten Bewegung. Mit etwas Glück werden Sie den leichtfüßigen Tänzer herausfinden, der sich gerne und harmonisch bewegt. Die Anmut, mit der ein Pferd in der Lage ist, seinen Körper zu bewegen, die spielerische Leichtigkeit, mit der es seine Runden absolviert, jederzeit bereit sein Körpergewicht mit der Hinterhand zu tragen, wird jeden Pferdefreund begeistern. Sind die natürlichen Voraussetzungen für eine harmonische Bewegung im Gleichgewicht gegeben, fällt es dem Pferd bedeutend leichter, die vom Menschen gestellten Aufgaben zu meistern. Meistens erlebt man diese Pferde dadurch auch als kooperativ und leichttrittig. Gute Reitpferde können uns in unterschiedlichster Gebäudeform begegnen. Und trotzdem kann man aus Erfahrung sagen, dass gewisse Erscheinungsformen beim Exterieur auch positive Resultate erbringen.

Der Kopf eines Pferdes ist weitgehend Geschmackssache. Jedoch sollte er in Größe und Form zum Pferd passen und – bei Therapiepferden vielleicht besonders wichtig – sympathisch erscheinen. Eine genügende Breite des Kehlganges und gesunde Zähne ohne Fehlstellung sind funktionell wichtige Voraussetzungen. Der Hals des Pferdes hat als Balancierstange eine wichtige Aufgabe. Sein Aussehen kann wie fast alle Gebäudepunkte rassenspezifisch unterschiedlich sein. Nach

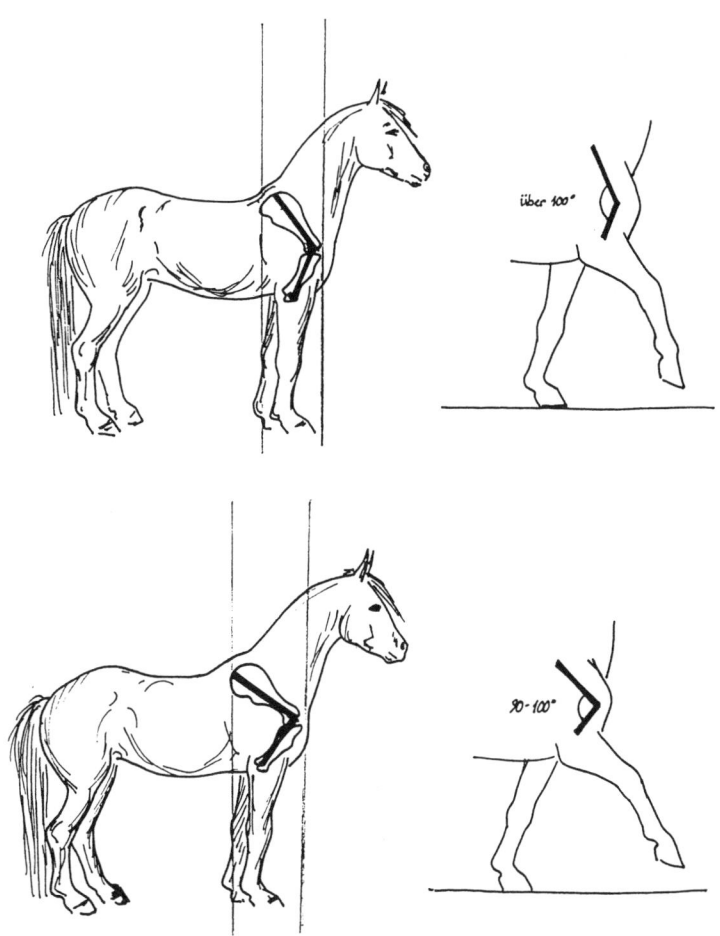

▲ Abb. 5: *Schulterwinkel und -länge beeinflussen die Stoßdämpfung und die Bewegungsweite (Zeichnung: Denise Waidya)*

meinen Erfahrungen sollte man Wert legen auf einen nicht zu tiefen Halsansatz (höher als das Buggelenk) und eine gute Verjüngung zum Kopf. Ein breiter Hals bringt nicht nur viel Gewicht, er ist oft auch nicht sehr beweglich. Am meisten Bedeutung messe ich jedoch der Möglichkeit der natürlichen Aufrichtung des Halses zu. Eine gute Aufrichtung ergibt nicht nur ein gutes Sitzgefühl auf dem Pferd, sie hat auch einen großen Einfluss auf die Verschiebung des Schwerpunktes von der Vorhand in Richtung Körpermitte. Die Schulterlage der

Vorhand in Verbindung mit dem Widerrist hat eine große Bedeutung für die Bequemlichkeit des Ganges und einer guten Sattellage. Ein schräges und langes Schulterblatt, welches mit dem, durch das Buggelenk verbundenen Oberarm, einen Winkel von ca. 90 Grad aufweist, bietet eine gute Federwirkung.

Ist die Schulter steil, liegen der Widerrist und die Sattellage automatisch weiter vorne, das Reitergewicht also vermehrt auf der Vorhand. Das lange Schulterblatt bietet viele Ansatzmöglichkeiten für die Muskulatur, welche in Verbindung mit einem ausgeprägten Widerrist dem Sattel genügend Halt gibt.

Die Form des Rückens hat einige Aussagekraft über dessen Beweglichkeit. Ein guter Rücken ist breit, gut bemuskelt und hat eine leicht nach unten geschwungene Form, wobei der tiefste Punkt des Rückens nicht zu weit vorne, also nicht zu nahe am Widerrist liegen sollte. Ein im Lendenbereich hochgezogener Rükken, aber auch ein zu weicher oder matter Rücken haben in der Regel einen negativen Einfluss auf die Rückentätigkeit.

Ein in der Lende hochgezogener Rücken, in Verbindung mit einer überbauten Kruppe (Kruppe höher als Widerrist), gibt ein sehr unangenehmes Bergabgefühl beim Reiten. Die Hinterhand, welche den Vortrieb des Pferdes bewirkt und durch die Wirbelsäule mit der stützenden Vorhand verbunden ist, gibt ihre durch das Treten der Hinterbeine verursachten Schwingungen direkt an die Wirbelbrücke weiter. Ein elastischer Rücken ist somit weitgehendst für ein angenehmes Sitzgefühl verantwortlich.

Die Kruppe als Motor des Pferdes soll durch lange, muskeltragende Knochen eben dieser Muskulatur viel Ansatzfläche bieten. Form und Winkelung der Kruppe sind rassenbedingt sehr unterschiedlich. Als wichtiges Kriterium erscheint mir auch eine genügend herangestellte Hinterhand, die ein Untertreten gut ermöglicht.

Bei Gangartenpferden, speziell beim Islandpferd mit Rennpassveranlagung, findet man oft eine nach hinten herausgestellte Hinterhand, nicht selten in Verbindung mit einem langen Rücken. Diese Kombination erschwert es dem Pferd außerordentlich, seine Hinterhand zum Tragen einzusetzen.

Den Gliedmaßen und ihren Stellungen wird in vielen Büchern Rechnung getragen, so dass ich nicht speziell auf diese eingehe. Ein Punkt sei dazu noch erwähnt: Alle muskeltragenden Knochen sollten möglichst lang und alle sehnentragenden Knochen möglichst kurz sein.

Listen wir also auf, welche Punkte für uns bei der Pferdesuche von Bedeutung sind:

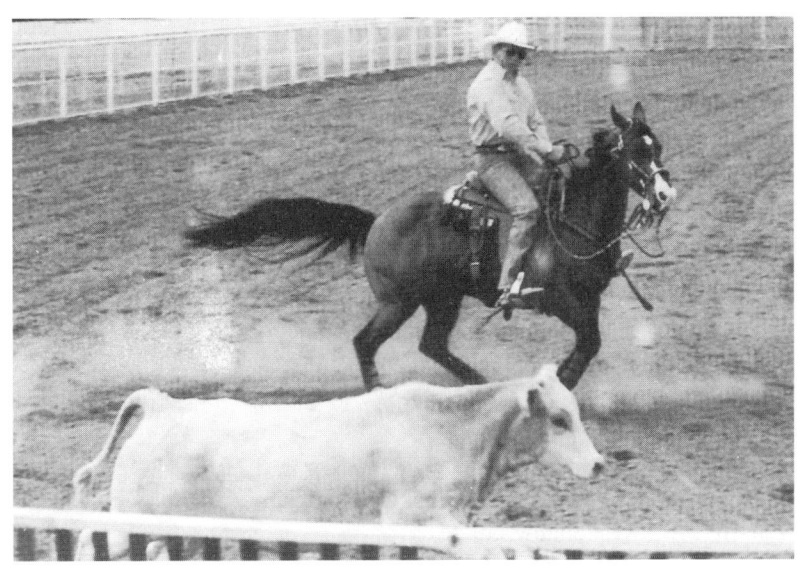

▲ *Abb. 6: Quarterhorse beim Cutting: Hat das Pferd seine Aufgabe erkannt, erfolgt das Aussortieren des Rindes ohne Einwirkung des Reiters.*

▼ *Abb. 7: Isländerhengst mit guter Aufrichtung, langer schräger Schulter und typisch abfallender Kruppe*

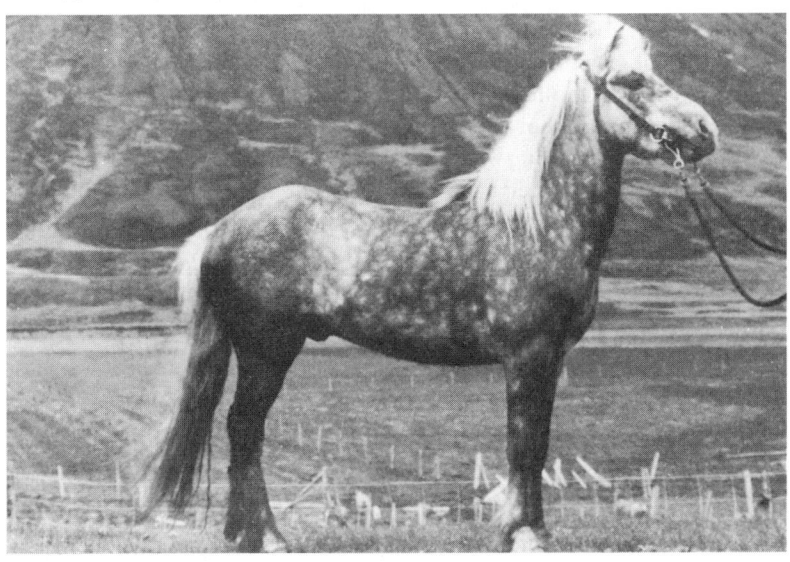

Geistige Werte

- guter Charakter,
- nervenstark,
- genügend sensibel,
- vertrauensvoll und dadurch psychisch belastbar,
- respektvoll, aber nicht ängstlich,
- kooperatives, regulierbares Temperament,
- leistungsbereit.

Körperliche Werte

- gute Gesundheit,
- stabile und gebrauchsfähige Gliedmaßen und Hufe,
- gut geschwungener und bemuskelter Rücken,
- natürliches Gleichgewicht,
- harmonische Bewegungen
- weich zu sitzende und taktklare Gänge,
- sympathischer Ausdruck.

Die meisten der oben genannten Eigenschaften lassen sich überprüfen. Seien Sie sich aber bewusst, dass die Natur oft Wege findet, einzelne, schlechtere Positionen durch andere, bessere auszugleichen. Nutzen Sie die Gelegenheit, ein zum Kauf stehendes Pferd zu testen. Mehrfaches Ausprobieren in unterschiedlichen Situationen mit wechselnden Anforderungen erhöhen die Sicherheit einer Beurteilung. Wenn Ihnen das Arbeiten mit einem Pferd Spaß macht, so ist das auch ein Vorteil für das Pferd, denn Sie werden es nicht nur als Therapie-, sondern auch als Reitpferd in der Freizeit mit Freude nutzen. Und denken Sie immer daran: Leistung kann nur erbracht werden, wenn Leistungsvermögen und Leistungsbereitschaft vorhanden sind.

Einem geschenkten Gaul schaut man nicht ins Maul

Vielleicht ist Ihnen die Geschichte vom geschenkten Pferd bereits bekannt: Leider konnte es in der Vergangenheit den Ansprüchen seines Besitzers (oder auch mehrerer) nicht nachkommen. Nun wird es, als letzter Ausweg, noch als Therapiepferd angepriesen. Seien Sie auf der Hut und schauen Sie dem Pferd ins Maul. Ich will damit nicht sagen, dass sich ein solches Pferd nicht eignet, aber suchen Sie den vermeintlichen Haken, bis Sie ihn gefunden haben. Erst jetzt ist es möglich abzuwägen, ob das Pferd zu den benötigten Leistungen fähig ist. Ein Pferd aus lauter Mitleid aufzunehmen, um es jahrelang wegen „Nichteignung" im Paddock stehen zu haben, ist auch dem Tier gegenüber eine unbefriedigende Lösung. Gute Pferde haben ihren Preis. Nur wer es sich erlauben kann, individuell zu arbeiten, sollte sich mit Pferden behelfen, die nicht in allen Punkten befriedigen.

Ein Pferd im praktischen Einsatz: Beispiel Risi

Unser heute 22-jähriger Isländerwallach Risi hat vergleichsweise wenige Therapielektionen hinter sich. Er wurde früher wöchentlich für ca. sechs Therapielektionen gebraucht und dies witterungsbedingt nur im Sommerhalbjahr. Daneben wurde er als privates Reitpferd geritten. Einige der Lektionen wurden mit Gruppen bis zu drei Kindern gehalten. Ein Bereich der Lektion war das Herausholen des Pferdes aus dem Stall und das nachfolgende, gemeinsame Putzen. Während einzelner Stunden wurde Risi von zwei Kindern geführt, ein Drittes befand sich auf seinem Rücken. Risi ist ein aus Island importiertes Pferd, er hat nur mäßiges Temperament und wenig Nerv. Sein stabiler, kräftiger Körperbau und seine geduldige Ruhe lassen ihn als psychisch sehr stabil erscheinen. Trotzdem gehen ihm die Kinder mit den Bürsten manchmal auf die Nerven. Richtig ungehalten wird er, wenn die Kinder dauernd seinen Kopf zu streicheln oder zu putzen versuchen. Seine mit den vergangenen Therapiejahren zunehmende Äußerung besteht darin, die Kinder mit dem Kopf wegzustoßen. Ebenfalls wurde sein Respekt und Gehorsam beim Führen und Reiten geringer. Der erfolgreiche Versuch, beim Führen durch die Kinder anzuhalten und zu fressen, stärkten sein Bewusstsein und sein Durchsetzungsvermögen. Nur dank des konsequenten Abstellens seiner unangenehmen Ideen durch erfahrene Reiter kann er auch von Kindern weiterhin geführt werden. Dank der großen Therapiepausen und seines ständigen Gebrauchs als Reitpferd hat er von seiner Gangqualität und Gesundheit sehr lange nichts eingebüßt. Ich will damit ausdrücken, wie wichtig es ist, ein Therapiepferd weiterhin vielseitig und von fachkundigen Personen nutzen zu lassen. Viele der auftauchenden Probleme wie Arbeitsunlust, Ungehorsam, Verlust von Sensibilität und Temperament, aggressives Verhalten bis zur Überbelastung einzelner Körperteile, können durch überlegten Umgang mit dem Pferd vermieden werden. Wird ein

Pferd von verschiedenen Personen gebraucht, ist es wichtig, dass alle den gleichen Maßstab ansetzen.

Erfüllt das Pferd wegen des inkonsequenten Verhaltens der Betreuer seine Aufgaben nicht mehr korrekt, so liegt dies einfach in der Natur des Pferdes, welches nur durch Wiederholung der gleichen Muster verstehen kann, was man von ihm erwartet.

Ein klares Bild vom Partner Pferd erleichtert die Arbeit

Das genaue Einschätzen der Charakterzüge, Gewohnheiten, Vorzüge, aber auch unerwünschter Eigenschaften unseres Therapiepferdes sind unabdingbare Voraussetzung für dessen sinnvollen und erfolgreichen Einsatz. Durch das genaue Einschätzen des Pferdes können wir unsere Arbeitsweise optimieren:

- den Charakter des Pferdes erkennen, Verhalten und Umgang dementsprechend gestalten,
- durch klare Befehle und Handlungen eine Vertrauensbasis schaffen,
- die Rangordnung klar festlegen,
- die Stimme und Körpersprache als Hilfsmittel benutzen,
- Lob und Tadel konsequent anwenden,
- ruhiger, aber bestimmter Umgang mit dem Pferd,
- die Belastbarkeit erkennen und erfüllbare Aufgaben stellen,
- die Aufgabenstellung immer wieder verändern, Eintönigkeit vermeiden,
- aufkommende Unlust erkennen und dementsprechend reagieren,
- Stress und Gefahrensituationen erkennen und vermeiden,
- genügend Ruhezeiten einplanen (Fresspausen zwischen den Lektionen, wälzen lassen),
- evtl. vor der Arbeit leicht füttern, die meisten Pferde sind dann ruhiger.

Wie erhalte ich die Leistungsfähigkeit meines Pferdes?
Ausgleichende Beschäftigung

Unser Pferd wird uns dankbar sein, wenn wir es mit vielseitiger Beschäftigung konfrontieren. Ausritte im Gelände, wenn möglich in der Gruppe, das Überwinden von Geländeschwierigkeiten, Fahren am

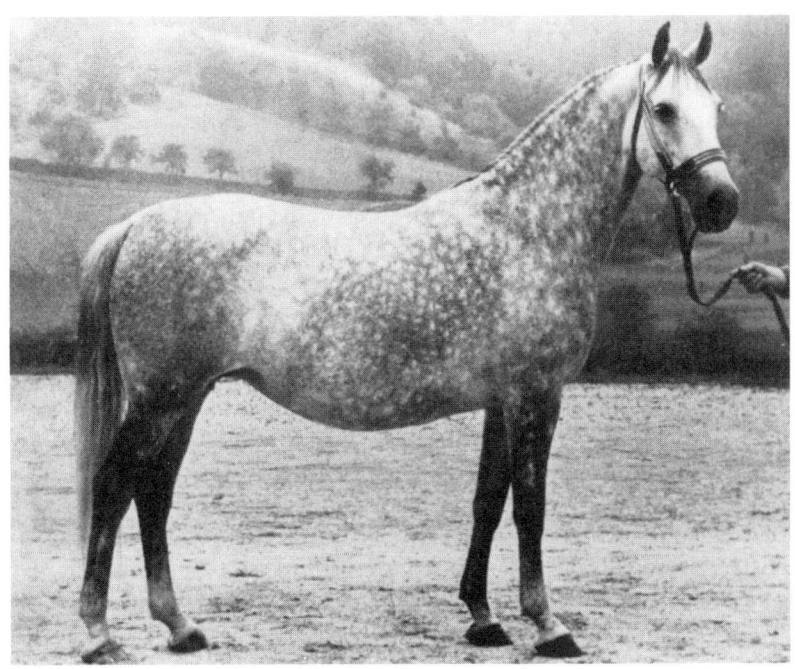

▲ *Abb. 8: Lipizzanerstute mit hoch angesetztem Hals und guter Aufrichtung. Schön geschwungener tragfähiger Rücken*

Wagen, das Mitlaufen als Handpferd, Springen, gymnastizierende Übungen, es gibt endlos viele Möglichkeiten. Noch einige Tipps, um der Therapiemüdigkeit vorzubeugen: Faule oder faul gewordene Pferde kurz, aber flott reiten. Schnelle Galopps, speziell in der Gruppe helfen den Ehrgeiz zu steigern. Außerdem bringt flottes Vorwärtsreiten mehr Schwung und Fluss in die Bewegungen, entspannt die Muskulatur und fördert Kondition, Gehlust und Wohlbefinden des Pferdes. Gymnastizierende Übungen kann man teilweise auch im Gelände machen, sie fördern und erhalten das Gleichgewicht und die Geschmeidigkeit und helfen einseitige Belastungen auszugleichen.

Haltung und Fütterung

Durch eine möglichst artgerechte Haltung soll dem Pferd sein körperliches und seelisches Wohlbefinden ermöglicht werden. Entscheidend ist das Haltungssystem und die Anzahl und Zusammensetzung der Tiere in der Gruppe. Die Haltung im Offen- oder Freilaufstall gestattet dem Pferd größtmögliche Bewegungsfreiheit und das Ausleben seiner sozialen Bedürfnisse. Die Gruppenhaltung ermöglicht Pferdefreundschaften und gibt auch rangtieferen Tieren die Sicherheit eines Sozialverbandes. Bei einer gut zusammengestellten Gruppe ist die gegenseitige Verletzungsgefahr minimal. Bei der Fütterung der Pferde ist zu beachten, dass auch rangniedere Tiere in Ruhe genügend Futter aufnehmen können. Dies ist bei knappen Platzverhältnissen nicht immer gewährleistet. Abhelfen können hier Futterständer, welche die Hüftbreite nicht mehr als 20 cm überschreiten, was gewährleistet, dass kein anderes Tier die Möglichkeit hat, sich dazwischen zu drängen. Futterständer helfen während der Fütterungszeit Ruhe im Stall zu halten. Dreimaliges Füttern entspricht dem Pferd mit seinem kleinen Mageninhalt am besten. Während das Pferd frisst, hat es die Möglichkeit sich zu erholen und zu entspannen, deshalb erachte ich es als wichtig, dass in dieser Zeit nur das Stallpersonal Zutritt zum Futterplatz hat. Selbstverständlich kann man von einer pferdegerechten Haltung auch positive Auswirkungen auf die Ausgeglichenheit der Pferde während der Arbeit erwarten.

Der Einsatz des Pferdes für die vielseitige Arbeit im Heilpädagogischen Reiten ist sicher nicht immer als pferdegerecht anzusehen. Aber die Freude und Befriedigung die daraus resultieren, rechtfertigen sicher den Einsatz des Pferdes im Dienste vieler Menschen.

Ausbildung von Islandpferden für das Heilpädagogische Reiten

Von Helga Podlech

Um die besondere Eignung von Islandpferden im Heilpädagogischen Reiten (HPR) beurteilen zu können, ist ein Rückblick auf ihre Entwicklungsgeschichte aussagekräftig. Islandpferde sind die ursprüngliche Pferderasse der Wikinger und Kelten. Sie haben diesen Völkern in wechselhaften Zeiten mit viel Anpassungsvermögen und Ausdauer zur Seite gestanden. Seit über 1000 Jahren dienen diese Pferde den isländischen Menschen im Kampf gegen die raue Natur. Sie halfen ihnen in früheren Zeiten zu überleben und sind auch heute noch in weiten Landstrichen gefragte Gefährten. Islandpferde sind „Fortbewegungsmittel" auf langen Reisen, aber auch Arbeitspartner, beispielsweise beim Schafe Treiben. Große Vulkanausbrüche und harte Winter haben ihre Zahl mehrfach auf nur einige 100 Pferde dezimiert. Überlebt haben nur die härtesten. Zudem gehörte Pferdefleisch in Island zur Nahrungsgrundlage, so dass eine klare Auslese in Bezug auf Charakter und Arbeitswillen sehr einfach und nachhaltig war.

Das Zuchtziel war, ein einfaches, freundliches, rittiges, robustes, starkes und ausdauerndes Pferd zu erhalten. Diese Eigenschaften verleihen dem heutigen Islandpferd gute Voraussetzungen, um im HPR, sowohl mit Kindern als auch mit Erwachsenen, erfolgreich zu arbeiten. Ein wesentlicher Aspekt, der diese Voraussetzungen ergänzt, ist das klare Sozialsystem innerhalb der Herde, bedingt durch das Aufwachsen und leben in der Gemeinschaft. Hier beschützen ranghöhere Tiere die Schwachen, spielen mit etwa Ranggleichen und kämpfen um ihre Position in der Herde. Je nach Charakter regeln die Tiere ihre Rangordnung auch ohne Beißen und Schlagen, oft genügt das Drohen oder das sichere Auftreten einer starken Pferdepersönlichkeit.

Im Winter stehen die Tiere oft sehr dicht beieinander, um sich gegen Wind und Kälte zu schützen. So von der Natur erzogen, lassen sie ihre Artgenossen sehr nah an sich heran, ohne gleich zu schlagen oder zu beißen. Dieses Verhalten kommt dem Umgang mit dem Menschen, besonders im Heilpädagogischen Reiten, entgegen.

Hinzu kommt, dass sich das typische Stockmaß von 133 bis 144 cm im HPR als Vertrauen erweckend und vielfach ideal erweist. Mit seiner langen Mähne und dem dichten Fell steht das Islandpferd dem Urpferd noch sehr nahe und spricht unsere Zielgruppe besonders an. Zudem haben sich seine 4 bis 5 Gangarten aus der Wikingerzeit erhalten. Insbesondere der Tölt, eine schwunglose, gelaufene Gangart, vermittelt auch ungeübten Reitern entspannende Sicherheit.

Insgesamt erfüllt diese Rasse also sehr viele Merkmale für ein gutes Therapiepferd:

- bequeme Gangart, Arbeitswille und ein guter Charakter;
- der Tölt vermittelt auch ungeübten Reitern ein sicheres Reitgefühl;
- sie sind von der Natur zu klaren Reaktionen erzogen;
- feinfühlige soziale Struktur in der Herde;
- Vertrauen erweckendes Aussehen und handliche Größe;
- robust durch natürliche Selektion und günstige Körpergrößenverhältnisse.

Selbstverständlich gibt es aber auch andere Pferderassen, die als Therapiepferd geeignet sind. In der Therapie mit speziellen Körperbehinderungen, in denen es darum geht, Bewegungsabläufe langsam zu erspüren, sind häufig größere Pferde vorteilhafter. Wenn Betreuer und Klient zu zweit auf dem Pferd sitzen, kann der Isländer zu klein sein.

Die Ausbildung der Pferde als Teil des ganzheitlichen Therapiesystems

Um das Pferd an die feinsinnige therapeutische Arbeit heranzuführen, hat sich eine Ausbildung in mehreren Stufen bewährt. Jede dieser Stufen berücksichtigt den Nutzen für das Gesamtsystem Klient – Pferd – Therapeut.

Die Beobachtung des Pferdeverhaltens in der Herde steht vor der Freiheitsdressur im Longierzirkel. Daran schließt sich die Bodenarbeit und die Arbeit im Trialparcours (Pferdespielplatz) an. Je nach Einsatzschwerpunkt ist es sinnvoll, das Therapiepferd als Handpferd und auch an der Longe auszubilden.

Vor der Ausbildung steht das Beobachten der Herde

Menschen, die im HPR arbeiten, verfügen in der Regel über eine entsprechende Ausbildung. Zusätzlich ist es aber hilfreich, wenn sie das Pferd in seiner Ganzheit wahrnehmen, sehr sensitiv sind, Situationen überblicken und feine nonverbale Kommunikation erfassen. Sich zurücknehmen, beobachten und „werden lassen" sind grundlegende Eigenschaften. Einfühlsame Hilfestellung sowie das Erkennen kleinster Fortschritte helfen auf dem manchmal langen und mühseligen Weg zum Ziel.

Für Menschen, die im HPR tätig sind und weitere Einsichten in die Kommunikation der Pferde gewinnen wollen, ist das Beobachten der Interaktion in der Herde sehr aufschlussreich:

> Drei Pferde, die sich kennen, laufen frei in der Halle. Vidar und Hildi beginnen zu spielen, beißen sich in die Vorderbeine und jagen sich gegenseitig. Währenddessen gähnt Caramel und wirkt unentschlossen. Dass er keinen Spielpartner findet, zeigt, dass drei eine ungeschickte Zahl ist. In der Halle werden Platzverhältnisse und Einsamkeit (Caramel) deutlich, zumal keine Gelegenheit gegeben ist, sich durch Grasen abzulenken. Caramel kaut, als wolle er sagen: „Oh, und ich?" Ein weiteres Pferd, Somi, kommt hinzu, Caramel fordert ihn zum Spielen auf. Entspannt schnauben beide. Jetzt kommt Fafnir aus einer fremden Herde in die Halle: selbstbewusst und ruhig. Die anderen kommen gleich angestürmt, um ihn zu begrüßen. Er bleibt erhobenen Hauptes stehen, wippt mit dem Kopf in ihre Richtung, legt dabei seine Ohren an und presst Nüstern und Lippen zusammen. Jetzt machen sie einen Bogen um Fafnir und zwicken sich gegenseitig. Aber dann geht Caramel, der Mutige, alleine im Trab auf Fafnir zu. Doch dieser droht wieder. Als Caramel aber zu übermütig wird und Fafnir anrempelt, erhält er einen kurzen kräftigen Biss, ohne dass Fafnir sich dabei weit von seinem Platz wegbewegt.
> Schließlich kommt Sörli in die Halle, auch er ist in der Gruppe unbekannt. Er läuft auf sie zu, beschnuppert den einen oder anderen und wird dann davongejagt. Er galoppiert weg, die anderen holen ihn wieder ein, zwicken und treten ihn, und er rennt weiter. Schließlich stellt er sich, bezieht wieder Prügel und haut erneut ab. Zwei Pferde verlieren ihr Interesse, aber Caramel und Somi zanken weiter. Fafnir steht unterdessen ruhig auf seinem Platz, mehr oder weniger interessiert. Daraufhin gesellt sich Sörli zu Fafnir. Nun kommen die anderen näher an die beiden heran, erhalten aber eine deutliche Drohung von Fafnir. Sörli beschnuppert Fafnir und darf neben ihm stehen bleiben.

Derartige Sozialspiele lassen sich am eindruckvollsten auf einem Platz demonstrieren, auf dem sich die Pferde nicht durch Grasen ablenken können. Unterschiedlich starke Interaktionen sind zu beobachten, wenn die Pferde bewusst, aus gleichen oder verschiedenen Gruppen ausgesucht werden. Auf diese Weise hat man ausgezeichnete Möglichkeiten, die unterschiedlichsten Charaktere und Typen wie Chef, Streithammel, Spielkasper, Langweiler, Außenseiter und Ähnliches festzustellen.

Diese Informationen sind für die Eignung als Therapiepferd und die Zuordnung von Pferd und Klient von großer Bedeutung. Für die Menschen, die in der Therapie arbeiten, sind folgende Beobachtungen hilfreiche Informationen über das Pferd:

- Auftreten des einzelnen Pferdes,
- Ohrenstellung,
- Nasen-, Maul- und Augenausdruck,
- Kopf-Hals-Haltung,
- kühle Schulter zeigen,
- anrempeln,
- mit dem Schweif schlagen,
- mit der Kruppe drohen,
- aufstapfen.

Ebenso ist die Konstellation und Interaktion in der Gruppe von großer Aussagekraft.

Freiheitsdressur

Nach dieser ersten Erkenntnis über die Pferde ist die Freiheitsdressur der nächste Arbeitsschritt in der Ausbildung. Als Freiheitsdressur wird die Arbeit mit dem Pferd in einem begrenztem Raum ohne Strick und Halfter bezeichnet. Für Islandpferde hat sich am besten ein abgeschlossener Zirkel mit einem Durchmesser von etwa 16 Metern bewährt. Ein möglicher Ablauf für die Pferdeausbildung wäre Folgender:

Zunächst begrüße ich das Pferd im Longierzirkel, ähnlich wie es die Pferde untereinander tun. Je nach Charakter und Ausbildung lässt es sich streicheln oder läuft davon. Ich lasse es jetzt im Kreis laufen. Sobald es nach außen schaut oder stehen bleibt, treibe ich es wieder an, bis seine Körpersprache erkennen lässt, dass es Kontakt aufnehmen möchte. Daraufhin nehme ich mich zurück, mache mich klein, gehe rückwärts und lade auf diese Weise das Pferd ein, zu mir zu kommen und mich zu beschnuppern. Dann streichle ich es am ganzen Körper, hebe seine Hufe an und beobachte es dabei genau. Wird es ihm zu viel, geht es weg, wobei ich es dann aber erneut antreibe.

Diese Vorgehensweise zeigt sehr bald, was das Pferd zulässt, und wie es sein Weggehen vorher ankündigt. Die Ohren- und Halshaltung sind dabei verlässliche Indikatoren. Pferd und Mensch lernen dabei sehr schnell, genauer zu beobachten und sich klar zu verhalten. Unklares Verhalten des Trainers bedingt immer unklares Verhalten des Pferdes.

Die Stimme des Trainers hat eine unterstützende Wirkung. Futter oder Leckerli gibt es allerdings nicht, da die Pferde sonst häufig betteln oder frech werden. Hat das Pferd Vertrauen gefasst, wird es häufiger nachfragen, ob es in die Mitte kommen darf, um gestreichelt zu werden. Das kann aber auch der Fall sein, wenn es keine Lust mehr hat zu laufen. Wenn das der Fall ist, kann ich mit energischem Auftreten, mit tiefer Stimme und dem Kommando „ho" aus dem Bauch heraus das Pferd daran hindern, in die Mitte zu kommen. Anschließend treibe ich das Pferd weiter, so dass es in der verlangten Gangart bleibt. Auf diese Art und Weise ist es stets auf mich konzentriert und kann ohne viel Energieaufwand meinerseits in Bewegung gehalten werden.

Schließlich lade ich das Pferd durch meine Körpersprache erneut ein, in die Mitte zu kommen. Ich begrüße es, streichle es an der Stirn und achte darauf, dass es den Kopf nicht abwendet. Ist es noch nicht bereit, sich zwischen den Augen anfassen zu lassen, warte ich ein wenig oder gehe sogar einen Schritt zurück. Ich fasse das Pferd erst wieder an, wenn es mir zugewandt ist. Dann streichle ich es wieder und fordere es durch meine Körperhaltung auf, mir nachzugehen. Manchmal ist es noch etwas unsicher, steht wie angewurzelt. Indem ich vor ihm hin- und her trete, entspannt es sich. Überzeugt, dass es mir jetzt nachlaufen wird, wende ich mich zum Gehen und werfe ihm dabei den Blick „komm mit!" zu. Es folgt mir, ohne zu zögern.

Somit hat mich das Pferd als ranghöher akzeptiert, nimmt in Zukunft meine sichere Führung gerne an und folgt mir wie einer Leitstute. Ein Führstrick ist nicht nötig. Es geht frei neben oder hinter mir und hält auch beim Anhalten den entsprechenden Abstand.

Bei dieser Arbeit lernt das Pferd, den Menschen sehr genau zu beobachten, sich auf ihn zu konzentrieren und auf kleinste Signale zu reagieren. Mehrfache Wiederholungen des Trainings geben dem Pferd Vertrauen und festigen den Bezug zum Trainer auch bei großer Ablenkung. Der Mensch sollte sich dieser Führungsrolle stets bewusst sein und sich dementsprechend gerecht und aufmerksam dem Pferd gegenüber benehmen.

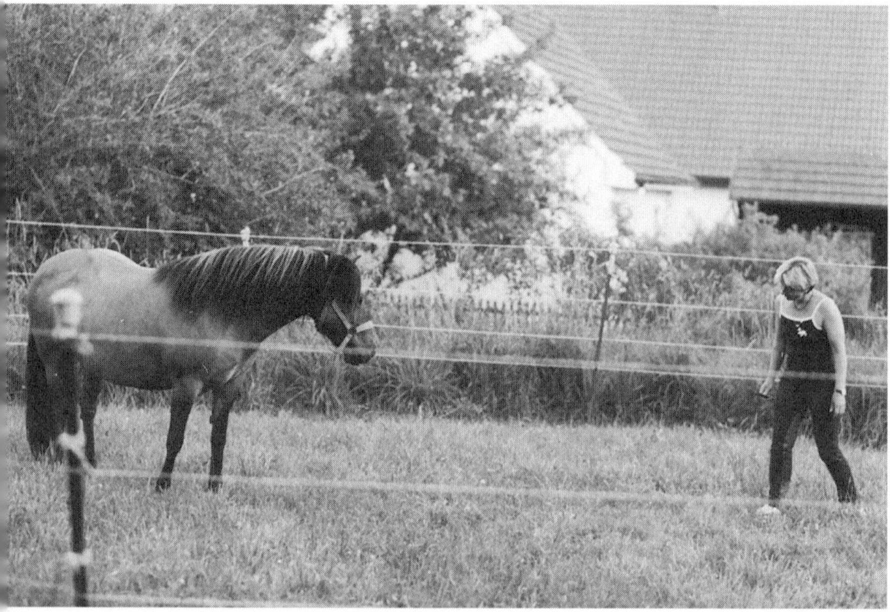

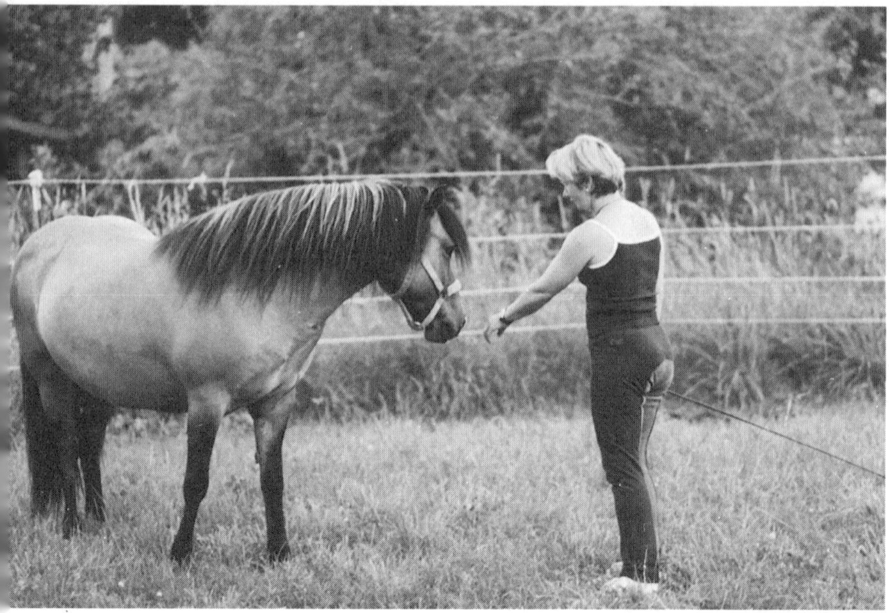

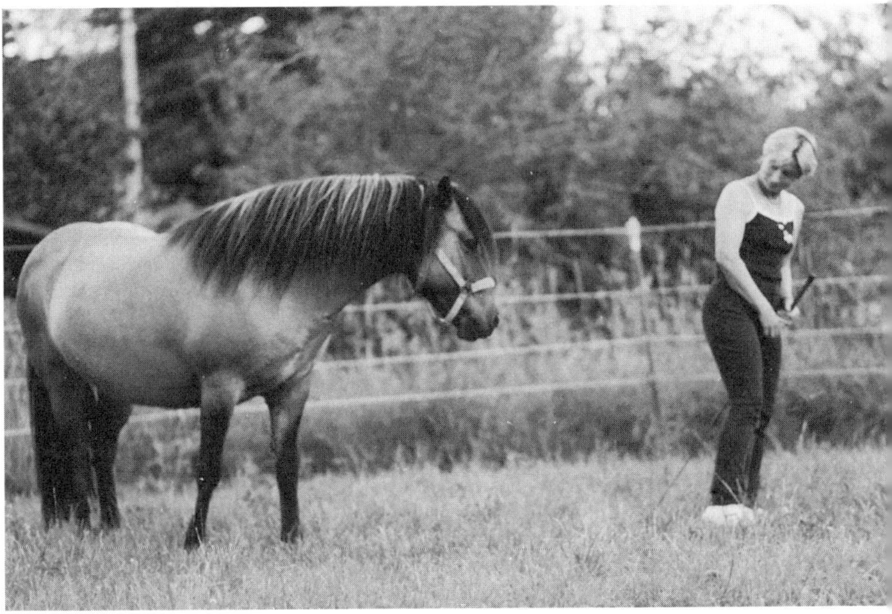

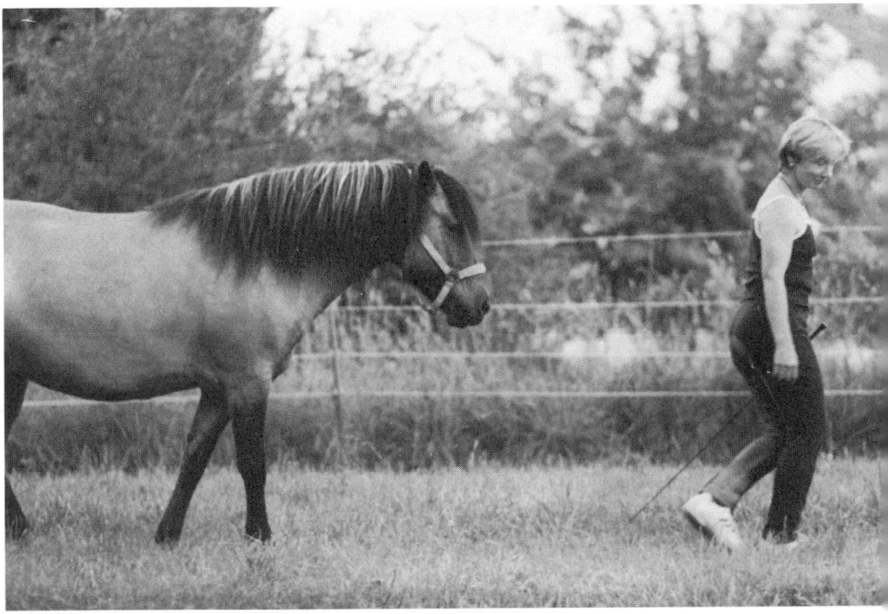

59

Die Reaktionen des Pferdes ermöglichen eine sehr genaue Einschätzung seines Charakters und seiner Eignung zum Therapiepferd:

- schlägt es mit dem Kopf oder mit dem Schweif bei der Aufforderung, schneller zu gehen oder hält es das geforderte Tempo?
- ist es beim Einladen in der Mitte unsicher oder lässt es sich nur von einer Seite einladen? (andere Seite ist noch steif),
- lässt es sich überall streicheln, wird es unruhig, wenn ich hinter ihm vorbeigehe?

Bodenarbeit

So vorbereitet arbeitet das Pferd sehr angenehm und willig auch außerhalb des Longierzirkels. Es ist aufmerksam und dem Menschen zugewandt. In dieser Phase lernt es nun, am losen Strick in jedem Gelände dem Menschen zu folgen.

Für die Bodenarbeit eignet sich gleichermaßen Stallhalfter mit Führkette oder eine Trense mit eher langem Zügel, um das Pferd aus verschiedenen Positionen führen zu können. Wie in der Freiheitsdressur geht es neben dem Menschen, hinter ihm oder sogar an der „falschen" Seite.

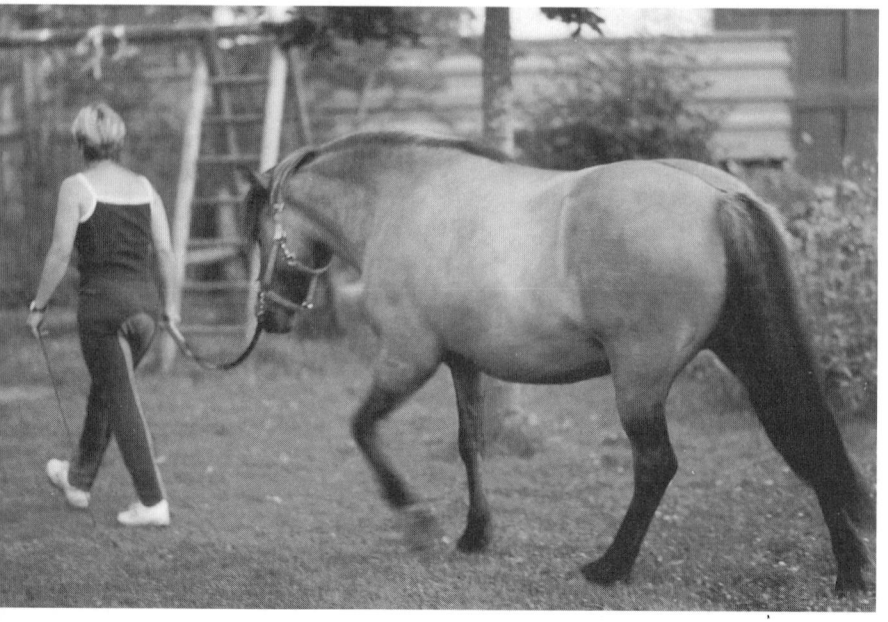

Diese Verhaltensübungen lassen sich überall trainieren und werden durch erhöhte Ansprüche, beispielsweise im Trialparcours, gefestigt. Das Pferd muss über Planen, Wippen, Brückchen, Slalom, bergauf oder bergab und sogar durch den Flattervorhang seinem „Leitmenschen" folgen. Je mehr Führung notwendig ist, desto mehr muss zunächst der Mensch voraus gehen. Je sicherer das Pferd im Verlauf der Zeit wird, desto eher kann es deutlich neben oder fast vor dem Führenden gehen. Stimmkommandos und Körperhaltung des Trainers können das Pferd zu schnellerem oder langsamerem Gehen veranlassen. Der Strick muss durchhängen und über kurze, leichte Impulse nur dann wirken, wenn das Pferd auf die bisherigen Zeichen nicht reagiert. Therapiepferd sollten mehr Sensitivität haben, als sich nur am Strick „mitnehmen zu lassen."

Bei dieser Arbeit im Trialparcours erhält der Trainer weitere Klarheit über den Charakter des Pferdes, seinen Mut und die Selbstverständlichkeit mit der es die Hindernisse nimmt, aber auch über seine Reaktionsgeschwindigkeit. Zu beachten wäre dabei Folgendes:

- lässt sich das Pferd nur überzeugen oder hat es selbst Spaß an diesem Spiel?
- streikt es bei bestimmten ungewohnten Situationen oder lässt es sich freudig darauf ein?
- zögert es nur kurz, um die Situation zu erkennen oder gerät es in Panik?
- ist das Pferd belastbar oder verliert es das Vertrauen in den „Leitmenschen"?

Ein Pferd, das sich auch in ungewohnten Situationen sicher verhält, ist losgelassen und geht mit schwingendem Rücken. Diese Verfassung ist für den Reiter entspannend und für das Pferd die Grundlage für Freude und Gesundheit. Der Mensch, der in der Therapie arbeitet, kann sich mit einem auf diesem Weg ausgebildeten Pferd voll auf den Klienten konzentrieren, weil er sich stets auf die Reaktionen seines Pferdes verlassen kann.

Insgesamt ist die Bodenarbeit eine wichtige Vorbereitung für das Handpferdereiten und die Longenarbeit, weil erste Kommandos, wie Schritt, Trab oder „ho" dabei eingeübt werden.

Handpferdereiten

Die Ausbildung als Handpferd ist nach guter Bodenarbeit nur noch eine Kleinigkeit. Doch kommen hier natürlich noch mehr Reize von „außen" hinzu und auch der Ehrgeiz der nebeneinander laufenden Pferde spielt eine Rolle. Hat das Pferd in der Bodenarbeit gelernt, sich auf den Menschen zu orientieren und sich sicher von allen Positionen aus mit leichten Kommandos führen zu lassen, wird es schnell lernen, als Handpferd perfekt und mit Freude zu laufen.

Obwohl das Pferd die ersten Wege von der Bodenarbeit her kennt, ist es hilfreich, wenn anfangs ein weiterer Reiter oder Fußgänger hinter dem Handpferd geht, um es bei kritischen Situationen am Ausbremsen zu hindern. Ferner ist darauf zu achten, dass das Pferd auch in schnellerer Gangart den Hals nicht schief zum Reitpferd hält, damit es keinen Muskelkater bekommt und entspannt bleibt. Es muss am durchhängenden Strick in gewünschter Position laufen. Das Reitpferd muss gewisse Voraussetzungen erfüllen:

- gute Ausbildung,
- keine Angst vor der Gerte,
- nicht zu ehrgeizig,
- besonders nervenstark,
- leicht mit einer Hand zu lenken.

Wie bei der Bodenarbeit muss das Handpferd auf geringes Zupfen an Zügel oder Kette sein Tempo verlangsamen oder auch hinter dem Reitpferd gehen. Sinnvoll ist, wenn das Handpferd lernt, auf beiden Seiten des Reitpferdes zu laufen.

Eine gute Erfahrung für den in der Therapie arbeitenden Menschen ist es, sich selbst auf einem Handpferd mitführen zu lassen. Die Ängste mancher Klienten, ob sie sich nun ausgeliefert oder sicher durch die Führung fühlen, werden erst dadurch wirklich nachvollziehbar.

Longe

Je nach Klientenprofil und örtlichen Gegebenheiten bietet sich nach der Freiheitsdressur auch die Ausbildung an der Longe, Doppellonge oder auch das Fahren vom Boden aus an. Sowohl das Pferd, welches in der Freiheitsdressur auf den Menschen eingestimmt wurde als auch der Mensch, der gelernt hat, in der richtigen Position zum Pferd zu stehen und es mit wenigen effektiven Kommandos (bestehend aus Körpersprache und Stimme) zu dirigieren, werden das Longieren als Fortsetzung der vorangegangenen Arbeit empfinden.

Hinzu kommt jetzt der feine Einsatz der Longe und der langen Gerte. Nun kann das Pferd auch auf einem offenen Platz in der Therapie arbeiten. Durch den geschickten Einsatz von Doppellonge oder Schlaufzügel kann man das Pferd intensiver formen, so dass es mit mehr Rückentätigkeit läuft. So kann der Reiter besser sitzen und ist offen für eine entspannte Arbeit. Ein gut ausgebildetes Longenpferd ermöglicht dem Therapeuten, sich ganz auf den Klienten zu konzentrieren und gibt diesem, auch in schnellerer Gangart, das Gefühl von Sicherheit. Auch hier ist es wieder interessant, sich selbst in die Position des Klienten zu begeben.

Das Islandpferd eignet sich allerdings nur bedingt als Therapiepferd an der Longe. Je mehr Veranlagung es zum Tölt hat, desto schwerer fällt es ihm, auf dem Zirkel zu galoppieren und desto unsicherer ist es oft im Trab. Das ist auch der Grund, warum es nur sehr wenige Voltigierpferde dieser Rasse gibt.

Der Einsatz der Pferde in der Therapie

Dieser Ausbildungsplan für Therapiepferd und Therapeut bildet für beide eine gute Grundlage zur Konzentration und Wahrnehmung. Die Körpersprache von Pferd und Mensch wird so gegenseitig geübt, eindeutig wahrgenommen und die wechselseitigen Signale werden verstanden und ernst genommen. Auf diese Weise entsteht eine tiefe Vertrautheit auf sehr feinem Niveau.

Wichtig ist mir, dass bei dieser Arbeit nicht mein Weg nachgemacht wird, sondern jede Handlung mit einem inneren Prozess einhergeht. Denn auch hier gibt es nicht nur den einen Weg. Vielmehr kommt es darauf an, den eigenen Weg auf *dieser Grundlage* zu finden und immer weiter zu entwickeln. Wer das Pferd nicht nur als beweglichen Untersatz für gewisse Übungen, sondern als ganzes Wesen wahrnimmt, wird auch vom Pferd in der Therapiearbeit Unterstützung finden.

Ist die Ausbildung, nach den Kriterien aufgebaut

- Beobachtung und Wahrnehmung,
- Freiheitsdressur,
- Bodenarbeit,
- Handpferdereiten,
- Longenarbeit,

kann der Trainer in den einzelnen Punkten die Eignung des Pferdes feststellen, es weiter ausbilden und seine individuelle Belastbarkeitsgrenze erkennen.

Grundlage für diese Arbeit ist das vertraute und stabile Verhältnis zwischen Mensch und Pferd. Wesentlich für die Planung der Therapieschritte ist jedoch die einfühlsame Erkenntnis über die Behinderung und die Probleme des Klienten. Bei starker geistiger Behinderung beinhaltet die Arbeit mehr den Umgang, die Wahrnehmung, die tägliche Pflege und Fütterung und das Getragenwerden auf dem Pferd. Rituale, Regelmäßigkeiten und Gewohnheiten sind hier von besonderer Bedeutung. Bei starker körperlicher Behinderung ist das gesamte Programm nur auszugsweise oder abgewandelt nutzbar. Verhaltensauffälligkeiten, Störungen in der Wahrnehmung, der Sprache und der Kommunikation, Hyperaktivität, um nur einige zu nennen, lassen sich mit diesem Programm besonders gut behandeln.

Dieselben Schritte wie in der Ausbildung des Pferdes gelten auch in der Heranführung des Klienten an das Pferd. Je nach Behinderung oder Problemstellung wird auf unterschiedlichem Niveau und in unterschiedlicher Geschwindigkeit gearbeitet. Um sich ein Bild über die Entwicklung der so genannten „normalen" Kinder machen zu können, eignet sich folgende Aufstellung aus meiner persönlichen Erfahrung:

2–5 Jahre:
- das Kind kann die Gefahren noch nicht einschätzen,
- das Pferd ist Mitglied der Familie,
- man muss sich also darum kümmern, es versorgen und lieb haben,
- draufsetzen unter dem Aspekt von „sich schaukeln lassen",
- rechts und links durch die Aufmerksamkeit des Erwachsenen gesichert oder
- zu zweit mit dem Erwachsenen auf dem Pferd.

3–6 Jahre:
- begrenzte Verantwortung übernommen: das Pferd wird gepflegt, gefüttert und getränkt,
- Führspiele, Erlebnispark im Gelände,
- HPR-Voltigieren als sozialintegrative und gefühlsfördernde Maßnahme,
- Spaziergänge mit den Kindern auf dem Pferd.

6–9 Jahre
- Kinder erkunden das Pferd genauer,
- sie wollen ins Maul oder unter den Schweif schauen und alles anfassen,

- sie versuchen, sich in der Bewegung zu behaupten,
- alles wird als Erlebnispark, Pferde-Spielplatz empfunden,
- Wandern mit dem Pferd.

9–12 Jahre:
- Ich-Ausprägung,
- Machtentwicklung,
- das Kind erlebt sich plötzlich als Außenstehender, beginnt zu pubertieren und hat neue Ängste, es will eigenständig werden,
- erster Reitunterricht – Fertigkeiten erlernen zur „Beherrschung" des Pferdes,
- 30 bis 45 Minuten einfacher Reitunterricht.

11–13 Jahre:
- gutes Alter zum Reiten lernen,
- Technik und Geschicklichkeit werden geschult,
- Reiten hilft über „linkische Phase" und pubertäre Probleme hinweg (alle sind blöd, nur das Pferd nicht).

12–15 Jahre:
- Unterricht mit spielerischen Elementen,
- individuelle Förderung bei Pubertät und Wachstumsproblemen,
- Leistungsorientiert bei harmonischer Grundvoraussetzung.

ab 14 Jahre:
- Pferd als Partner,
- das Pferd als ein Bestandteil der Freizeitbeschäftigung,
- Leistungssport sinnvoll,
- große Hilfe während der Pubertät.

Die Wahrnehmung des Klienten schulen

Die aufbauende Arbeit des Therapeuten mit dem Klienten beginnt analog mit dem Wahrnehmen und Beobachten der Herde. Insbesondere Störungen im Sozialverhalten lassen sich auf diese Weise thematisieren und erfassen. Zu beachten sind folgende Punkte:

- Problemfelder der Gruppenbildung und Geschwisterzahl,
- Einsamkeit und Streitigkeiten,
- Charaktere und Temperamente,
- Rollenverhalten,
- Soziale Spielregeln.

Wir erinnern uns an das Beispiel „Beobachten in der Herde", als Caramel keinen Spielpartner hatte (oh, und ich ...?) und daran, dass drei Pferde eine ungeschickte Zahl sind. Auch erinnern wir uns an Fafnir, das Chef-Pferd, das auf Grund seines Auftretens akzeptiert ist und den schwächeren Neuankömmling Sörli beschützt. In der praktischen Therapie finden Klienten schnell ein Identifikationspferd, das ihrer eigenen Problematik entspricht. Häufig wählen sie aber auch ihr „Beschützerpferd". Diese Verbindungsaufnahme findet allein zwischen dem Medium Pferd und dem Klienten statt. Der Therapeut achtet dabei auf einen angstfreien, sicheren Rahmen und versucht, sich die Pferdewahl des Klienten zu erklären: Warum sucht sich z. B. ein hyperaktives Kind ein temperamentvolles, hochsensibles Pferd aus? Vielleicht ist es eine kritische Situation, aber mit der Erkenntnis, dass sich der Klient durch sein Spiegelbild weiterentwickelt, kann es eine positive Entscheidung sein. Es ist also sehr hilfreich, Therapiepferde mit unterschiedlichem Charakter und Temperament zu haben.

Freiheitsdressur in der Einzeltherapie

Im Longierzierkel begrüßt der Klient nun auf seine Art das durch die Herdenbeobachtung ausgesuchte Pferd. Unterschiedliches Temperament der Klienten löst natürlich auch verschiedenste Reaktionen beim Pferd aus. Hier ist es sinnvoll, die Situation zunächst „werden zu lassen". Dieses „Werden-lassen" ist oft ein sehr feinsinniger und durchaus aktiver Prozess.

Das Beispiel von Mike, einem achtjährigen Jungen, verdeutlicht dies eindrucksvoll: Mike will Caramel im Longierzirkel begrüßen und rennt voller Ungeduld auf das Pferd zu. Caramel läuft weg.

Um die Wahrnehmung von Mike zu schulen, lenkt die Therapeutin jetzt seine Aufmerksamkeit auf die Signale des Pferdes, an denen der Junge frühzeitig die Folgen seines Auftretens erkennen kann: es hebt den Kopf, wendet sich ab und legt die Ohren ein. Sie verzichtet darauf, Mike zu erklären, warum das Pferd vor ihm weggelaufen ist. Würde sie den Begriff „Ungeduld" direkt ansprechen, würde sich die tatsächliche Ungeduld von Mike möglicherweise nur noch verstärken.

Das „richtige" Verhalten des Klienten wird vom Pferd dadurch belohnt, dass es bei einer Aufforderung kommt, ohne Strick und Zwang mitgeht und sich wieder wegschicken lässt, ohne böse darüber zu sein. Es ist wunderschön zu beobachten, wie dieses Spiel die Klienten fasziniert und tief berührt. Je nach Situation macht der Therapeut die

Spielregeln und Verhaltensweisen vor oder lässt sie den Klienten selbst herausfinden. Die gute Ausbildung des Pferdes ist eine wichtige Voraussetzung, um dem Klienten dessen Reaktionssicherheit zu vermitteln. Jede Körperhaltung, jedes Handzeichen, die Stimmlage, aber auch jede innere Regung nimmt das Pferd wahr und reagiert darauf wahrhaftig und ganz. Das wiederum stärkt das Selbstvertrauen und die Persönlichkeitsentwicklung des Klienten, es fordert seine Aufmerksamkeit und schult den Kontakt zur Umgebung. Gerade bei Kindern, die Wahrnehmungsstörung und autistische Züge haben, wird die Beziehung zur Realität über den Kontakt zum Pferd angeregt, später dann auf den Therapeuten und schließlich auf sein Umfeld übertragen.

Durch die eigene Arbeit im Longierzirkel lernt der Klient sein Pferd genau kennen, kann Vertrauen zu ihm aufbauen und seine eigenen Körpersignale und die des Pferdes deutlich wahrnehmen. Über dieses Grundvertrauen entsteht eine innere Übereinstimmung zwischen Pferd, Klient und Therapeut.

Die Bodenarbeit in der Therapie

Aus dem Training in der Freiheitsdressur kennt der Klient sein Pferd und führt es nun auch im nicht eingezäumten Raum auf Feld- und Waldwegen. Das Führen wird über das freie Mitlaufen in der Freiheitsdressur eingeführt. Der Strick darf dabei nie um die Hand gewickelt sein, der Führarm muss locker herunterhängen und die Führposition wird absichtlich und klar gewählt. Weiterhin muss der Klient die Körpersignale des Pferdes, wie Kopf-Hals-Haltung und Ohrenspiel sowie Geschwindigkeit in der Bewegung oder Zögern wahrnehmen.

Die eventuelle Ablenkung des Klienten ist der nächste zu bearbeitende Punkt. Auch die Auseinandersetzung bei Interessenskonflikten zwischen Pferd und Klient wird einen weiteren Raum einnehmen. Deshalb ist es vernünftig, die ersten Übungen auf einem übersichtlichen Platz oder Weg anzugehen. Ist hier ein selbstverständliches Zusammenspiel erreicht, lässt sich der Schwierigkeitsgrad mit Übungen auf dem Trialparcours erhöhen. Äußerste Genauigkeit, beispielsweise das geradlinige Hinführen an die Hindernisse sowie Geduld beim Zögern des Pferdes, geben der Führarbeit eine zusätzliche Qualität. Die Erkenntnis: „Mein Pferd vertraut mir – und das auch in ungewohnten Situationen … ." stärkt das Selbstbewusstsein.

Je nach Alter und Behinderung des Klienten lässt sich das Programm, Beobachtung des Herdenverhaltens, Freiheitsdressur und Bodenarbeit, in abgewandelter Form oder in Teilen durchführen. Es ist immer wieder faszinierend, wie weit die Klienten durch dieses Programm gefördert werden können. Ist die Vertrautheit zum Pferd hergestellt, ist das Aufsitzen der nächste Schritt.

Die Arbeit des Therapeuten mit dem Klienten auf dem Pferd

Der Klient muss selbst entscheiden, wie viel Zeit er braucht, bis er zum ersten Mal auf das Pferd steigen möchte. Aufstiegshilfen, wie Treppchen oder Rampe, senken dabei die Angstschwelle. Je nach Behinderung eignet sich ein Sattel, ein Voltigiergurt oder der nackte Pferderücken, um im Stand, allein durch das Bewegen des Pferdekopfes, die ersten Bewegungen des Pferderückens zu spüren. Eine schöne Übung auch für die Helfer, die gegebenenfalls den Klienten stützen oder sichern.

Sitzt der Klient entspannt, führt der Therapeut das Pferd anfänglich nur schrittweise geradeaus. Verlangt der Klient das Pferd anzuhalten, was ihm vorher versprochen werden muss, ist das eine Pflicht für den Ausbilder. Nur so wird die Vertrauensbasis zwischen Therapeut und Klient erhalten.

Im weiteren Verlauf der Stunde folgen Kurven, schnelles und langsames Gehen sowie das Drehen und Rückwärtsrichten. Der Schüler wird nun animiert, auch ohne sich festzuhalten, lotrecht und locker zu sitzen. Freie Armbewegungen fördern die Balance. Auf spielerische Art und Weise ergänzen unterschiedliche Sitzpositionen das Programm: zunächst wieder im Stand, dann aufbauend im Schritt. Das Führen im Gelände – bergauf und bergab sowie über Unebenheiten – fördert die Sicherheit des Klienten und macht viel Spaß. Zeigt dieser hier Sicherheit und Mut, ist es möglich, einen weiteren Klienten auf demselben Trainings-Niveau einzubinden. Beide wechseln sich nun mit Führen und Reiten ab.

In dieser sozialen Interaktionsschulung lernen die Klienten vor allem auch, sich gegenseitig zu vertrauen. Sie fragen einander, ob es los gehen soll, ob es schon genug ist, ob schneller oder langsamer geführt werden soll, ob sich der Reiter sicher fühlt oder nicht, sie klären, wer zuerst reiten darf und Ähnliches. Ihre Persönlichkeitsentwicklung wird nachhaltig gefördert durch:

- selbstverständliches, verantwortungsvolles Führen,
- ausgewogenes Geben und Nehmen,
- gemeinsames Erreichen von Zielen,
- Rücksichtnahme und Geduld,
- Vertrauen,
- sich loslasen/Ängste loslassen,
- Verzichten, Abwarten, Durchhalten,
- getragen werden,
- „groß" sein, sich wie ein Ritter fühlen.

Ist die Grundlage geschaffen, stellt auch hier wieder der Trialparcours erhöhte Ansprüche an Pferd, Reiter und Führer. Eine weiterführende Arbeit von Therapeut, Klient und Pferd kann die Therapie auf dem Handpferd sein.

Therapie auf dem Handpferd

Diese Therapie-Art bietet sich an, wenn weder ein Longierzirkel noch ein Reitplatz zu Verfügung stehen. Nach gut durchgeführter Bodenarbeit und ausführlichem Reiten im Schritt, ist der Wunsch nach schnellerem Reiten mit dem Handpferd am besten zu erfüllen. Auch die Sinnesschulung in der freien Natur ist ein Gewinn für die physische und psychische Gesundheit. Überdies lässt sich bei diesen Ausritten das Wissen des Klienten um die Zusammenhänge in der Natur erweitern und so dessen Realitätsbezug fördern. Auch Plaudereien ohne Zeitdruck in entspannter Atmosphäre auf dem schwingenden Rücken des Pferdes tragen zum Therapieerfolg bei.

Der Klient wird sich nach und nach in der natürlichen Schwingung des Pferdes aufrichten und so eine positive Wirkung auf seinen psychischen Zustand erfahren. Schnell reiten bedeutet schließlich, etwas hinter sich zu lassen, den Wind im Gesicht zu spüren und ungehemmt jauchzen zu können.

Wenn kein geeignetes Handpferd vorhanden ist oder ein Ausreitgelände fehlt, ist die Longenarbeit eine weitere Möglichkeit, um mit dem Klienten in einer höheren Ritt-Geschwindigkeiten zu arbeiten.

Therapie auf dem Longenpferd

Für die Arbeit an der Longe sollte der Isländer kein Naturtölter oder Fünfgänger sein. Für eine erfolgreiche Longenarbeit ist eine gleichmäßige, ruhige Galopade eine wichtige Gangvoraussetzungen.

Mit dem Therapiepferd an der Longe kann der Klient besonders gut seinen Sitz und sein Gleichgewicht verbessern. Gleichmäßige und ruhige Galopparbeit stärken das Gefühl für Rhythmus und Geschwindigkeit. Hilfreich ist, wenn sich der Reiter zu Beginn des Galopps mit der äußeren Hand hinten am Sattel festhält, um so der Zentrifugalkraft entgegen zu wirken.

Der größere Abstand des Lehrers gibt das Gefühl von mehr Selbstständigkeit: „Ich kann es alleine". Hinzu kommt auch hier die Möglichkeit, selbstständige Zügelführung zu erlernen, um sich so auf freies Reiten vorzubereiten. Diese Arbeit im ruhigen, überschaubaren Raum ist für viele Klienten eine wichtige Erfahrung.

Praxisbeispiel aus der Gruppenarbeit

Die praktische Umsetzung dieser Grundlagen dokumentiert ein aktuelles Beispiel aus der Gruppenarbeit: Mit einer Einrichtung der Diakonie betreuen wir Kinder, deren Eltern in Entzugstherapie sind. Diese Kinder zeigen erhebliche Verhaltensauffälligkeiten und sollten im Verlauf der Therapie die Erfahrung von Vertrauen, Verlässlichkeit und Regelmäßigkeit machen.

Die drei Jungen und drei Mädchen im Alter von 9 bis 15 Jahren waren größtenteils Gymnasialschüler. Auffallend großspurig, laut, mit absoluter „Null-Bock"- Stimmung und sehr aggressiv zueinander, war die Gruppe eine Herausforderung. Sie hatten teilweise Pferde- oder Reiterfahrungen und waren auch schon in anderer Gruppenzusammenstellung bei uns gewesen.

Kaum waren sie am Wiesenhof angekommen, schimpften besonders die Jungen laut: „Doofe Gäule, ich steig' da net drauf, warum muss ich das überhaupt?" Dann ging der Streit um das Pferd, das sich ein Mädchen bereits ausgesucht hatte, los. Jeder wollte nun dieses Pferd haben und der Streit, wer mit wem zusammen ein Pferd hat, gipfelte in: „Den Scheiß mach ich überhaupt nicht mit." Da ich vorhatte, mit drei Pferden zu arbeiten, brachte ich mit mehr oder weniger Hilfe der Kinder drei ranggleiche vom Typ „Spielkasper" und „Streithammel" in die Halle und ließ die Kinder von der Tribüne aus zuschauen.

Somi, der bekannte Caramel und Adam fingen gleich heftig an zu spielen, sich gegenseitig zu jagen und zu beißen, so dass das Interesse der Kinder merklich zunahm. Da Adam und Caramel befreundet sind, Somi aber nicht alleine bleiben wollte, mischte er sich immer wieder dazwischen, so dass ständig Bewegung in der Gruppe war. Nach gut fünf Minuten wurde es den Kindern zu lang; so forderte ich sie auf, in die Bahn zu gehen, um sich ein Pferd auszusuchen. Weil aber die Pferde noch so intensiv spielten, trauten sich die Kinder nicht und meinten, ich solle da erst einmal hineingehen – wenn ich mich trauen würde. Also ging ich in die Bahn und rief: „He, Freunde, ich bin da."
Sie unterbrachen ihr Spiel, schauten zu mir, und ich lud sie durch meine Körpersprache ein, zu kommen. Wie an einem unsichtbaren Faden geführt, kamen sie auf mich zu und blieben voller Erwartung ein bis zwei Meter vor mir stehen. Das hatten die Kinder nicht erwartet. Fast ehrfurchtsvoll kamen sie nun doch in die Bahn und gesellten sich zu uns. Die Pferde schwitzten und atmeten heftig, aber standen ganz ruhig, ließen sich anfassen und streicheln. Die Kinder entdeckten Bissspuren, aber keine Verletzungen, und kommentierten dies erstaunt. Die Pferde waren nun der Mittelpunkt des Interesses und ohne die vorherige Einstellung „mit der oder mit dem mag ich nicht … .", bildeten sich die Grüppchen: je ein Pferd und zwei Kinder. Ich gab ihnen die Halfter, sie halfterten gemeinsam auf, und ich zeigte ihnen, wie man mit der „Räuberleiter" auch ohne Sattel aufsteigen kann.
Die großspurigen Jungs hatten gehörigen Respekt vor den eben noch kämpfenden Pferden. Deswegen durften die Mädchen zuerst aufsitzen und ließen sich von den Jungs führen, was diese auch vorsichtig taten. Beim Wechsel von Reit- und Führkind stellte sich heraus, dass der lauteste Junge so ängstlich war, dass er nicht auf das ungesattelte Pferd steigen wollte. Sie einigten sich, dass sie erst das nächste Mal wechseln wollen, er aber das Pferd jetzt weiter führt. Nach dem Reiten war die Stimmung in der Gruppe gelöster, es entstand nun eher die Diskussion, wer wohl das wildeste Pferd geritten habe. Keine Rede mehr von „alles ist doof … ."
Auch in der nächsten Gruppenstunde stand die Wahrnehmung der Pferde beim Spielen in der Halle im Mittelpunkt ihrer Aufmerksamkeit. Die Grüppchen wählten wieder jeweils das Pferd vom letzten Mal. Die Mutigsten und Sportlichsten versuchten sogar, alleine auf das ungesattelte Pferd zu springen. Der laute Junge durfte wieder zuerst führen, war später dann aber tatsächlich bereit, sich auf das Pferd helfen zu lassen. Das Mädchen führte langsam. Ich ging neben ihm her und sicherte ihn, indem ich ihn am Knie festhielt. Diese Vorgehens-

weise nimmt den Klienten erfahrungsgemäß die Angst. Nach dieser Stunde war er stolz, dass er sich getraut hatte, zu reiten.

Beim nächsten Treffen gingen wir mit den ungesattelten Pferden gleich in den Wald; pro Pferd war ein Therapeut dabei. So entstand eine Kleingruppensituation. Während das „Führkind" ganz auf den Weg und das Pferd konzentriert war, ließ sich der laute Junge zum ersten Mal tragen und entspannte sich nach und nach. Ich ging neben ihm und hielt ihn erneut am Knie fest. Wir unterhielten uns über allgemeine Themen: Ihn beschäftigte, dass, obwohl die Pferde von Natur aus wild sind, sie doch so brav mitarbeiten. Er fragte, wie ich es geschafft hätte, ihnen das beizubringen. Daraufhin versprach ich, beim nächsten Treffen mit ihm in der „Freiheitsdressur" zu arbeiten.

Im weiteren Verlauf unserer Stunde stellte sich heraus, dass er die Unberechenbarkeit seiner Eltern auf jede Situation überträgt und dadurch auf alles Neue mit einer Mischung aus Angst und Aggression reagiert.

Mein zukünftiges Ziel ist, in Einzelarbeit in der Freiheitsdressur, Sicherheit und Vertrauen bei den Kindern aufzubauen und ihre Wahrnehmung zu schulen, um dadurch eine solide Grundlage für ihre Gruppenfähigkeit zu schaffen. Dieses Vorhaben werde ich nicht nur mit diesen Kindern, sondern auch mit anderen durchführen. Um dieses Ziel zu erreichen, müssen sich die Kinder mindestens einmal pro Woche zur Reittherapie treffen.

Fazit

In der Ausbildung der Therapiepferde, aber auch in meiner Arbeit mit verhaltensauffälligen Menschen, nimmt mein Programm aus Wahrnehmungsschulung, Freiheitsdressur und Bodenarbeit eine zentrale Stellung ein. Ich erkenne auf diese Weise das Pferd mit seiner Persönlichkeit und seinen individuellen Reaktionen an. So ist es mir möglich, dem Klienten für seine Ansprüche optimale Pferde anzubieten. Der weitere Nutzen für mich ist, jeden Klienten durch die vielen unterschiedlichen Pferdetypen individuell zu fördern. Als Teil des Therapiesystems erfährt er so eine dynamische Entwicklung seiner eigenen Wahrnehmung. Die Stimmungslage des Klienten wird vor allem durch das Getragenwerden stabilisiert. Zudem fördert der Angstabbau seine Erlebnisintensität. Auch die Stimulation von Motorik und Sensorik wirkt sich auf die kognitiven Fähigkeiten Sprache, Gedächtnis und Gehör aus.

In meinen Augen spiegelt die Wahrhaftigkeit der Pferdereaktionen das Verhalten des Menschen wider und fördert auf diese Weise dessen Selbstwahrnehmung. So wird der Klient von innen heraus in seiner Ganzheit gefördert und ist in der Lage, über das Medium Pferd in eine breitere Wirklichkeit einzutauchen. Der Klient lernt, über das nicht negativ besetzte „Wesen Pferd", neue Aspekte im „Wesen Mensch" zu entdecken. Die entsprechende Resonanz bei seinen Mitmenschen gibt ihm erneute Sicherheit. Auch das Therapiepferd hat in dem systematischen Aufbau der Ausbildung ausreichenden Raum und Spaß. Es darf bleiben, wie es ist, wird nicht abgestumpft und ist in seiner unverstellten Art ein gefragter Partner.

Teil III
Praxisfelder im Heilpädagogischen Reiten und Voltigieren

Heilpädagogisch-psychomotorische Aspekte der vorschulischen Förderung mit Hilfe des Pferdes

Von Marietta Schulz

Das Heilpädagogische Voltigieren und Reiten (HPV/R) erfährt als Maßnahme zur frühen Förderung von Kindern bisher seine Begründung aus noch begrenzten praktischen Erfahrungen. Immer wieder begegnet Methoden, die aus der Praxis abgeleitet und weiterentwickelt werden, der Vorwurf von Scharlatanerie, da ihre Berechtigung wissenschaftlich erst unter Beweis gestellt werden müsse. Spiess (1991, 481) zählt das HPV/R zu den „neuen Körpertherapien" und bemerkt: „Offensichtlich haben diese Methoden, insbesondere auch dort, wo es um Menschen mit schweren Behinderungen oder extremen Verhaltensauffälligkeiten geht, einen Bedarf befriedigt, den die Theorien und (praktischen) Methoden der akademischen Heilpädagogik bislang nicht hinreichend haben abdecken können". Die nachfolgenden Ausführungen werden ein Beitrag zur Evaluation der Heilpädagogik mit dem Medium Pferd sein, weil bislang zur Arbeit mit Klein- und Vorschulkindern positive Erfahrungen und Rückmeldungen betroffener Eltern vorliegen, über die aber selten (vgl. Klüwer 1994) systematisch berichtet wurde.

Zielgruppen und Indikationen

Folgende Einwände gegen den frühen Einsatz des Pferdes bei behinderten oder von Behinderung bedrohten Kindern werden vorgebracht:

- Neben der Nutzung des Pferdes gibt es in der frühen Förderung eine Fülle von alternativen Angeboten wie Krankengymnastik, Schwimmtherapie, Motopädagogik, basale Stimulation etc.
- Für die Arbeit mit Kindern auf dem Pferd kann auch das Argument des leichteren „Handlings" nicht herangezogen werden: Erwachsenen, behinderten Menschen wird oft erst auf dem Pferd die Erfahrung des Bewegungsdialoges (Klüwer 1988) ermöglicht, der für diese Menschen sonst so nicht erlebbar wird. Klein- und Vorschul-

kinder dagegen werden – gerade bei entsprechender Behinderung – noch lange und häufig getragen, und das sogar von ihrer unmittelbaren Bezugsperson. Weder Körpergröße noch Gewicht erfordern also die Arbeit mit dem Pferd.
- Der Einsatz eines Tieres erscheint manchem bei derartig kleinen Kindern unverhältnismäßig riskant.
- Das Ausmaß an Bewegung überfordert nach Meinung einiger Autoren (Baker 1994) die physische und psychische Stabilität kleiner Kinder (unter vier Jahren).

Derart kritische Einwände können nicht einfach ignoriert werden. Vielmehr führen sie uns zu der notwendigen Einsicht, dass frühe Förderung mit Hilfe des Pferdes nur durch ihre Einbindung in ein interdisziplinäres, systemisches Zusammenwirken von Ärzten, Reitpädagogen, Krankengymnasten und Eltern ihre gewünschte Wirkung entfalten. Stetiger Austausch und eine wechselseitige Information und Kontrolle ist unabdingbare Voraussetzung für eine verantwortliche Förderung. Die Überlegung, ob Förderung nicht auch mit alternativen Methoden denkbar ist, sollte in der Planung eine Rolle spielen.

Ich kann innerhalb der Gruppe der Vorschulkinder keine Zielgruppe nennen, die *ausschließlich* mit Hilfe des Pferdes den angestrebten Erfolg erreicht. Wohl aber liegen Erfahrungen aus Einrichtungen des Therapeutischen Reitens vor, wonach sich bei folgenden Kindern der Einsatz des Pferdes besonders günstig ausgewirkt hat:

- Frühgeborene Kinder, die je nach Geburtsgewicht und Entwicklungsverlauf manchmal bis in das Schulalter hinein mit Disbalancen ihrer motorischen Entwicklung zu kämpfen haben und wechselnd Über- oder Unterforderungssituationen ausgesetzt sind. (Müller-Rieckmann 1993);
- frühbehandelte Kinder, die als Risikokinder schon eine längere Therapiegeschichte haben, wobei Motivationsverlust im Hinblick auf weitere therapeutische Interventionen sowie eine Beeinträchtigung der Eltern-Kind-Beziehung einzutreten drohen;
- Kinder mit eingeschränkter Vitalität nach längeren Krankenhausaufenthalten oder schweren Krankheiten;
- geistig behinderte Kinder, insbesondere solche mit starken Berührungsängsten und Kinder mit autistischen Zügen (Kaune 1993);
- behinderte Kinder, die als erstgeborene gegenüber einem sich gesund entwickelnden Geschwisterkind in eine resignative Verarbeitung ihrer Behinderung geraten.

Die genannten Zielgruppen und Indikationen verweisen auf die ganzheitliche, heilpädagogische Zielsetzung, die wir mit dem HPV/R verfolgen sowie auf das Setting, in dem wir arbeiten.

Setting

Das Setting der frühen Förderung im HPV/R lehnt sich an zuerst in den Vereinigten Staaten entwickelte Formen (Spink 1988, Glasow 1988) an: Das Pferd wird mit geteiltem Zügel von zwei Seiten geführt, wobei die Reitpädagogin links und eine weitere Person rechts vom Pferd mitgeht. Das Kind sitzt, liegt oder hält sich auf einer Decke, einem langfädrigem Flokati, der wiederum mit einem Deckengurt (ohne Griffe) festgeschnallt ist. Das Pferd geht mit Ausbindezügel.

Heilpädagogisch orientierte oder systemisch motivierte Modifikation dieses Settings ist die Hinzunahme einer unmittelbaren Bezugsperson des Kindes an der rechten Seite des Pferdes (anstelle der weiteren Person) (Klüwer 1994). Kinder können so – vom Pferd getragen – Bewegungsinitiative in angemessener Distanz zu (in der Regel) ihren Eltern entwickeln, ohne dass die Eltern ihr Sicherungsbedürfnis aufgeben müssen. Mit schnellem Zugriff sind sie wieder sichernd bei ihrem Kind, ohne dass sie es andauernd festhalten müssen.

Dieses Setting hat sich im flexiblen Zeitrahmen von einer Runde in der Reitbahn bis zu 20 Minuten insgesamt bewährt. Es kann – unter der Maßgabe eines ausgebildeten Reitpädagogen und Pferdes – auch von sachunkundigen Eltern mitgetragen und durchgeführt werden.

Inhaltliche Prinzipien

Inhaltliche Prinzipien der heilpädagogischen Arbeit in diesem Setting sind das der *Entwicklungsorientierung* und der *Ganzheitlichkeit*. Nun sind das sehr allgemein gültige Gesichtspunkte, die im Prinzip für jede psychomotorische Förderung – und Reiten und Voltigieren ist psychomotorisches Geschehen – gelten. Dennoch möchte ich sie kurz skizzieren, weil dadurch das Milieu, in dem wir arbeiten, erkennbar wird.

Entwicklungsorientierung beinhaltet drei Aspekte, nämlich erstens das Verständnis des Entwicklungsprozesses als psychodynamisches Geschehen. Das bedeutet, über die gesamte Lebensspanne hinweg werden Phasen relativer Balance von Krisen abgelöst, in denen oder durch die eine komplexere Balance erarbeitet werden muss (Erikson 1976). Jede Krise ist gekennzeichnet durch in Spannungspolen formulierte Lebensthemen. Die befriedigende Lösung der Spannung ist Voraussetzung zur gedeihlichen Bewältigung der nächsten, komplexeren Krise. Für den hier diskutierten Zusammenhang werden als Lebensthemen die der ersten Lebensjahre relevant, deren Spannungspole Vertrauen ↔ Misstrauen (1. Lebensjahr), Autonomie ↔ Scham, Zweifel (2./3. Lebensjahr) und Initiative ↔ Schuldgefühl (4./6. Lebensjahr) sind.

Zweitens bedeutet Entwicklungsorientierung die längst bekannte Tatsache, dass das Kind da abgeholt wird, wo es steht. Konkret sind für den Reitpädagogen gute Kenntnisse der Regelmäßigkeiten von Verläufen der Bewegungs- und Wahrnehmungsentwicklung sowie deren psychosozialen Entsprechungen unerlässlich.

Drittens verlangt Entwicklungsorientierung von Reitpädagogen eine heilpädagogische Haltung, die Entwicklung fördert und zulässt. Funke (1988, 120) schreibt dazu: „Bewegungsentwicklung sollte geschehen durch ein Verständigungsangebot an als zumindest potentiell kompetent und aktiv gedachte Persönlichkeiten." D. h., die Möglichkeiten eines Kindes werden mitgedacht, selbst wenn man als Erwachsener den Entwicklungsprozess durch Angebote oder Interventionen steuert. Somit verstehen sich z. B. Übungsangebote im Heilpädagogischen Voltigieren und Reiten als Einladung an das Kind.

Ganzheitlichkeit ist kein neues Prinzip. Nimmt man Moors (1974) heilpädagogisches Prinzip, das das Verstehen vor das Erziehen stellt, so führt dies weg von einer Defizit-Orientierung, die auch in funktional orientierten Förderansätzen der Psychomotorik lange eine Rolle gespielt hat. Es führt hin zum Verständnis eines Kindes mit seinen Stärken und Problemen.

Eltern wieder in die Verantwortung für ihr Kind einzubeziehen, statt die Förderung allein Fachkräften zu überlassen, entspricht ebenso einem ganzheitlichen Ansatz wie die Tatsache, dass HPV/R zwar von lizenzierten Fachkräften durchgeführt wird, diese aber nicht selten in Reitervereinen und Institutionen arbeiten, in denen Therapeutisches Reiten neben anderen Aktivitäten durchgeführt wird. So wird eine frühe „Aussonderung" von kleinen Kindern vermieden, und die weitgehend natürliche Umgebung, in der Pferde artgerecht leben können, garantiert ein gutes Stück Normalität. Eltern gehen mit ihren Kindern reiten und nicht in einen besonders ausgestatteten Raum (künstliche Umwelt) zur Therapie.

Bevor ich methodische Prinzipien des Arbeitens in oben beschriebenen Settings erläutere, verdeutliche ich zunächst einige exemplarische Erfahrungen, die Kinder der genannten Zielgruppen mit Hilfe des Pferdes machen können. Diese werden anhand von Beispielen aus der Arbeit mit einem autistisch behinderten Kind auf dem Pferd näher beleuchtet. Untersuchungen zum Zusammenhang der Erfahrungen und Wirkungen der Methode stehen noch aus.

Erfahrungen mit Hilfe des Pferdes

Klüwer (1984,1988,1994) hat in all seinen theoretischen Begründungen des Therapeutischen Reitens als das der Methode ureigenste Moment den *Bewegungsdialog* herausgearbeitet. Der Bewegungsdialog ist als so genannter tonischer Dialog auch ein sehr frühes Element der Selbsterfahrung des Kindes. Im Austausch körpernaher Zeichen und Signale mit der Mutter erfährt das Kind etwas über sich und gleichzeitig über die Mutter. Der tonische Dialog kann auch als „Sensomotorisches Korrelat der Entwicklung wechselseitigen Vertrauens" gesehen werden (Kestenberg nach Romer/Sossin 1991).

Kestenberg hat die Aspekte des Bewegungsdialogs und seine psychischen Entsprechungen sowie deren Beobachtungen aus dem Bewegungsverhalten von Säuglingen mit ihren Eltern genau untersucht. Ihre Überlegungen veranlassten *Klüwer* zu dem Rückschluss, dass in der Arbeit mit dem Pferd in verschiedenen Hinsichten an den frühkindlichen Bewegungsdialog in unmittelbarer Selbsterfahrung angeknüpft wird. Und es ist nur das Pferd, das auch Erwachsenen diese Erfahrung ermöglichen kann.

Welche Momente lassen sich nun aus dem frühkindlichen Bewegungsdialog auf die Situation des Bewegtwerdens durch das Pferd übertragen und analog betrachten?

(1) Zunächst sehen wir das *Getragen- und Gehaltenwerden* im frühkindlichen Bewegungsdialog und das Sitzen und Gehaltenwerden auf dem Pferderücken. Romer/Sossin (1991) beschreiben vier Qualitäten einer guten Haltesituation:

- Stabilisieren und Stützen des Rumpfes,
- Stabilisieren des Kopfes,
- Fördern der Beweglichkeit,
- Fördernder Wechselseitigkeit im Bewegungsfluss.

Die Qualität einer Haltesituation – psychodynamisch betrachtet – ist dann hinreichend gut (also entwicklungsförderlich), wenn genügend Stabilisierung erfolgt, ohne dass die Eigenaktivität und Bewegungsinitiative des Kindes gehemmt wird. Durch Unterstützung am Kreuzbein und Stabilisierung des Kopfes an der Schulter können Säuglinge leicht beruhigt werden. Man kann also von „Schlüsselpunkten des guten Haltens" sprechen, die ein Sicherheitsgefühl im Sinne von Urvertrauen vermitteln.

Bei genauerem Hinsehen sind diese Schlüsselpunkte beim Reitsitz eines Kindes auf dem Pferd ebenso erreicht: Der Körper ist stabilisiert durch die Reitposition, und die Wirbelsäule ist am Kreuzbein unterstützt, was im Rumpf ausreichend Anreiz zur Stabilisierung über einen wechselseitigen Anpassungsvorgang erzeugt.

Gleichzeitig erfolgt über die Bewegung ein stetiger Impuls zur Aufrichtung und Selbsthaltung des Kopfes. Man kann also auch auf dem Pferd von einer Sicherheit vermittelnden Position ausgehen. Zusätzlich wirkt sich die Tatsache der annähernd parallelen Augenhöhe, die das Kind als Reiter mit den Erwachsenen erreicht, angstreduzierend aus (Seewald 1989). Das Kind erhält in der Reitbewegung einen stetigen Impuls zum Aufrichten, Umhersehen und zur selbsttätigen Orientierung.

Folgt man Untersuchungen von Kestenberg (1954), Kalish (unveröff.) und Loman (1993) zum Bewegungsverhalten autistischer Kinder, so scheinen diese nicht den Bewegungsausdruck einer gut gelungenen Integration zu vermitteln. Mit jedem Schritt müssen sie offenbar ein fragliches inneres Gleichgewicht wieder herstellen. Im Formfluss (Veränderungen der Körperform) sind Muster des Schrumpfens und Sinkens überrepräsentiert. Daher gewinnen wir den Eindruck, dass diese Kinder Außenreize und Kontakt abwehren. (Auch in der Sprache der Tanztherapie sind „Sinken" und „Schrumpfen" zur Defensive eingesetzte Bewegungsmuster.)

Durch das Sitzen und Getragenwerden auf dem Pferd werden autistische Kinder „dem Boden entrissen". Diese Loslösung vom Boden formulierte eine Motologin als eines der schwierigsten Probleme für die Mototherapie mit diesen Kindern. Weiter stimuliert das Sitzen in der Bewegung, in die sich diese Kinder oft erstaunlich gut einfühlen können, ein Umhersehen im Raum und erlaubt so Blickkontakte.

Zudem finden sich die Kinder im Reitsitz in der beschriebenen Position des guten Haltens. Diese Einladung, sich sicher zu fühlen, erlaubte in dem hier zugrunde liegenden Fall einen ersten Kontaktaufbau über Berührung des Kindes im Kreuzbeinbereich. Dieser Kontakt mit der Handinnenfläche der Reitpädagogin wurde vom Kind später auch dann nicht abgewehrt, wenn neue, beunruhigende Situationen eintraten. Im Sinne eines Rituals konnte so immer wieder Sicherheit und Vertrauen angebahnt werden.

Insgesamt gesehen kann man wohl das Gehalten- und Getragenwerden auf dem Pferderücken als eine Einladung zu Balance und Kontakt verstehen (Glasow 1988).

(2) Ein weiterer Aspekt des Bewegungsdialogs ist das Erleben von *Rhythmus*. Aus der Säuglingsbeobachtung von Kestenberg/Sossin (1979) ist bekannt geworden, dass sich in der beginnenden Entwicklung Spannungen und Form des Körpers in für bestimmte Lebensphasen typischen und dann auch dominanten Rhythmen abwechseln. Auch die Mutter stimmt in den Dialog mit dem Kind über (ihr unterschiedlich verfügbare) Rhythmen ein. Die Erlebnisqualität einer guten Einstimmung kann man sich am besten anhand einer Mutter vorstellen, die ihr Kind in den Schlaf singt und wiegt.

In dieser Einstimmung untereinander kann es Irritationen geben, wenn z. B. eine Mutter ihren Rhythmus häufig und abrupt wechselt und das Kind dem nicht folgen kann. Dichte und Häufigkeit der Irritationen können in einem Bewegungsdialog zum Abbruch führen, das Kind schreit beispielsweise oder stemmt sich von der Mutter weg. Beide müssten sich dann neu einstimmen.

Aus der Pferdebewegung im Schritt erreichen ca. 100 Bewegungsimpulse pro Minute das reitende Kind. Diese erfolgen in rhythmischer Qualität und fordern adaptive und balancierende Reaktionen sowie eine Einstimmung, ohne die ein subjektiv angenehmes Bewegungsgefühl nicht entstehen würde.

Wie bewusst dem Kind alle Impulse werden, ist ungewiss, auf jeden Fall scheinen Kinder in der Lage zu sein, die rhythmische Gestalt der Bewegungen des Pferdes herauszufiltern. Zur Bedeutung des Rhythmus für die menschliche Bewegungserfahrung sagt Laban (1988, 135): „In der Bewegung wird durch Rhythmus, der Steigerung und Minderung einschließt, die innere Beteiligung und das Bewußtsein für Wechsel geweckt. Dies kann von höchster Erregung bis zu tiefster Ruhe und Stille reichen und all die verschiedenen Stimmungen einbeziehen, die in einer Mischung der beiden Extreme zum Ausdruck kommen."

Die rhythmische Gestalt der Schrittbewegung des Pferdes knüpft möglicherweise an vorgeburtliche Erlebnisspuren des Getragen-, Geschaukelt- und Gewiegtwerdens wieder an, also eigentlich an Vorerfahrungen rhythmischen Bewegtwerdens im Mutterleib, „die den Beigeschmack des Getröstet- und Umsorgtwerdens durch eine höhere wohlwollende Macht erhalten" (Mittelmann, n. Seewald 1989). Wahrscheinlich können wir davon ausgehen, dass die rhythmische Erfahrung, die ein Kind mit dem Pferd macht, zunächst unbelastet von Irritationen wahrgenommen wird und die innere Beteiligung des Kindes verstärkt sowie seine Bereitschaft zur Einstimmung erhöht.

Auch hier wieder eine Beobachtung aus dem zugrunde liegenden Fall: Trotz anfänglich vorherrschender Stereotypien im Bewegungsverhalten (Schaukeln) des Kindes hörten die Schaukelbewegungen nach kurzer Schrittphase auf. Später konnte man bei dem Kind ein deutliches Nachspüren der Bewegung des Pferdes auch im Halten sehen, ohne dass sich daraus eine Schaukelbewegung entwickelte. Beim erneuten Antreten des Pferdes nahm das Kind den Schrittrhythmus spontan wieder auf. Während zu Beginn ein Anhalten des Pferdes dem Kind unerträglich war, konnten im weiteren Verlauf die Haltezeiten verlängert und mit anderen Interventionen (z. B. Sich-Selbst-Entdecken im Spiegel, Kontaktaufnahme zur Reitpädagogin etc.) verbunden werden. Aus dem Anhalten und Losgehen entwickelten sich erste Versuche, das Pferd initiativ wieder in Gang zu bringen. Durch Wechsel von Schritt-, Trab- und Haltephasen, also auch durch das Spiel mit Verlangsamung und Beschleunigung entwickelte das Kind auch im freien Laufen Unterschiede zwischen Gehen, Stehenbleiben und Laufen. Diese völlig neuen Bewegungsmöglichkeiten entwickelte es zunächst neben dem geführten Pferd, dann an der Hand der Reitpädagogin oder der Mutter und später selbstständig übend in der Reithalle.

Autistische Kinder bilden Stereotypien möglicherweise deswegen aus, weil sie Gleichförmiges bevorzugen, wo sie Lebendigkeit und Variation nicht ausreichend bewältigen können. Wahrscheinlich bieten wir solchen Kindern mit dem rhythmischen Getragenwerden auf einem warmen, lebendigen Wesen ein senso-psychomotorisches Niveau an, das sie zum Einlassen in einen lebendigen Dialog einlädt und sie gleichzeitig eine basale Stimulation ihrer inneren Beteiligung erleben lässt, was ihnen andere Erfahrungen eröffnet.

(3) Eine dritte exemplarische Erfahrung, die das kleine Kind mit Hilfe des Pferdes machen kann, ergibt sich aus der Grundgestaltung des sozialen Lernens, die in der Situation des HPV/R mit dem lebendigen Medium Pferd immer gegeben ist (Klüwer 1988). Das Pferd kann die Qualität eines *Übergangsobjektes* erhalten.

Das Übergangsobjekt gewinnt in der beginnenden Loslösung des Kindes aus der symbiotischen Verbindung mit der Mutter (im 1. bis

3. Lebensjahr) an Bedeutung. Es steht als neutraler Erfahrungsbereich zwischen innerer und äußerer Realität eines Kindes. Es ist hauptsächlich bedeutsam in jener Phase, bevor psychische Inhalte und äußere Realität durch die Initiative und Aktivität des Kindes Konturen erhalten, die das Kind handhaben kann. Das Übergangsobjekt wird mit all den Bedeutungen und Erfahrungen belegt, die das Kind zum Verstehen und Verflechten von subjektivem Erleben und äußerer Einwirkung braucht (Winnicott 1984). Im Spiel als intermediärem Raum kann es sowohl die gute als auch die böse Mutter repräsentieren.

In der Arbeit mit dem Pferd ist es dem Kind immer möglich, zu *beobachten* und zu *agieren*. Der Umgang mit dem Pferd eröffnet dem Kind auf der Ebene der konkreten Handlung das so genannte *praegestische Verstehen* (Klüwer 1988), d. h. alles, was das Kind mit und auf dem Pferd tun kann (Einwirkung und Umgang wie Heranholen und Wegschieben des Pferdes, Anhalten und Losgehen usw.) wird – als Vorläufer der Geste in der Kommunikation – handelnd erbracht und erlebt.

Weiter lädt das Pferd in den unterschiedlichen Sinnesbereichen zur Nachahmung über den Weg der *kinästhetischen Identifikation* (Romer 1992) ein. Z. B. kann das Klappern der Hufe auf dem Asphalt Gehbewegungen im Rhythmus des Pferdes auslösen oder das geräuschvolle Kauen eines trockenen Brötchens Nachahmung der Kaubewegungen durch das Kind erzeugen.

Folgt man Kalish (unveröff.) so fehlen im Spielverhalten autistischer Kinder symbolische Handlungen. Die Kinder ahmen nicht nach und spielen häufig dasselbe Spiel immer wieder. Aufgrund einer oft ausgeprägten Übersensibilität ihrer Sinnesorgane (Haut, Gehör) erfahren sie über sich und ihre Umgebung weniger, weil sie die Intensität und Vielfältigkeit von Reizen nicht ertragen können und ihre Umwelt daher auch weniger mit ihrem Körper oder durch motorische Aktivität erspüren.

Im konkreten Fall konnten wir im Zusammenhang einer Sicherheit vermittelnden guten Trage- und Haltesituation und des beruhigenden Rhythmus über den Weg der kinästhetischen Identifikation und des praegestischen Verstehens Sterotypien im Bewegungsverhalten überführen in ein Spiel mit Körpererfahrung und Aktivität (z. B. sich mit Sand bedecken, nachdem das Pferd sich gewälzt hatte; kauen von Nahrung nach Beobachtung des Pferdes etc.). Weiter wurden durch rhythmisch induzierte Tondialoge z. B. durch Mitsummen im Schritt, Töne produzieren in der Resonanzerfahrung des Trabes, das Nachsprechen und Entdecken erster Worte in der Kommunikation angeregt. Die

Mutter berichtet, dass sie Unterbrechungen und Übergänge von einer Tätigkeit zu einer anderen leichter gestalten kann und dass sie beginnendes Spiel mit Geschwisterkindern im Alltag beobachtet. Auch erspürt und probiert das Kind mit dem Körper viel mehr und erobert sich einen immer größeren Aktionskreis.

Methodische Prinzipien

Die oben beschriebenen Erfahrungen werden mit Hilfe der methodischen Prinzipien der vorschulischen Förderung mit dem Pferd ermöglicht. Diese – im Folgenden nur skizzierten – methodischen Prinzipien müssen von der Reitpädagogin als Teil eines entwicklungsförderlichen Erziehungsstiles realisiert werden:

Klima

Das o. g. Setting ist häufig Voraussetzung, damit ein relativ belastungsfreies Interaktionsklima zwischen Eltern und ihren Kindern erreicht wird. Dadurch, dass Eltern an der Pferdeführung verantwortlich beteiligt sind, können sie ihr Kind auf dem Pferd beobachten und Erfahrungen zulassen, die sie im direkten Dialog mit dem Kind vielleicht verhindern würden. Die Reitpädagogin wirkt als Modell und greift selbst nur in das Geschehen ein, um eine Erfahrung des Kindes zu unterstützen. Es gelingt Eltern erstaunlich gut, dieses anzunehmen.

Manche erleben das Mitgehen neben dem Pferd und die zeitgleiche räumliche Distanz zu ihrem Kind als Entlastung für sich und Chance zur affektiven Distanzierung sowie einem Wechsel zwischen Anspannen und Loslassen. Die Eltern lernen beim Zusehen, dass Lernen für ihr Kind „Erfahrungen machen" bedeuten kann und können das auch im Alltag wieder erkennen und beschreiben. Dieser Prozess erfolgt eher beiläufig und ohne dass er besonders in die Aufmerksamkeit genommen wird.

Die Bewegungsinitiative liegt beim Kind. So kommt es vor, dass Kinder zu Anfang der Reitzeit sich für ein reines Sitzen und Ausruhen (Liegen) auf dem Pferd entscheiden und das auch deutlich sagen können. Es kommt auch vor, dass sie je nach ihrer Tagesform auch ein größeres oder kleineres Pferd wählen. In der Regel aber bleiben sie bei ihrer Wahl, wenn sie positive Erfahrungen machen konnten. Eltern und Reitpädagogen überreden die Kinder nicht, weiter zu reiten, wenn das Kind ermüdet. Auf frühe Anzeichen von Müdigkeit zu achten, ist Aufgabe der Reitpädagogin, wenn das Kind dieses nicht ausdrücken kann. Gerade bei frühgeborenen und frühbehandelten Kindern müssen derartige Überforderungen, die unmerklich strafend wirken, vermieden werden. Manchmal ist schon eine Runde genug, manchmal reichen 20 Minuten nicht. Man bewegt sich mit flexiblen Grenzen in einem Zeitraum, der erfahrungsgemäß ausreicht. So können die Kinder z. B. mit wechselnder Tagesform umgehen lernen und Erfahrungen damit machen, was ihnen gut tut und was nicht.

Übungen

Alle Übungen, die natürlich nach heilpädagogischen und psychomotorischen Gesichtspunkten gestaltet werden (Schulz 1993), sind wie eine Einladung an das Kind einzubringen. Entdecken, Ausprobieren, Ablehnen und Wahrnehmen mit dem ganzen Körper sind Erfahrungen, die es in erster Linie zuzulassen oder anzuregen gilt.

Rituale

Rituale sind wieder erkennbare Handlungen in einer Interaktion, z. B. das Begrüßen und Verabschieden des Pferdes durch das Kind, die Gestaltung der Kontaktaufnahme zu Beginn einer Stunde mit einem Lied oder das Abstreichen einzelner Körperteile zu Beginn jeder Maßnahme sowie das Klopfen einzelner Körperteile zum Ende jeder Maßnahme. Welche Rituale individuell für ein Kind wichtig sind, hängt von den Erfahrungen der Reitpädagogin im Hinblick auf die jeweilige Zielgruppe ab und davon, wie sie sich mit dem Kind über ein Ritual verständigen kann. Die Einführung von Ritualen gibt dem Kind die Möglichkeit, Strukturen der Stunde wieder zu erkennen.

Übergänge

Nicht zuletzt sollte die Gestaltung von Übergängen im Augenmerk der Reitpädagogin liegen. Dieses ist erforderlich, weil Kinder nicht abrupt von einer Aktivität in eine andere wechseln können, ohne dass das Irritationen verursacht (wie man das z. B. aus dem Verhalten hyperaktiver Kinder kennt). Wechsel von Trab zu Schritt und umgekehrt sollten vorbereitet und stimmlich begleitet werden oder durch die Verdeutlichung eines Zeitrahmens, innerhalb dessen sich das Kind orientieren kann, ermöglicht werden.

Literatur

Baker, E. (1994): Precautions and Contraindications to Therapeutic Riding: A Frame Work for Decision-Making. In: The 8. International Therapeutic Riding Congress. The complete papers. National Training Resource Centre. Kimberley, NZ 1994

Erikson, E. H. (1976): Identität und Lebenszyklus. Suhrkamp Frankfurt/M

Funke, J. (1988): Psychomotorik in der Schule. Motorik 11, 4, 1.19–128

Glasow, B. (1988): An Invitational Treatment Approach Utilizing Horses. Vortrag auf dem 6. Internat. Kongress für Therapeutisches Reiten Toronto Kanada

Kalish, B.: Body Movement Therapy for Autistic Children. (unveröffentlicht)

Kanue, W (1993): Das Heilpädagogische Voltigieren und Reiten mit geistig behinderten Menschen. FN-Verlag, Warendorf

Kestenberg, J. (1954): The History of an „Autistic" Child. The Journal of Child Psychiatry Vol. 2, 1, 5–50

–, (1985): The Flow of Empathy and Trust in Mother and Child. In: Anthony, E. J., Pollack, G. (eds.): Parental Influences in Health and Diseases. Little Brown, Boston, USA

–, Sossin, K. M. (1979): The Role of Movement Patterns in Development Vol 2. Dance Notation Bureau Press, New York

Klüwer, C. (1984): Zur Psychomotorik des Heilpädagogischen Voltigierens und Reitens. (Vortrag in Wien)

–, (1988): Die spezifischen Wirkungen des Pferdes in den Bereichen des Therapeutischen Reitens. Therapeutisches Reiten 3, 4–12

–, (1994): Selbsterfahrung durch das Medium Pferd. In: Gäng, M. (Hrsg.): Heilpädagogisches Reiten und Voltigieren. 3. Aufl. Ernst Reinhardt, München/ Basel

Laban, R. von (1988): Der moderne Ausdruckstanz in der Erziehung. Florian Noetzel, Wilhelmshaven

Loman, S. (1993): The Kestenberg Movement Profile Approach to Dance/Movement Therapy as Applied with an Autistic Child: A Case Study. (unveröffentlicht)

Moor, P (1974): Heilpädagogik. 3. Aufl. Huber, Bern/Stuttgart/Wien

Müller-Rieckmann, E. (1993): Das frühgeborene Kind in seiner Entwicklung. Ernst Reinhardt, München/Basel

Romer, G. (1992): Choreographie der haltenden Umwelt: Die frühe Mutter-Kind-Beziehung in Bewegungsmustern. In: Hörmann, K. (Hrsg.): Tanztherapie. Hogrefe, Göttingen

–, Sossin, K. M. (1991): Psychische Aspekte des Haltens und Tragens beim Säugling. Psychosozial 14, Heft II (Nr. 46), 38–46

Schulz, M. (1993): Betrachtungen zu Dimensionen der Bewegung aus heilpädagogisch-psychomotorischer Sicht. Therapeutisches Reiten 1, 4–8

Seewald, J. (1989): Leiblichkeit und symbolische Entwicklung. Dissertation Marburg

Spiess, W. (1991): Die „neuen" Körpertherapien in der heilpädagogischen Lehre: Kompetenzerweiterung für Fachleute in der Praxis oder Verbreitung von Scharlatanerie? Vierteljahresschrift für Heilpädagogik und ihre Nachbargebiete 4, 481–494

Spink, J. (1988): A Four Phase Construct for Therapeutic Riding. Vortrag auf dem 6. Internat. Kongress für Therapeutisches Reiten Toronto Kanada

Winnicott, D. W (1984): Reifungsprozesse und fördernde Umwelt. Fischer TB Verlag, Frankfurt/M.

Heilpädagogisches Voltigieren mit verhaltensauffälligen Kindern – Fragenkatalog für eine praxisnahe Reflexion

Von Marlies Ringbeck

Obwohl ich seit 1975 das Heilpädagogische Voltigieren mit verhaltensauffälligen Kindern durchführe, erscheint es mir bei jeder neuen Voltigiergruppe so, als hätte ich erst einige Jahre Erfahrung mit der Durchführung dieser heilpädagogischen Maßnahme. Jeder Beginn mit einer neuen Gruppe von zumeist drei bis sechs verhaltensauffälligen Kindern zeigt mir, wie schnell sich die emotionale und soziale Ausgangslage bei Kindern im Grundschulalter ändern kann. Diese Situation gibt mir häufig den Impuls, über dieses pädagogisch-psychologische Gruppenverfahren und über meine Planungen und Zielvorstellungen erneut nachzudenken, denn jeder Neubeginn stellt an den Voltigierpädagogen neue Anforderungen, so z. B. Überlegungen zur Strukturierung und Vorgehensweise mit der neuen Gruppe, Festlegung von einzelnen Schritten und Teilzielen, Gedanken zur Hinführung an das Pferd, zur ersten Kontaktaufnahme, zur Regelabsprache und vielen Dingen mehr.

Das Heilpädagogische Voltigieren beinhaltet folgende relativ konstante Faktoren, die den Kindern bei der Verhaltensänderung eine Hilfe bzw. Unterstützung sein können:

- die Einbeziehung des Lebewesens Pferd,
- eine Gruppe bzw. der Gruppenprozess,
- ein gut ausgebildeter Voltigierpädagoge,
- die große Anzahl leichter und schwieriger Einzel-, Zweier- und Dreierübungen auf dem schmalen Pferderücken,
- die gemeinsamen Lauf- und Bewegungsspiele unter gleichzeitiger Aktivierung der Kinder und des Voltigierpferdes,
- eine Vielfalt an Beschäftigungsmöglichkeiten mit dem Pferd und für das Pferd (Putzen und Pflegen, Ausmisten und Einstreuen des Stalles, Hilfestellungen beim Füttern, das Pferd grasen lassen, spazieren führen, die Mähne schmücken, das Sattelzeug pflegen ...).

Wenn diese Faktoren optimal zusammenwirken, bietet das Heilpädagogische Voltigieren ein Übungsfeld für Sozialverhalten an, in dem den Kindern die Möglichkeit gegeben wird, neue Verhaltensweisen zu erlernen, positive zu festigen und negative abzubauen. Schaut man sich die einzelnen Faktoren genauer an, wird einem deutlich, für welch einen komplexen Rahmen der Voltigierpädagoge verantwortlich zeichnet.

In diesem Artikel möchte ich nicht auf alle Faktoren eingehen, sondern den Schwerpunkt auf den Voltigierpädagogen legen und mich speziell mit den Hilfestellungen für eine praxisnahe Reflexion des Heilpädagogischen Voltigierens mit verhaltensauffälligen Kindern beschäftigen.

Jede verantwortliche Durchführung von Unterricht, heilpädagogischen bzw. sonderpädagogischen Maßnahmen oder Therapieeinheiten setzt eine gedankliche Vorplanung, eine genaue Beobachtung der Situation während der Durchführung und eine kritische Reflexion aufgrund der Beobachtungsergebnisse voraus.

Das Heilpädagogische Voltigieren mit seinen sich vielfältig ändernden Situationen verlangt vom Voltigierpädagogen die Fähigkeit, sich ständig umzustellen und für alle auf ihn einwirkenden Einflüsse offen zu sein, so dass er möglichst viele Interaktionen überschaut und angemessen agieren bzw. reagieren kann.

Für die Effektivität des Heilpädagogischen Voltigierens ist die kritische Reflexion jeder Stunde nach meiner Einschätzung von besonderer Bedeutung. Verzichtet der Voltigierpädagoge aus Zeitmangel auf die Reflexion oder führt er sie nicht durch, weil er sie vielleicht für sinnlos oder wenig effektiv hält, so ist sicherlich die Planung der nächsten Voltigierstunde lückenhaft.

In der Praxis stellt sich nun immer wieder die Frage: „Wie kann ich die Reflexion in der täglichen Arbeit des Heilpädagogischen Voltigierens so ökonomisch aber gleichzeitig auch so effektiv wie nur eben möglich gestalten?"

Da ich, wie die meisten Praktiker, ohne zusätzlichen Beobachter (nur selten steht eine Praktikantin oder Hospitantin zur Verfügung) und ohne Videocameraaufzeichnungen auskommen muss, versuchte ich, mir die Reflexion in den vergangenen Jahren durch verschiedene Hilfsmittel zu erleichtern: zunächst durch Tabellen, selbsterstellte Fragebögen, Gedächtnisprotokolle und Einschätzskalen, dann auch durch Zuhilfenahme von unterschiedlichsten Tests und Beobachtungsbögen oder durch den Einsatz eines Tonbandes zur Kontrolle der sprachlichen Äußerungen.

Zurzeit reflektiere ich die Interaktionsabläufe während des Heilpädagogischen Voltigierens, indem ich mir den im folgenden aufgeführten

Fragenkatalog subjektiv beantworte. Daraus formuliere ich meine Zielsetzungen und Planungen für die nächste Stunde, möchte dadurch aber vor allem auch mein Erzieherverhalten bewusster in die heilpädagogische Situation mit einbeziehen. Die gedankliche Beantwortung dieser Fragen soll den Prozess der Erkenntnis- und Einsichtsgewinnung unterstützen.

Die Interaktionssituation beim Heilpädagogischen Voltigieren stellt sich folgendermaßen dar: An der Interaktion sind das Pferd, das einzelne Kind, die Gruppe und der Voltigierpädagoge beteiligt.
 Aus der Sicht der einzelnen Interaktionspartner sieht die Interaktionsstruktur so aus: Dieses Beziehungsgeflecht lässt die Möglichkeit zu, dass das einzelne Kind, die gesamte Gruppe sowie der Voltigierpädagoge das Interaktionsgeschehen während der Stunde aus seinem jeweiligen Blickwinkel und Erleben reflektiert. Da ich in diesem Beitrag die Reflexion aus der Sicht des Voltigierpädagogen vornehme, strukturiere ich die Fragen zu folgenden Interaktionsebenen:

- Interaktionen Voltigierpädagoge – Pferd
- Interaktionen Voltigierpädagoge – einzelnes Kind
- Interaktionen Voltigierpädagoge – Gruppe

Ziel ist es, zunächst mein eigenes Verhalten sowie die Reaktionen der Beteiligten möglichst genau wahrzunehmen, da ich davon ausgehe, dass durch die Veränderung meines Verhaltens die Verhaltensweisen und Verhaltensreaktionen der anderen Interaktionspartner erheblich beeinflusst werden.

Im Fragenkatalog sind den Fragen zu den drei Interaktionsebenen des Voltigierpädagogen mir wichtig erscheinende Fragen zur Person des Voltigierpädagogen vorgeschaltet.

Fragen zur Person des Voltigierpädagogen

- Wie habe ich mich heute beim Heilpädagogischen Voltigieren gefühlt?
- War ich gesundheitlich fit oder war ich angeschlagen, müde?
- War ich gestresst durch den bisherigen Arbeitstag oder anderen Belastungen?
- Habe ich den Stress für die Zeit des Voltigierens vergessen können?

- Konnte ich genügend Ruhe ausstrahlen?
- Hatte ich gute oder schlechte Laune?
- Hat mir die Durchführung des Voltigierens selbst Spaß gemacht oder war es für mich eine Pflichtveranstaltung?
- Was hat mir in der Voltigierstunde gefallen bzw. worüber habe ich mich gefreut?
- Worüber habe ich mich in der Voltigierstunde geärgert, was hat mich genervt?
- War ich pünktlich oder mussten die Kinder vielleicht schon wieder auf mich warten?
- War ich für die Aktivität entsprechend gekleidet (z. B. festes Schuhwerk, keinen Schmuck/-Fingerring)?
- Wie war mein Sprachverhalten?
- Habe ich zu laut oder zu leise gesprochen?
- War meine Sprache zu schnell oder zu langsam?
- Habe ich vielleicht im Vergleich zu den Kindern zu viel oder zu wenig gesprochen? Sprachanteil?
- War die Wortwahl kindgemäß?
- Habe ich klare und gut formulierte Übungsanforderungen und Aufgabenerklärungen gegeben?
- Hatte ich eine Verlässlichkeit und Konstanz in meinem erzieherischen Handeln bzw. in meinem Verhalten? War mein Verhalten für die Kinder nachvollziehbar, einschätzbar und berechenbar?
- Sorge ich dafür, dass das Heilpädagogische Voltigieren regelmäßig stattfindet und nur selten ausfällt?

Fragen zur Interaktionsebene Voltigierpädagoge – Pferd

- Habe ich darauf geachtet, ob das Pferd gesund ist und keine Verletzung hat?
- Sind alle Materialien wie Trense, Trensengebiss, Gurt, Gurtschoner, Ausbinder usw. in Ordnung, damit das Pferd nicht verletzt wird oder sich keine Unarten beim Pferd einstellen?
- Habe ich das Pferd heute artgerecht behandelt?
- War ich den Kindern ein Vorbild im Umgang mit dem Pferd?
- In welcher Situation hätte ich das Pferd durch Worte oder Klopfen loben können?
- Sind mir heute Verhaltensweisen beim Pferd aufgefallen, die ich für unangebracht oder gefährlich halte und die ich dem Pferd abgewöhnen möchte (z. B. schnelles Herausrennen aus der Box beim He-

rausführen durch ein Kind, betteln bzw. kratzen mit den Vorderbeinen, schnappen nach dem Strick oder nach Menschen, unruhiges Stehen beim Putzen)?
- Habe ich den Beziehungsaufbau zwischen den Kindern und dem Pferd durch mein Verhalten nicht gestört, sondern stattfinden lassen?
- Habe ich das Pferd selbst im pädagogisch-psychologischen Prozess zum Tragen bzw. zum Wirken kommen lassen?
- Habe ich die artgerechten Reaktionen des Pferdes auf die Verhaltensweisen der Kinder bzw. auf andere äußere Einflüsse den Kindern verdeutlicht, damit sie keine Angst vor dem Pferd bekommen und die Reaktionsweisen des Pferdes verstehen lernen?
- Habe ich das Pferd vor unangemessenen Verhaltensweisen eines Kindes oder der Gruppe schützen müssen bzw. schützen können? Wurde das Pferd von niemandem geärgert oder gequält?

Fragen zur Interaktionsebene Voltigierpädagoge – einzelnes Kind

- Habe ich das Kind genügend beachtet? Habe ich überhaupt mit dem Kind gesprochen?
- Habe ich mit dem Kind bewusst in einigen Situationen vielleicht nicht gesprochen?
- Ließ ich dem Kind genügend Zeit für die Kontaktaufnahme mit dem Pferd und den anderen Gruppenmitgliedern?
- Wann habe ich mich zu früh in Interaktionen zwischen den anderen Gruppenmitgliedern eingemischt?
- In welcher Situation habe ich das Kind heute gelobt?
- War das Lob angemessen, echt oder nur eine Floskel?
- Ist das Lob bei dem Kind angekommen?
- Wann habe ich Verhaltensweisen des Kindes sanktioniert?
- In welcher Situation habe ich heute mit dem Kind geschimpft? Habe ich das Kind heute gestraft? Vielleicht unbewusst?
- Habe ich dem Kind Vorwürfe oder gar Vorhaltungen gemacht?
- Habe ich die Bewegungsanforderungen an das Kind an seiner Leistungsfähigkeit orientiert; meine Anforderungen dem momentanen Entwicklungs- und Leistungsstand des Kindes angepasst? Keine Unter- und keine Überforderung?
- Habe ich bei meiner Planung und Durchführung das Prinzip der kleinen Schritte berücksichtigt?

- Habe ich daran gedacht, die Übungsanforderungen für das Kind vom Leichten zum Schweren und vom Bekannten zum Unbekannten aufzubauen?
- Hat das Kind Erfolge bzw. Erfolgserlebnisse während der Stunde erhalten?
- Konnte ich das Kind mit all seinen Schwierigkeiten und Verhaltensstörungen annehmen oder habe ich es in einigen Situationen emotional abgelehnt? Habe ich vielleicht dem Kind gegenüber Annahme vorgetäuscht oder das Kind durch dieses Verhalten verwirrt oder verunsichert?
- Ist es mir in dieser Stunde gelungen, eine persönliche Beziehung oder Bindung zum Kind aufzubauen? Bin ich diesem Ziel vielleicht ein wenig näher gekommen?
- Konnte ich die Motivation, Lernbereitschaft und Lernfreude für die Aktivität des Voltigierens beim Kind fördern oder erhalten?
- Habe ich das Kind zu keiner Tätigkeit gezwungen? Habe ich das Prinzip der Freiwilligkeit und des „Zeitlassens" beachtet?
- Habe ich das Prinzip der Selbsttätigkeit beachtet? (Das heißt, dass der Voltigierpädagoge von sich aus zunächst nichts tun sollte, was das einzelne Kind tun kann bzw. was Gruppenmitglieder für das Kind tun können. Ziel des Voltigierpädagogen sollte sein, sich überflüssig zu machen.)
- Welches Kind der Voltigiergruppe stört oder ärgert andere Kinder der Gruppe andauernd und fängt Streit wegen Kleinigkeiten an? Bei welcher Gelegenheit bzw. in welchen Situationen? Wie häufig? Welche Gruppenmitglieder? Warum wohl?
- Welches Kind ist besonders ängstlich? Wie kann ich darauf eingehen?
- Welches Kind ist übermütig, zu waghalsig, unvorsichtig oder überschätzt sein Können, so dass ich in der Stunde darauf achten muss?
- Welches Kind ist motorisch sehr unruhig, dauernd in Bewegung, zappelig?
- Gibt es in der Voltigiergruppe Außenseiter? Wer ist Außenseiter? Warum wohl?
- Welches Kind hat kognitiv Verständnisschwierigkeiten, so dass ich bei der Formulierung von Anweisungen und bei der Erklärung und Auswahl von Übungen darauf achten muss?
- Gibt es in dieser Gruppe Besonderheiten, an die ich denken muss? (Beispiele: Kind A spricht nicht! Kind B darf noch nicht bei Partnerübungen einbezogen werden, weil es Berührungsängste hat und

das Anfassen durch einen Partner nicht ertragen kann! Kind C hat noch so viel Angst, so dass es noch nicht auf dem Pferderücken sitzen möchte! Wenn das Kind beim Voltigieren an der Reihe ist, gehe ich z. B. mit dem Pferd zu dem ängstlichen Kind, und es kann das Pferd klopfen oder auch mit meiner Hilfestellung eine Runde führen.)

Fragen zur Interaktionsebene Voltigierpädagoge – Gruppe

- Habe ich die Voltigierstunde so strukturiert, dass sie für die Kinder interessant und abwechslungsreich war?
- Bin ich auf Anregungen, Vorschläge und Ideen der Kinder genügend oder zu viel eingegangen?
- Habe ich die Gruppe während des Voltigierens genügend aktiviert und bei Spielen mit einbezogen?
- Was muss ich in der Stundenplanung verändern?
- Was darf ich auf keinen Fall in der nächsten Stunde vergessen (z. B. Wunschübungen, Trockenreiten oder das Wälzen-Lassen des Pferdes versprochen; an bestimmte Absprachen oder Regeln denken)?
- Wurden von mir die Leistungen der Gruppenmitglieder auch nicht miteinander verglichen, damit es zu keinen Konkurrenzsituationen unter den Kindern kommt?
- Habe ich mich um einen positiven Stundenabschluss für die Voltigiergruppe bemüht?
- Habe ich bei der Planung für die Stunde auf Wettbewerbs- und Ausscheidungsspiele verzichtet?
- Konnte ich mit meinem Verhalten dazu beitragen, dass es in der Voltigierstunde zu einem für alle angenehmen, emotional ausbalanciertem Gruppenklima kam?
- Ist die Gruppengröße und die Zusammensetzung der Gruppe für alle Kinder und für mich als Voltigierpädagogen noch akzeptabel bzw. verantwortbar? Fühlen sich noch alle in der Gruppe wohl?

Der Fragenkatalog zu den einzelnen Interaktionsebenen erhebt nicht den Anspruch auf Vollständigkeit und Wissenschaftlichkeit. Er sollte je nach Situation gekürzt oder erweitert und stets modifiziert eingesetzt werden.

In der täglichen Arbeit stellt es sich so dar, dass ich nicht nach jeder Stunde die Zeit finde, um alle Fragen für mich zu beantworten. Deswegen nehme ich mir z. B. nach einer Stunde nur eine *Interaktionsebene* heraus und reflektiere diesen Teilaspekt. Führt man dieses nach den Voltigierstunden abwechselnd mit den einzelnen Interaktionsebenen durch, hat man nach einer gewissen Zeit einen Überblick über das Interaktionsgeschehen in der Voltigiergruppe während der Voltigierstunden.

Nun kann man sich in jeder Stunde ein bis zwei Schwerpunkte aus dieser Interaktionsebene herausnehmen, auf die man besonders achten möchte, oder man wählt eine Verhaltensweise, die man bei sich ändern möchte. In dieser Situation stellt man durch Selbsterfahrung fest, wie schwierig es ist, eine Verhaltensänderung bei sich einzuleiten und auch nachhaltig zu vollziehen, damit das neue Verhalten internalisiert und gefestigt wird.

Diese eigenen Erfahrungen lassen beim Voltigierpädagogen ein vermehrtes Verständnis für den schwierigen Prozess der Verhaltensänderungen bei verhaltensauffälligen Kindern entstehen.

Eine andere Möglichkeit, die Reflexion des Interaktionsgeschehens nach und nach zu vollziehen, ist die Herausnahme *einer Fragestellung*. So konzentriere ich mich einige Stunden hintereinander z. B. auf die folgende Fragestellung: „Habe ich das Pferd selbst im pädagogisch-psychologischen Prozess zum Tragen bzw. Wirken kommen lassen?" Ich überlege, in welchen Situationen das Pferd in der Voltigierstunde den pädagogisch-psychologischen Prozess unterstützte. Bei welchen Kindern? Wie habe ich mich in der Situation verhalten? Wie reagierte ich mit Mimik, Gestik und Sprache? Wie verhielten sich die anderen Kinder?

Die gezielte Beschäftigung mit einer Fragestellung über einen längeren Zeitraum erleichtert mir ein genaueres Wahrnehmen und Beobachten, wodurch ich dann in der Lage bin, konkretere Antworten und Aussagen zu dieser speziellen Frage zu geben. Die Auswertung dieser Beobachtungsergebnisse beeinflusst dann wiederum meine Planung und Zielsetzung für die nächste Stunde und, wenn erforderlich, eine Veränderung meines Verhaltens.

Kann der Voltigierpädagoge bereits auf genügend Praxiserfahrung zurückgreifen oder handelt es sich um eine Voltigiergruppe mit wenigen Problemkindern (bzw. handelt es sich um eine Gruppenzusammensetzung mit nur ein oder zwei schwierigen Kindern), können auch *mehrere Fragen aus verschiedenen Interaktionsebenen* zu einem Fragenkomplex zusammengestellt und während einiger Voltigierstunden beobachtet und reflektiert werden.

Zum Schluss wünsche ich uns Praktikern, dass wir häufiger die Gelegenheit haben und auch nutzen, durch eine fachkompetente Person das Interaktionsgeschehen während der Voltigierstunde beobachten zu lassen, um anschließend durch eine gemeinsame Beantwortung der Fragestellungen zwei Sichtweisen und Einschätzungen miteinander zu diskutieren und abzustimmen, wodurch sicherlich eine größere Effektivität des Heilpädagogischen Voltigierens erreicht werden kann.

Heilpädagogisches Voltigieren mit autistischen Kindern und Jugendlichen

Von Eva Schneider

Der vorliegende Beitrag beruht über weite Strecken auf der unveröffentlichten Dissertation, welche ich 2002 mit meiner Freundin und Kollegin, Mag. Karin Lehner, an der Universität Wien verfasste. Wir haben in dieser Arbeit verschiedenste Informationen zum Thema Autismus gesammelt und dabei besonderen Wert auf die unterschiedlichen Ansätze sowohl in der Ätiologie (Ursachenklärung) als auch in der Therapie gelegt. Auch die empirische Studie war von der Planung bis zur Auswertung Gegenstand unserer Dissertation. Die interessierten LeserInnen seien dahin verwiesen.

Am Beginn meines Beitrags soll zunächst ein kurzer Abriss zum Thema Autismus stehen, der für die Annäherung an dieses komplexe Fachgebiet und das Verständnis der späteren Ausführungen unverzichtbar ist.

Der Autismus

Das Wort „Autismus" leitet sich aus dem Griechischen Wort „autos" (= selbst) ab und bezeichnet eine schwere Kontaktstörung mit Unterbrechung der Beziehung zwischen dem Ich und der Außenwelt. Eingeführt wurde der Begriff „Autismus" 1911 von Bleuler, einem Schweizer Psychiater, der ihn zur Beschreibung eines der Zustandsbilder der Schizophrenie verwendete.

1943 griffen die beiden Psychiater Kanner (USA) und Asperger (Österreich) unabhängig voneinander die Bezeichnung „Autismus" erneut auf und publizierten in der jeweiligen Landessprache ihre Forschungsarbeiten dazu. Unter dem Namen „Frühkindlicher Autismus" (Kanner) und „Autistische Psychopathie" (Asperger) beschrieben sie zwei Störungsbilder und wurden erst spät von anderen, der deutschen Sprache mächtigen Autoren, auf die Ähnlichkeiten hingewiesen. Trotz einiger Unterschiede in ihren Definitionen waren die Hauptmerkmale beider Formen zum einen extreme Abkapselung von der menschlichen Umwelt, zum anderen eine ausgeprägte Veränderungsangst.

In der Praxis hat sich – vorwiegend im deutschsprachigen Raum – die Unterscheidung „Kanner"- und „Asperger-Autismus" erhalten. Die Differenzierung bezieht sich auf den kognitiven, emotionalen und sozialen Entwicklungsstand, d. h. auf den Ausprägungsgrad der Behinderung. Als „Kanner-Autisten" werden schwerer beeinträchtigte Menschen bezeichnet, die vielfach nicht sprechen und eventuell auch geistig behindert sein können. Unter der Bezeichnung „Asperger-Autisten" werden Menschen verstanden, die kognitiv gut leistungsfähig sowie sprachlich gut ausdrucksfähig sind und einen hohen Grad an Selbstständigkeit erreichen können.

1979 fasste die englische Forscherin Wing unter dem Begriff „Autistisches Kontinuum" all jene Abstufungen zusammen, welche per Definition zwischen den beiden Ausprägungen „Kanner"- und „Asperger"-Autismus lagen.

Nach diagnostischen Gesichtspunkten gibt es diese Unterscheidung nicht. Autismus wird heute durch eine Unterkategorie im Bereich der tiefgreifenden Entwicklungsstörungen beschrieben.

Die Mehrzahl der heutigen Forscher trennt den Autismus von der Schizophrenie (Lempp 1992). Zu den essentiellen Differenzierungskriterien zählt u. a., dass ein autistischer Mensch aufgrund seiner Störung niemals Gelegenheit hatte, entsprechende Kompetenzen zu erwerben während die Entwicklung eines Menschen bei der Schizophrenie bis zum Ausbruch der Erkrankung annähernd normal verlaufen kann.

Merkmale des Autismus

Eines der auffallendsten Merkmale ist die Beeinträchtigung der Interaktion: Autistische Kinder vermeiden oft Blick- und Körperkontakt und gelten als Einzelgänger. Im sozialen Kontakt zeigen sie besondere Schwierigkeiten im Umgang mit Gleichaltrigen. Sie ziehen eine intensive Beschäftigung mit der materiellen Umwelt dem Kontakt zu anderen Menschen vor. Oft nehmen Menschen mit Autismus auf ungewöhnliche Art und Weise Kontakt mit anderen auf, was meist mit Unverständnis beantwortet wird. Folgende Verhaltensweisen sind dafür typisch:

- kein oder geringes Einfühlungsvermögen: benutzt z. B. Personen wie Dinge,

- kein oder ungewöhnliches soziales Spielverhalten: spielt z. B. lieber allein,
- eingeschränkte Gruppenfähigkeit: hat u. a. kein Verständnis für soziale Regeln.

Ebenso auffällig ist auch die Beeinträchtigung der Kommunikation: Kinder mit Autismus haben meistens eine verzögerte Sprachentwicklung; manchmal können bereits erworbene Sprachfertigkeiten wieder zurückgehen oder ganz aufhören. Oft sprechen sie statt in Sätzen nur mit wenigen Worten. In vielen Fällen bleibt die Sprachentwicklung ganz aus. Einige Beispiele hierfür sind:

- eingeschränkte Kommunikationsbereitschaft und -fähigkeit: z. B. kein Plappern,
- ungewöhnliche nonverbale Kommunikation: seltener Blickkontakt,
- eingeschränkte Dialogfähigkeit auch bei gut ausgebildetem Sprechvermögen: z. B. mechanische Wort- oder Satzwiederholungen, situationsferne Monologe.

Janetzke (1993), Leiter des Hamburger Autismus-Instituts, hat die folgenden Auffälligkeiten autistischer Menschen unter dem Begriff „Bewältigungsversuche" zusammengefasst.

Diese Menschen bestehen meistens auf Ordnung in ihrem Umfeld und richten sich nach oft schwer durchschaubaren Regeln, die wie Riten aufrecht erhalten werden. Festgelegte Handlungsabläufe und gleichartig geordnete Gegenstände werden bevorzugt.

Manchmal haben Menschen mit autistischer Wahrnehmung ein bestimmtes Spezialgebiet, dem sie sich intensiv widmen. In vielen Fällen scheinen Fixierungen und Stereotypien die einzigen Tätigkeiten zu sein, die der autistische Mensch von sich aus, meist langandauernd, ausführt (oft resultiert dies in einer großen Belastung für das Umfeld). Einige Beispiele für Bewältigungsversuche sind:

- Stereotypien (körperbezogene, sachbezogene, verbale, gedankliche),
- zwanghaftes Bestehen auf exakt gleichförmiger Wiederholung gewohnter Aktivitäten: z. B. das Bevorzugen bestimmter Wege, bestimmter Kleidung, usw.,
- isolierte Begabungen und/oder ungewöhnliche Interessen: z. B. Kalenderdaten, Telefonbücher, Temperaturen, Daten öffentlicher Verkehrsmittel, etc.

Die Suche nach den Ursachen für Autismus brachte trotz fast 60 Jahren Forschung keine einheitlichen Ergebnisse. Heute wird davon ausgegangen, dass mehrere Faktoren zusammenwirken müssen, damit Autismus auftreten kann.

Planung und Durchführung des Projektes

Ausgehend von der schweren Kontaktstörung bei autistischen Menschen ist es nahe liegend zu vermuten, dass das HPV hier eine sehr förderliche Wirkung haben könnte. Erfahrungsberichte (z. B. Kreienborg 1986; Englisch 1992) sowie Hinweise aus Fachliteratur lassen Veränderungen des „autistischen Verhaltens" erwarten. Insbesondere wird von einem Abbau der Stereotypien, vermehrter Motivation zur Kommunikation, einer Förderung der Wahrnehmung sowie einer Schulung der Motorik berichtet.

Aufgrund dieser Erfolgsberichte entwickelte sich bei mir der Wunsch, diese Effekte an autistisch behinderten Menschen empirisch zu untersuchen und auch – was bislang ausgeblieben war – wissenschaftlich zu fundieren. Gemeinsam mit meiner Kollegin verwirklichte ich dieses Vorhaben in Form einer Dissertation an der Universität Wien. In Anbetracht der Hauptfragestellung: „Ist HPV eine geeignete Maßnahme zur Förderung autistisch behinderter Kindern und Jugendlicher?" sollten jene Bereiche untersucht werden, die beim HPV gefördert werden (siehe Seyfried 1984) und in Bezug auf Autismus relevant sind: Wahrnehmung – Motorik – emotional-sozialer Bereich – Sprache. Aus bereits erprobten Dokumentationsmaterialien von publizierenden Autoren wurden insgesamt 171 Variablen (z. B. starre Mimik) zusammengetragen. Mittels dieser Variablen entwickelten wir sowohl einen Bogen zur Verhaltensbeobachtung der Kinder als auch einen Elternfragebogen.

Über einen Zeitraum von ca. 3–5 Monaten sollte jedes der teilnehmenden Kinder 1–3 HPV-Einheiten wöchentlich absolvieren, so dass insgesamt 20 Untersuchungseinheiten pro Kind entstanden.

Vor Beginn und nach Beendigung des Projektes wurden den Eltern der Kinder und Jugendlichen die Fragebogen vorgelegt. Alle Voltigiereinheiten wurden von Helfern auf Video aufgenommen und im Zuge der Auswertung von zwei unabhängigen Beobachtern mit Hilfe unseres Beobachtungsbogens kodiert. Dabei wurden auch die Gesamtzeit, die Zeit im Bild (als Maß für das Interesse auf dem Pferd), die Stereotypien sowie die Art der Voltigiereinheit (Gruppe, Einzel) erfasst. Diese Videoaufzeichnungen ermöglichen eine lückenlose Aufzeichnung der einzelnen Stunden sowie eine beliebige Reproduzierbarkeit der Inhalte der Voltigiereinheiten.

Der Altersdurchschnitt der 12 Jungen und 8 Mädchen betrug ca. 14 Jahre. Alle wurden im Laufe ihres Lebens als „autistisch" diagnostiziert. Etwa mehr als die Hälfte der Kinder und Jugendlichen zeigten Autismus in Reinform, die restlichen hatten zusätzlich noch eine geistige und/oder optische Behinderung bzw. Kombinationsformen mit Epilepsie. Die Meisten hatten keine Vorerfahrung im HPV, einige hatten es zumindest schon einmal probiert.

Aufgrund der Tatsache, dass die meisten von ihnen bei Beginn unseres Projektes neben dem HPV auch eine oder mehrere andere therapeutische Behandlungen in Anspruch nahmen, konnten Wechselwirkungen auftreten. Ein Verzicht auf diese Kinder hätte es uns jedoch unmöglich gemacht, das Projekt durchzuführen. Für die Interpretation auffälliger Veränderungen zog dies natürlich die Konsequenz nach sich, dass aufgetretene Effekte *nie* auf das HPV alleine sondern *immer* auf die Kombination mit anderen therapeutischen Maßnahmen zurückzuführen sind – mit Ausnahme jener Veränderungen, die in einem unmittelbaren Bezug zum Pferd (z. B. die Kontaktaufnahme zum Pferd) und zum Voltigieren (so die Stellungsanpassung) stehen.

Gestaltung der einzelnen HPV-Einheiten

Die Dauer der Voltigier-Einheiten lag bei ca. 35 Minuten. Da für den überwiegenden Teil der Kinder dieses Projekt der erste Kontakt zu einem Pferd überhaupt war, verhielten sich einige zu Beginn sehr zögerlich und wollten nicht aufsteigen. Um diesen Kindern und Jugendlichen die nötige Zeit zu lassen, ihnen aber dennoch den Kontakt zum Pferd zu ermöglichen, wurden sie auf eine andere Art mit einbezogen: Sie konnten beim Putzen und Aufgurten des Pferdes helfen (siehe Abb. 1, 2) oder durften mit dem Pferd mitgehen – wenn nötig auch mit Handhaltung oder Unterstützung einer weiteren Person.

Bis zur 10. der insgesamt 20 Einheiten gab es jeweils mindestens ein Kind, welches nur mitgegangen ist, ohne aufs Pferd zu steigen. Auch nach der 10. Stunde war das Mitgehen immer wieder ein gutes Ritual, um den Kontakt zum Pferd anzubahnen und sich auf das HPV einzustimmen.

Das Aufsteigen und manchmal auch das Absteigen wurden durch den Einsatz einer festen Holztreppe sehr erleichtert. Die Treppe diente einerseits dazu, den Kindern und Jugendlichen mehr Selbstständigkeit zu ermöglichen, andererseits mussten wir auf diese Art die Kinder beim Hinaufhelfen nicht berühren. Von einigen wurde der Körperkontakt beim Hinaufheben – zumindest anfänglich – als unangenehm erlebt und daher vermieden. Durch den Einsatz der Treppe war es schließlich kaum mehr nötig, die Kinder zu berühren.

Für einige der autistischen Kinder war die bevorzugte Position das Liegen auf dem Pferd. Ein autistischer Junge ist bis zur 18. Stunde ausschließlich auf dem Pferd gelegen. Erst in den letzten beiden Einheiten hat er sich für eine kurze Zeit auch aufgerichtet.

Bei einem Großteil der Stunden wurden zusätzliche Materialien, wie Bälle in verschiedenen Größen, Tücher, Reifen, Schaumgummiwürfel, Rasseln und Schellen eingesetzt. Dieses Material war oft zu Beginn sehr hilfreich, weil die Kinder und Jugendlichen mehr Interesse dafür zeigten als für das Pferd. So konnte z. B. durch das Einhängen eines Reifens in eine Schlaufe am Gurt das Kind leichter zum Mitgehen motiviert werden.

Die wichtigsten Auswertungsergebnisse

Bei den abschließenden Auswertungen stellte sich heraus, dass bei 87% der untersuchten Variablengruppen signifikante Veränderungen in die erwartete Richtung festgestellt werden konnten.

Die wichtigsten Ergebnisse des Beobachtungsbogens sollen im Folgenden kurz vorgestellt werden.

- Mimik: Die Mimik der autistischen Kinder und Jugendlichen wurde gegen Ende des Projekts häufiger als ausdrucksvoll und seltener als starr und übertrieben beurteilt;
- Sprache: Wir konnten eine Zunahme an Vokallauten und einfachen Worten sowie eine Zunahme der Wortsätze und der Gestik verzeichnen. Im Gegensatz dazu wurden normal strukturierte Sätze seltener und die Sprache häufiger als stereotyp erlebt;
- Körperwahrnehmung: Gegen Projektende war seltener eine Richtungsempfindlichkeit und keine Reaktion bei Gleichgewichtsänderungen feststellbar. Die Fähigkeit, auszugleichen und das Gewicht zu verlagern, nahmen zu;
- Zeit im Bild: Unter der Prämisse, dass eine Annäherung des Kindes an das Pferd ein Indikator für dessen Interesse ist, konnte ein Maß für das dem HPV entgegengebrachte Interesse ermittelt werden. Es zeigte sich, dass am Ende des Projektes mehr Interesse bestanden hat als zu Beginn;

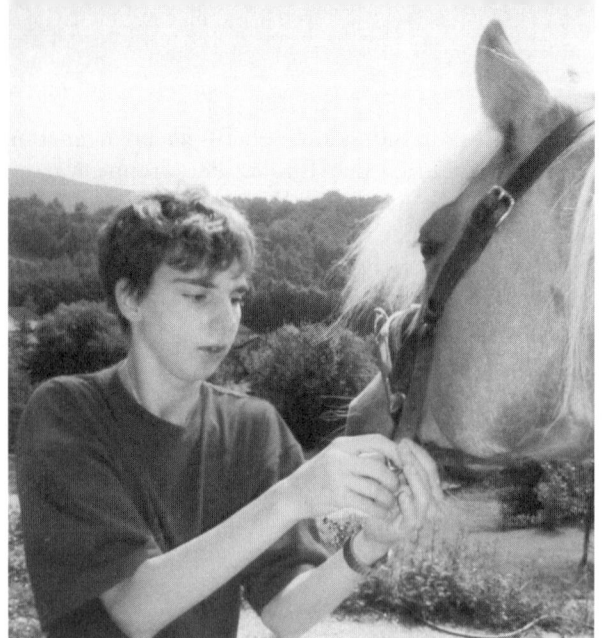

▲ Abb. 1: Mithelfen beim Zäumen

▼ Abb. 4: Schulung der Koordination und des Gleichgewichts

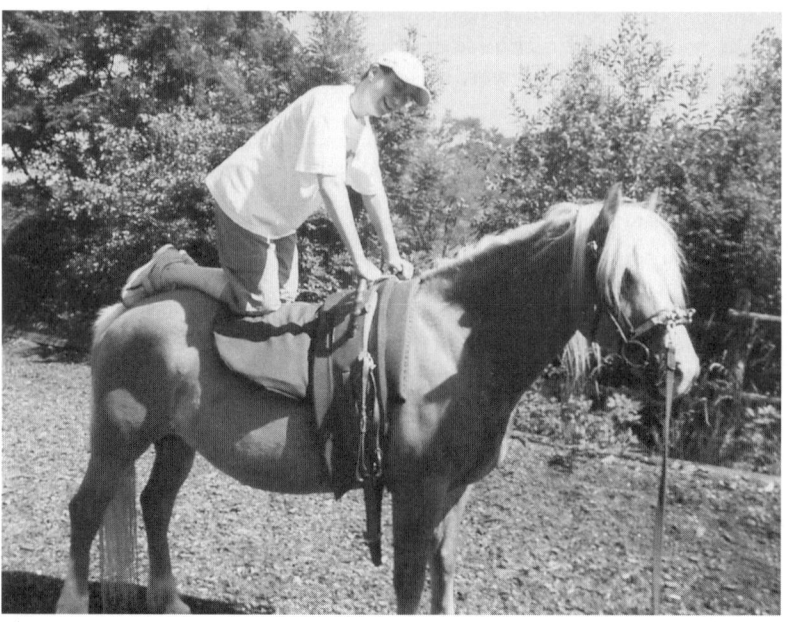

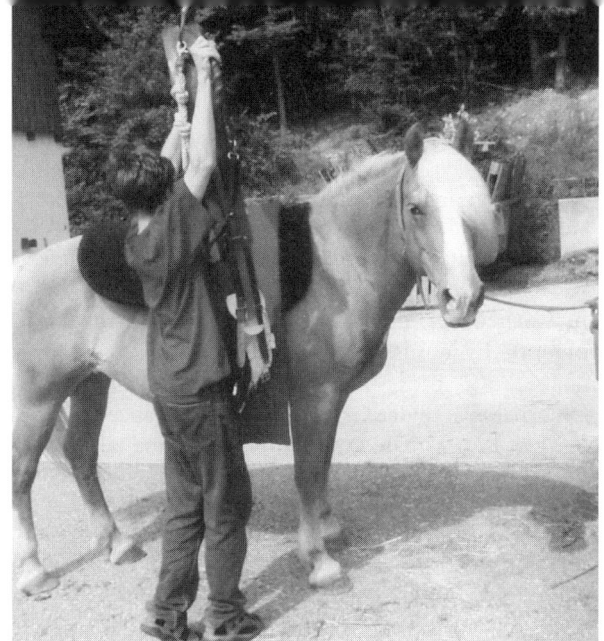

▲ *Abb. 2: Aufgurten des Pferdes*

▼ *Abb. 3: Berühren und Spüren*

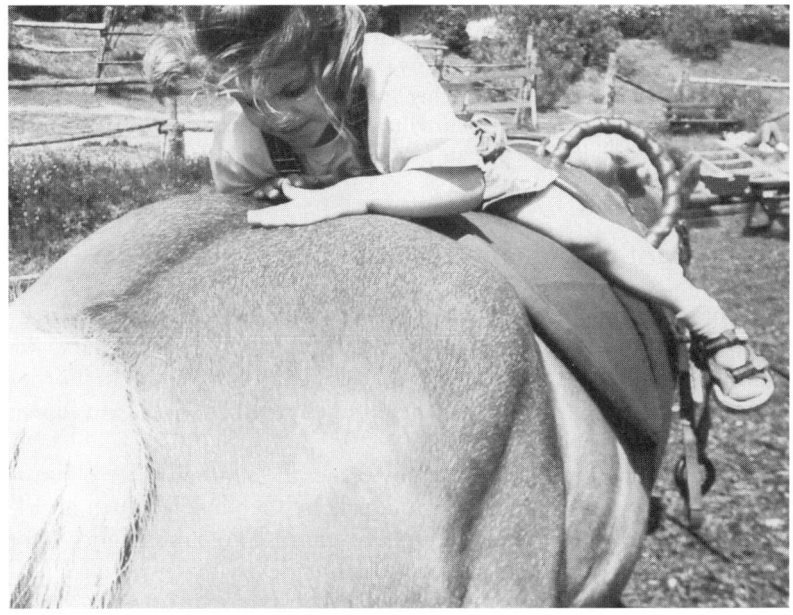

- Stereotypien: Die Ergebnisse hier waren eher uneinheitlich: So stellten wir fest, dass die sprachlichen Stereotypien am Boden und auf dem Pferd geringer wurden, jedoch die motorisch-körperbezogenen auf dem Pferd häufiger auftraten. Bei den motorisch-körperbezogenen am Boden gab es zumindest Tendenzen in Richtung einer Reduktion.

Im Vorher-Nachher-Vergleich des Elternfragebogens kamen wir auf folgende Ergebnisse:

- Benehmen in der Gruppe: Die Eltern gaben an, dass ihre Kinder nach dem Projekt häufiger eine Beschäftigung zu zweit suchten als davor, während sie sich allerdings nicht so gut integrieren konnten;
- Grundstimmung: Die autistischen Kinder und Jugendlichen wurden nach den absolvierten 20 HPV-Einheiten von ihren Eltern häufiger als aufgeregt wahrgenommen als zuvor;
- Kooperation bei Anweisungen: Es zeigte sich, dass sie häufiger regelmäßig auf Aufforderungen ihrer Eltern reagierten, dafür aber langsam bzw. verzögert;
- Arbeitsverhalten: Hier stellten die Eltern nach dem Projekt häufiger ein bemühtes Verhalten fest als vorher;
- Grobmotorik: Die Grobmotorik der autistischen Kinder und Jugendlichen wurden nach den absolvierten 20 HPV-Einheiten von ihren Eltern weniger heftig wahrgenommen als zuvor;
- Körperwahrnehmung: Hier stellten die Eltern fest, dass sich die Kinder nach dem Projekt häufiger anhielten oder abstützten als davor;
- Wahrnehmung: Die bevorzugte Wahrnehmung war nach den 20 HPV-Einheiten häufiger olfaktorischer Art als vorher;
- das Verhältnis zu Pferden beurteilten die Eltern nach dem Projekt häufiger mit gut oder sehr gut als zuvor.

Zusammenfassende Interpretation der Ergebnisse

Bezieht man die Ergebnisse auf die erwähnten Bereiche Wahrnehmung – Motorik – emotional-sozialer Bereich – Sprache, kann die Hauptfragestellung, ob HPV eine geeignete Maßnahme zur Förderung autistisch behinderter Kinder und Jugendlicher sei, mit einem klaren „ja!" beantwortet werden.

So wurde das Pferd am Ende des Projektes deutlich öfter olfaktorisch wahrgenommen als zu Beginn, was sich tendenziell auch im Elternfragebogen wieder findet. Ihren Tastsinn setzten die Kinder zwar von Anfang an beim Pferd ein, am Projektende berührten sie das Pferd aber deutlich öfter als zu Beginn (siehe Abb. 3).

Obwohl viele autistische Kinder kaum zu körperlicher Aktivität zu motivieren sind, waren sie dazu bereit, sich gemeinsam mit dem Pferd zu bewegen (Mitgehen und Mitlaufen). Auf dem Pferd wurden insbesondere das Gleichgewicht, die Bewegungskoordination, die Grob- und die Feinmotorik trainiert (siehe Abb. 4), was zu positiven Veränderungen führte. Die Verbesserungen in der Grobmotorik und der Körperwahrnehmung konnten auch im Elternfragebogen bestätigt werden. Demnach kann für diese Bereiche von einem Transfer in den Alltag gesprochen werden.

In manchen Fällen gelang der Kontaktaufbau nur sehr langsam, und es dauerte mehrere Stunden bis das autistische Kind bereit war, das Pferd zu berühren oder aufzusteigen. Oft waren Materialien (Tücher) oder die Ausrüstung des Pferdes (Zaumzeug) für die Kinder interessanter als das Tier selbst. Dennoch zeigte sich, dass im Laufe des Projektes die Beziehung zum Pferd immer besser wurde (was durch spontanes Berühren signalisiert wurde). Der Kontakt (auch Körperkontakt) zu anderen Personen wurde eher toleriert, die Kinder wurden offener und kontaktbereiter und zeigten deutlich weniger Aggressionen gegen Andere. Im Elternfragebogen konnten diese Ergebnisse zwar nicht bestätigt werden, jedoch bemerkten wir hier eine Bevorzugung der Zweiersituation – möglicherweise ausgelöst durch den intensiven Kontakt mit der Voltigiertherapeutin während des Projektes.

Gegen Projektende zeigten die autistischen Kinder deutlich öfter eine angemessene Grundstimmung, ängstliches und gleichgültiges Verhalten wurde seltener. Die Eltern stellten häufiger ein aufgeregtes Verhalten fest als zu Beginn. Viele der Kinder wurden aktiver, nahmen mehr an ihrer Umwelt teil und machten neue Erfahrungen, was mitunter zu mehr Aufregung führen konnte.

Viele der autistischen Kinder konnten durch den intensiven Kontakt mit dem Pferd auf ihre Stereotypien verzichten; besonders deutlich war dies bei den sprachlichen Stereotypien der Fall. Die motorisch körperbezogenen Stereotypien (z. B. Wackeln mit dem Oberkörper) verringerten sich tendenziell jedoch nur am Boden, auf dem Pferd kamen sie häufiger vor. Wahrscheinlich hat die neue Situation auf dem Pferd bei einigen Kindern zu Stress geführt, so dass sie zur Selbstregulierung auf Stereotypien zurückgegriffen haben. Das wäre eine mögliche Erklärung für deren Anstieg. Im Elternfragebogen schlugen sich diese Ergebnisse nicht nieder.

Im Umgang mit dem Pferd wurden die Kinder dazu motiviert, häufiger zu sprechen (z. B. dem Pferd Kommandos zu geben). Besonders im Trab war eine Sprachanbahnung gut möglich, weil der Rhythmus das Kind dazu angeregt hat, zu lautieren. Wortsätze, einfache Worte und Vokallaute haben zugenommen, während normal strukturierte Sätze abgenommen haben. Eine mögliche Erklärung dafür ist, dass die Kommunikation mit dem Pferd selten in ganzen Sätzen abläuft und die Kinder sich darauf eingestellt haben.

Auch mimische und gestische Formen der Kommunikation wurden häufiger. Zudem führte artgerechtes Reagieren des Pferdes in vielen Situationen zu einer Unterbrechung unpassender Kommunikationsformen. Die Kinder zeigten einen deutlichen Anstieg adäquater Kommunikation, insbesondere mit dem Pferd, aber auch mit menschlichen Partnern. Dieses Ergebnis schlug sich nicht im Elternfragebogen nieder.

Obwohl wir während des Projektes den Eindruck hatten, dass die autistischen Kinder und Jugendlichen eine erhöhte Leistungsbereitschaft zeigten, fanden sich diese Ergebnisse nicht im Beobachtungsbogen. Jedoch war dieser Eindruck als Tendenz im Elternfragebogen messbar.

Abschließend kann gesagt werden, dass unsere sehr aufwendige und langwierige Versuchsplanung und -durchführung positive Ergebnisse im Sinne der angenommenen Hypothesen erbrachte. Einzige Einschränkung ist die Tatsache, dass andere Therapien nicht ausgeschlossen wurden, was zur Folge hat, dass berichtete Veränderungen nicht allein auf das HPV zurückgeführt werden können.

Wie die positiven Effekte letztlich entstehen, ist für den autistischen Menschen ohne Bedeutung. Das Pferd bietet Freude und Motivation zum Beziehungsaufbau und wirkt somit an der Weichenstellung für seine zukünftige Entwicklung maßgeblich mit.

Literatur

Frith, U. (1993): Autismus: ein kognitionspsychologisches Puzzle. Nr. 48–55. Spektrum der Wissenschaft, Heidelberg/Berlin/New York

Feuser, G. (1999/2000): Grundlagen eines lerntheoretischen Verständnisses von Lern Handlungen. In: Lerntheoretische Grundlagen pädagogisch-therapeutischer Arbeit mit schwerst entwicklungsgestörten und psychisch beeinträchtigten Kindern, Jugendlichen und Erwachsenen. Unveröffentlichter Reader zu Studienzwecken, Bremen, 34–93

Janetzke, H. (1993): Stichwort Autismus, Heyne, München Koch, S. (1997): Autismus: Wege aus der Versunkenheit. Psychologie Heute, Februar 1997, 36–41

Lempp et al. (1992): Autistische Syndrome. In: Harbauer, Lempp, Nissen, Strunk (Hrsg.): Jugendpsychiatrie. 6. Aufl., Heidelberg

Peters, U. H. (1990): Wörterbuch der medizinischen Psychologie. Orbis, München

Poustka, F. (1999): Tiefgreifende Entwicklungsstörungen. URL: http://www.uni.duesseldorf.de/www/awmf/ll/kipp-018.htm (Stand: 7.6.2000)

Remschmidt, H.(2000): Autismus. Erscheinungsformen, Ursachen, Hilfen. C. H. Beck, München

Seyfried, C. (1984): Eine empirische Untersuchung über das Heilpädagogische Reiten/Voltigieren als Maßnahme bei Verhaltensauffälligkeiten. Zeitschrift des Österreichischen Kuratoriums für Therapeutisches Reiten (vormals Hippotherapie), Graz, 36–44

Heilpädagogisches Voltigieren an einer schulpsychologischen Beratungsstelle

Von Bernhard Ringbeck

Seit 1977 wird das Heilpädagogische Voltigieren als Gruppenmaßnahme für Kinder im Grundschulalter an der Schulpsychologischen Beratungsstelle der Stadt Münster kontinuierlich angeboten. Dieser Beitrag berichtet, wie über den organisatorischen, finanziellen und versicherungsrechtlichen Rahmen hinaus das Heilpädagogische Voltigieren ganz konkret in die schulpsychologische Arbeit eingebunden ist, welche persönlichkeitsbildenden Faktoren durch den Umgang mit dem Pferd zum Tragen kommen, und wie das Pferd in der pädagogisch-psychologischen Gruppenarbeit unter ausgewählten Zielsetzungen und Prinzipien bei Kindern mit den verschiedensten Problemen und Schwierigkeiten eingesetzt wird.

Als meine Frau und ich damals den Mitarbeitern der Schulpsychologischen Beratungsstelle anboten, mit ihrem Klientel das Heilpädagogische Voltigieren durchzuführen, begegnete man uns zunächst mit großer Skepsis, aber auch Neugier ob dieses – zu dem damaligen Zeitpunkt – noch recht ungewöhnlichen Gruppenangebotes.

Aufgrund unseres Befähigungsnachweises war man aber durchaus interessiert, einen Versuch zu wagen, um dann neu zu entscheiden, inwieweit das Angebot weiter durchgeführt werden sollte. Ein Jahr lang voltigierten wir unter gegenseitiger Supervision mit sechs Grundschulkindern aus der Beratungsstelle kostenlos einmal die Woche für 90 Minuten.

Die persönlichkeitsbildenden Auswirkungen bei den Kindern waren so offenkundig, dass die Mitarbeiter der Beratungsstelle einstimmig für eine Fortführung dieser Maßnahme mit Bezahlung für uns als Honorarkräfte plädierten. Seit diesem Zeitpunkt ist das Heilpädagogische Voltigieren aus den Gruppenfördermaßnahmen der Beratungsstelle nicht mehr wegzudenken.

Durchführungsbedingungen

Das Heilpädagogische Voltigieren findet in dem Reiterverein St. Georg Münster statt. Dieser Reiterverein hat sich unter seinem Vorsitzenden Dr. Reiner Klimke seit 1972 dem Therapeutischen Reiten verpflichtet. In einer eigenen Voltigierabteilung wird das leistungssportliche und heilpädagogische Voltigieren auf denselben Vereinspferden betrieben: bis zu vier Voltigierpferde, die als Ausgleich auch im Schulbetrieb (Zirkelreiten) eingesetzt werden. Mehrere Einrichtungen, so z. B. Kinderhort, Sonderschule, Deutsches Rotes Kreuz, Volkshochschule sowie Beratungsstelle nutzen die Pferde und Hallenzeiten auf Verleihbasis für einen Stundensatz von derzeit 10,00 €.

Die Reithalle ist 20 × 40 Meter groß, mit zwei Holzpferden und (für die kältere Jahreszeit) mit einer kleinen Heizanlage für die wartenden Kinder ausgerüstet. Alle Angestellten des Vereins wissen um den besonderen Auftrag im Therapeutischen Reiten, sind äußerst kooperativ und hilfsbereit, in ihrem Verhalten den Kindern gegenüber sehr einfühlsam und verständnisvoll.

Die Beratungsstelle bietet zurzeit zwei Voltigiergruppen für je sechs Kinder im Grundschulalter an. Die Gruppenmaßnahme dauert jeweils 90 Minuten, wovon die Kinder insgesamt 60 Minuten in der Reithalle verbringen. Die restliche Zeit ist für die Vor- und Nachbereitung des Pferdes vorgesehen. Die Kinder sind über die Beratungsstelle versichert, müssen also nicht erst dem Reitverein beitreten. Es wird eine Unbedenklichkeitsbescheinigung vom Hausarzt eingeholt, ebenso werden die Eltern auf eine Tetanus-Schutzimpfung hingewiesen. Für dieses Gruppenangebot bezahlen die Eltern derzeit 2,50 € je Veranstaltung an die Stadt Münster.

Die Gruppenzusammenstellung wird von den Schulpsychologinnen, die im Grundschulbereich arbeiten, gemeinsam überlegt. Die Gruppe bleibt wenigstens über ein ganzes Schuljahr zusammen, das sind in der Regel mindestens 40 Veranstaltungen. Nach Ablauf eines Jahres wird neu entschieden, wie die Gruppe verändert werden kann.

Von den Mitarbeiterinnen werden vor allem die Kinder ausgewählt, die große Probleme im Sozialverhalten zeigen, motorische Auffälligkeiten aufweisen, sich schlecht konzentrieren können und recht häufig ein geringes Selbstwertgefühl mitbringen.

Die Zusammenstellung der Gruppe sollte nicht nur darauf gerichtet sein, dass immer ein ausgewogenes Verhältnis zwischen dem Anteil an Jungen und Mädchen vorhanden ist, sondern auch darin, dass einzelne Verhaltensweisen wie z. B. überaktives, aggressives Verhalten nicht dominieren. Da die Mädchen bedeutend weniger an der Beratungsstelle gemeldet werden, kommt es bei der Geschlechterverteilung häufiger zu Engpässen, so dass in der Regel zwei Mädchen und vier Jungen in einer Gruppe voltigieren.

Wirkfaktoren im Umgang mit dem Pferd

Beim Voltigieren führen die Kinder allein, mit einem oder zwei Partnern im Schritt oder Galopp gymnastisch-turnerische Übungen auf dem Pferderücken durch. Das Pferd geht hierbei auf einem Kreisbogen von ca. 15 Metern Durchmesser an der Longe. Während der Stunde wird sowohl auf der rechten (rechts herum) wie auch linken (links herum) Hand voltigiert, um nicht nur das Pferd zu schonen, sondern um auch den Kindern neue Bewegungserfahrungen zu ermöglichen. Außerdem werden am und mit dem Pferd verschiedene Mitlaufübungen und Bewegungsspiele absolviert, und durch einen gezielten, wohl dosierten Einsatz von Materialien sowie Medien am oder auf dem Pferd wird die Voltigierstunde zusätzlich bereichert (Ringbeck 1988, 1994a).

Weiterhin ist die gesamte Versorgung des Pferdes, so wie es der einzelne Reitstall ermöglicht, von großer Bedeutung. Die Vorbereitung des Pferdes für die Stunde, die Nachbereitung, anfallende kleinere Stallarbeiten, die Beobachtung beim Wälzen des Pferdes sind Aktivitäten, die Kinder faszinieren können und die sie gern ausführen.

Ich werde immer wieder von Eltern, Lehrerinnen und Kolleginnen gefragt, warum die Kinder so gern und vor allen Dingen so regelmäßig zum Voltigieren kommen, was sie wohl am meisten in ihren Bann ziehen würde.

Für mich sind drei Gesichtspunkte bestimmend: Der Umgang mit dem Pferd, ganz gleich ob bei der Pflege, beim Reiten, beim Fahren oder beim Voltigieren, fordert den ganzen Menschen und fördert somit immer die Gesamtpersönlichkeit in den wesentlichen Bereichen der Körperlichkeit, des Sozialverhaltens und der Emotionalität.

Mir sind nur wenige pädagogisch-psychologische Verfahren bekannt, die annähernd in so idealer Weise die Gesamtpersönlichkeit des Kindes ansprechen und von den Kindern als solches auch akzeptiert werden, ohne es als eigentliche Therapie zu empfinden. Kinder gehen also nicht zu einer „Therapie", sondern sie gehen in ihren Reitstall zum Reiten oder Voltigieren. Dadurch erhält man Aufmerksamkeit und Anerkennung bei den Gleichaltrigen. Sie interessieren sich ebenfalls für diese Aktivität und kommen gern einmal mit zur Stunde. Durch das „natürliche" Angebot „Pferd" erleben die Kinder nicht ihre „Therapiebedürftigkeit", sondern sie werden ständig an ihre Stärken und das freudvoll besetzte Tun an und mit dem Pferd im Rahmen einer vertrauensvollen Gruppe erinnert.

Pädagogisch-psychologische Handlungsweisen und Zielvorstellungen spielen sich somit in einem „unmerklichen" Gesamtrahmen ab; sie wirken bei Kindern unter großer Zurückhaltung des Erwachsenen und durch das In-den-Vordergrund-Stellen des Pferdes viel nachhaltiger und intensiver.

Der Aspekt der Bewegung

Beim Voltigieren steht die Erfahrung der Körperlichkeit im Vordergrund: Ohne Bewegung ist kein Voltigieren möglich! Und um diese Bewegungserfahrung auf dem Pferderücken können wir Erwachsene die Kinder nur beneiden.

Nehme ich die Eltern der Kinder mit aufs Pferd, so erlebe ich immer wieder, wie sehr auch die Erwachsenen diese ungewöhnlichen Bewegungsangebote auskosten und unter welcher Begeisterung einzelne Übungen ausprobiert werden. Mir ist noch keine auch noch so ängstliche Mutter begegnet, die, wenn sie dann – nach langem Zögern – auf dem Pferd saß, nicht immer wieder gern auf das Pferd wollte.

Das Getragenwerden vom Pferd verlangt immer ein Einlassen des ganzen Körpers auf die Bewegungsimpulse, die vom Pferd in ständiger, aber nie gleich bleibender Form ausgehen. Das Pferd kann ein ungleichmäßiges Tempo gehen, d. h. es wird langsamer oder schneller, es weicht unterschiedlich stark nach außen oder innen von der Kreislinie ab. Der Voltigierer muss sich also beständig auf die unterschiedliche Geschwindigkeit und die Abweichungen nach rechts oder links einstellen.

Der emotionale Aspekt

Voltigieren ist aber auch nicht unter Vernachlässigung des Beziehungsaspektes möglich. Fehlgeleitete oder gar abgebrochene Beziehungen in der Kindheit oder Jugend rühren oft von einer falschen Heranführung an das Pferd. Erwachsene, die Angst vor dem Pferd äußern, berichten immer wieder von negativen Erfahrungen (schlecht erzogene

Pferde, schlechte Methode des Reitenlernens) aus ihrer Kinder- bzw. Jugendzeit.

Die Erfahrungen aus dem Heilpädagogischen Voltigieren/Reiten (wie bereits erwähnt, werden bedeutend mehr Jungen auffällig als Mädchen) gehen dahin, dass vor allen Dingen Jungen im Alter zwischen 4 und 12 Jahren emotional ähnlich gut auf Pferde ansprechen wie Mädchen. Ich bin immer wieder erstaunt, welche Gefühle die Jungen dem Pferd gegenüber zeigen, wie sie sich ihm zuwenden, vorsichtig, behutsam bei der Pflege, Sorgen äußern, falls mal ein Pferd krank geworden ist; die Schmuserunden auf dem Pferd werden genossen und führen zu einer Losgelassenheit und Entspannung.

Die Leckerlis (Möhren, Äpfel, altes Brot) werden selten vergessen und nach einer Stunde in der Box mit großer Hingabe an das Pferd verfüttert. Bei deutlicher Zurückhaltung des Erwachsenen (dem Kind bei seinem Beziehungsaufbau Zeit lassen können, es nicht zu irgendwelchen Aufgaben drängen oder zwingen) und entscheidender Hilfestellung im rechten Augenblick, gelingt dieser Beziehungsaufbau auch bei ganz ängstlichen und verunsicherten Kindern. Sie müssen allerdings das Pferd und den Erwachsenen als verlässlichen Partner erleben.

Der soziale Aspekt

Über den Beziehungsaufbau zum Pferd tritt natürlich auch die soziale Komponente ins Blickfeld. Pferd – Kind – Erwachsener beinhalten ja schon eine Gruppenkonstellation. Das Pferd als neuer Partner wird (häufig im Gegensatz zu den Erfahrungen aus der Erwachsenenwelt, sprich Eltern, Lehrer, Nachbarn, Erzieher) viel schneller akzeptiert, das Kind ist eher bereit, sich auf sein artspezifisches Verhalten einzustellen, sich in seinem eigenen Verhalten danach auszurichten. Der Voltigierpädagoge muss sich diese Anerkennung in bestimmten Fällen erst noch erarbeiten (so z. B. als positives Vorbild Sicherheit und Behutsamkeit im Umgang mit dem Pferd ausstrahlen, selbstsicheres Auftreten und Konfliktbereitschaft signalisieren). Diese grundlegenden Erfahrungen motivieren viele Kinder, sich wieder neu auf Gruppenmitglieder einzulassen, ihre Stärken und Schwächen zu sehen, zu akzeptieren und Hilfestellungen für den Einzelnen zu geben, um somit auch langfristiger ein Gruppengefühl entstehen zu lassen, das nicht nur für die eigentliche Stunde trägt, sondern sich häufig auch in gegenseitiger Einladung für andere Nachmittage oder dem Mitbringen von kleineren Aufmerksamkeiten an Geburtstagen ausdrückt (vgl. auch S. 126).

Stundenaufbau und -verlauf

Jede Stunde im Heilpädagogischen Voltigieren sollte im Voraus gut geplant werden, um auf die Bedürfnisse und Probleme der Kinder gezielt und effektiv eingehen zu können. Das schließt allerdings nicht aus, dass der Voltigierpädagoge innerhalb der Stunde recht flexibel reagieren muss, da Gruppenprozesse und Tierverhalten nun einmal nicht exakt vorauszusehen sind.

Aber gerade für Kinder mit unterschiedlichem Problemverhalten ist es enorm wichtig, einen Bezugsrahmen zu finden, an dem sie sich sicher und verlässlich orientieren können. Aus diesem Grund halte ich den nachfolgend aufgeführten Stundenaufbau und -verlauf mit kleineren Variationen sowie Abweichungen, so gut es geht, ein.

Im Pferdestall

Zeit zur Einstimmung
- Stallatmosphäre genießen: Pferdegeräusche auf sich wirken lassen, Pferde beobachten, streicheln, begrüßen, andere Tiere (Hunde, Katzen) begrüßen, damit schmusen;
- den Erwachsenen mit Handschlag begrüßen, sich gegenseitiger Wertschätzung vergewissern und fragen, wie es einem momentan geht;
- die Trense holen und das Pferd unter Hilfestellung auftrensen und aus seiner Box heraus zum Putzschrank führen;
- kein Füttern vor dem Voltigieren!

Vorbereitung des Pferdes
- Möglichst selbstständiges Putzen nach intensivem Vormachen und immer wieder Beispiel geben durch den Erwachsenen;
- hierbei ist die (Un-)Fähigkeit, Hufe auszukratzen und das Pferd allein festhalten zu können, ein deutliches Indiz für (ängstliches oder) sicheres Verhalten;
- die Kinder sollen selber darauf achten, ob wir alle Ausrüstungsgegenstände mitgenommen haben;
- ich achte bereits hier auf eine angemessene Kleidung und entsprechendes Schuhwerk sowie darauf, dass Uhren, Schmuck und Kaugummi weggelassen werden (Unfallverhütung);
- die Kinder stimmen untereinander ab, wer das Pferd in die Halle führen darf;

- ich gehe sichernd und helfend in Nähe des Pferdeführers mit und unterhalte mich mit dem Kind.

In der Reithalle

Aufwärm- bzw. Lösephase von Pferd und Kindern

- Während die Kinder ihre Reihenfolge für die ganze Stunde ausmachen, löse ich auf beiden Händen das Pferd;
- sobald die Festlegung der Reihenfolge zur Zufriedenheit aller ausgefallen ist, beziehe ich die Kinder sehr schnell durch Aktivitäten am Pferd in diese Phase mit ein (das Pferd muss allerdings an das frühzeitige Einbeziehen der Kinder gewöhnt sein);
- die Kinder lernen z. B. beim Mitlaufen das Pferd besser kennen, indem sie eine Hand auf ein ganz bestimmtes Körperteil legen;
- verschiedene Laufübungen an und hinter dem Pferd sowie hinter der Longe „ersetzen" bzw. ergänzen die aus dem leistungssportlichen Voltigieren her bekannten Gymnastik- und Lockerungsübungen;
- für die Kinder gilt, dass sie bei den Laufübungen hinter dem Pferd einen ausreichenden Abstand einhalten und vor allen Dingen nicht vor dem Kopf des Pferdes herlaufen und nicht in die Longe greifen die Longe ist mein „heißer" Draht zum Pferd, an dem sich Kinder aber die Hände „verbrennen" können.

Übungen und Anforderungen auf und mit dem Pferd

Die „veränderte Kindheit" ist auch bei den Übungen und Anforderungen rund um das Pferd festzustellen. Die motorischen Defizite und emotionalen Probleme schränken das Aufgabenspektrum aus dem Leistungssport Voltigieren enorm ein. Pflichtaufgaben und Kürübungen, die vor Jahren noch von den meisten Grundschulkindern beim Heilpädagogischen Voltigieren verlangt werden konnten, sind heute bei vielen Kindern nicht mehr möglich. Auch die Zeit für die einzelnen Übungen, für das Vorbereiten und Nachbereiten des Pferdes verlängert sich, da durch emotionale Blockaden (Angst) die Anforderungen kleinschrittiger gehalten werden müssen und das Beherrschen einer Übung (wie z. B. selbstständig ein Pferd festhalten) länger trainiert werden muss. Vom Voltigierpädagogen verlangt diese Entwicklung ein noch differenzierteres Beobachten der einzelnen Schwierigkeiten eines Kindes mit entsprechender Hilfestellung sowie ein großes Übungsrepertoire, um gerade den emotional und motorisch verunsicherten Kindern genügend Erfolgserlebnisse zu vermitteln.

- In der Regel beginnt die Stunde mit einer Einzelübung; die Kinder sollen auf ihre Art von oben das Pferd gern haben und sich auf die Stunde einstimmen können;
- eine Partner- oder Dreierübung, entweder nach freier Wahl oder von mir bestimmt, schließt sich an; hierbei dürfen die Übungen zum Teil frei gewählt und vorher auf dem Holzpferd geübt werden, oder ich gebe Übungsabfolgen vor;
- ein oder zwei Bewegungsspiele (Ringbeck 1988, 1994a) schließen sich an, die Kinder machen eigene Vorschläge oder denken sich zur nächsten Stunde weitere Spiele aus;
- nach Möglichkeit schließt eine Wunschübung oder Wunschrunde auf dem Pferd den Hauptblock ab, hierbei können sich die Kinder auch weitere Partner aussuchen;
- die Anforderungen auf dem Pferd bestehen aus Entspannungs-, Konzentrations-, Gedächtnis-, Kreativitäts-, Reaktions-, Koordinations-, Geschicklichkeits- sowie Vormach- und Nachmachübungen; sie müssen so gewählt sein, dass sie dem einzelnen Kind eine Anforderung bedeuten, aber auch ein Erfolgserlebnis vermitteln können; bei den Partnerübungen ist gezielt darauf zu achten, dass das „schwächste" Gruppenmitglied nicht überfordert wird;
- mit dem Einsatz von Materialien und Medien gehe ich sehr sparsam um; das Pferd und die vielfältigen Bewegungsanforderungen sollen ihre Bedeutung behalten, die Materialien, die ständig in der Reithalle zu finden sind (Holzpferd, Stangen, Cavaletti), haben sich bewährt, zusätzlich lassen sich noch Sandsäckchen, Reifen, Bälle, Seilchen, Pictogramme und Zettelaufgaben sowie Musik einsetzen;
- die Übungen im Heilpädagogischen Voltigieren finden schon seit jeher auf der linken und rechten Hand beim Pferd statt, um die Kinder entsprechend umfassender in ihrer Koordination, in der Links-Rechts-Orientierung, der Beweglichkeit und im Gleichgewicht zu schulen; gleichzeitig werden durch den ständigen Handwechsel natürlich auch die Beine des Voltigierpferdes geschont. (Diese Praxis findet nun auch in die allgemeinen Voltigierrichtlinien Eingang, indem bei Voltigierturnieren dieser Handwechsel zwingend vorgeschrieben wird.)

Harmonischer und entspannter Stundenabschluss
- Abschlussübung auf dem stehenden Pferd (z. B. Rolle seitwärts oder über die Kruppe, Grätsche oder Absprung aus dem Stand);
- alle Voltigierer und der Erwachsene bedanken sich durch Klopfen oder Streicheln beim Pferd;

- Schmuserunde an der Longe oder geführt;
- Trockenreiten nur mit Gurt und Pferdeführer;
- die Kinder machen wieder untereinander aus, wer das Pferd zum Putzplatz führen darf.

Am Putzplatz im Stall

- Die Kinder kratzen die Hufe aus, bringen Gurt und Schaumstoff weg, bürsten das Pferd ab, spritzen im Sommer die Beine mit Wasser ab;
- in der Box wird die Trense abgenommen;
- die meisten Kinder füttern das Pferd aus der Hand oder werfen das Brot in den Trog, das Pferd wird ein letztes Mal geklopft und verabschiedet;
- ein Kind wäscht die Trense ab und hängt sie auf;
- ich verabschiede alle Kinder wieder mit Handschlag.

Für die Zeit in der Reithalle gelten für alle Gruppenmitglieder folgende *Regeln:*

- gegenüber dem Pferd verhält man sich angemessen, d. h.: das Schmeißen mit Sand, eine Rauferei in der Zirkelmitte, ein Herumturnen auf der Bande, laute Schreie irritieren das Pferd sehr und sollten unterbleiben; man läuft immer hinter der Kruppe des Pferdes her zur Zirkelmitte; die Longe ist für die Kinder tabu, es sei denn, ich gebe sie einem älteren Kind bewusst in die Hand;
- die Halle darf man nur verlassen, wenn man sich abgemeldet hat;
- weitere Verhaltensregeln werden gemeinsam abgesprochen, wenn es angezeigt ist; Konsequenzen werden gemeinsam festgelegt, dann aber von mir genau beachtet
- ansonsten ist in der Halle alles erlaubt, was das Pferd nicht stört, so z. B. im Sand Burgen bauen, herumlaufen, Fangen spielen oder genau aufpassen, was die anderen machen;
- die Reihenfolge, wer wann drankommt, wird unter den Gruppenmitgliedern geregelt; ich achte nur darauf, ob einige Kinder ständig zu kurz kommen und gebe in Einzelfällen kleine Hilfestellungen bei der Einigung;
- alle Kinder dürfen jederzeit bei mir in der Mitte stehen, mich etwas fragen oder sich mit mir unterhalten, solange es den oder die Übenden auf dem Pferd nicht stört; diesen unmittelbaren Bezug zum Er-

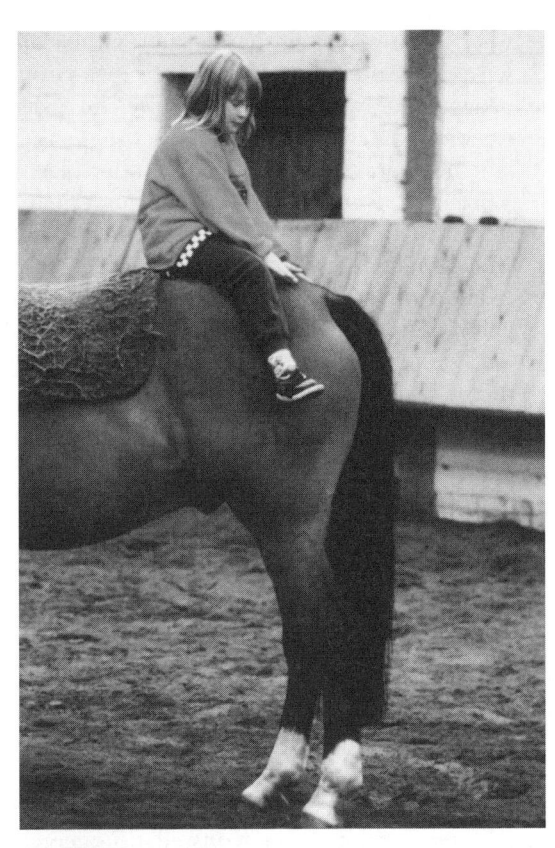

Abb. 22+23
Wer wagt, gewinnt!

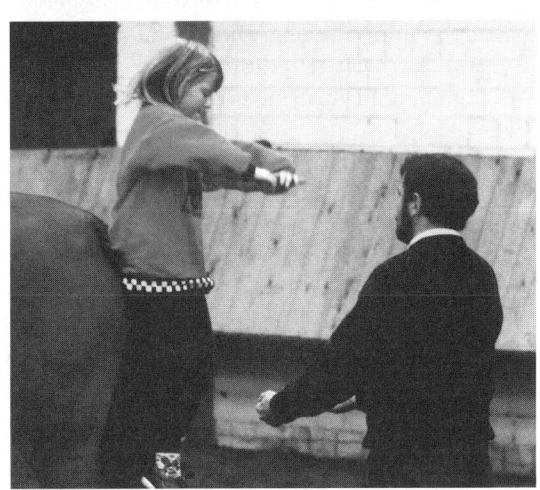

wachsenen genießen die meisten Kinder ausgiebig und nur selten wird die Zirkelmitte verlassen;
- jedes Kind passt selber auf, zu welchem Zeitpunkt es an der Reihe ist; die Kinder helfen sich nach Möglichkeit selber auf das Pferd, eine bestimmte Reihenfolge (z. B. der Nachkommende hebt seinen Vordermann aufs Pferd) wird bewusst nicht gewählt, somit müssen sich alle Kinder für alle verantwortlich fühlen und selber bemerken, wann ein anderes Kind Hilfe benötigt;
- es kann während der gesamten Stunde am Pferd mitgelaufen oder -galoppiert werden, solange es den jeweiligen Voltigierer nicht stört;
- ich versuche möglichst frühzeitig, die Kinder galoppieren zu lassen, in der Regel während der ersten Stunde;
- kein Kind wird zu einer Handlung gezwungen, aber schon mal mit einer Tafel Schokolade „überlistet", wenn es gilt, seine eigenen Grenzen zu überschreiten.

Heilpädagogisches Voltigieren als pädagogisch-psychologische Gruppenarbeit mit den Kindern

Ziele, Prinzipien, Selbstverständnis

Die Arbeit mit einer Gruppe bis zu sechs Kindern bedeutet für mich, der Heterogenität dieser Konstellation gerecht zu werden. Entsprechend der individuellen Biographie und des aufnahmebedingten Störungsbildes verfügt jedes Kind über unterschiedliche Anlagen und Strategien, die Probleme mit sich selbst und seiner Umwelt zu bewältigen.

In der Begegnung und bewussten Auseinandersetzung mit diesem lebendigen Spektrum an Äußerungen verfolge ich mit dem Einsatz des Pferdes beim Heilpädagogischen Voltigieren das Ziel, jedem einzelnen Kind zu einer differenzierteren Wahrnehmung von sich und seiner unmittelbaren Umwelt (sprich Gruppengemeinschaft) und dementsprechend zu einem höheren Maß an adäquaten motorischen und sozial-emotionalen Antworten zu finden. Im Einzelnen geht es vor allem um folgende *Teilziele*:

- Stärkung des Selbstbewusstseins, Selbstwertgefühls und Selbstvertrauens durch Vermittlung vieler Erfolgserlebnisse;

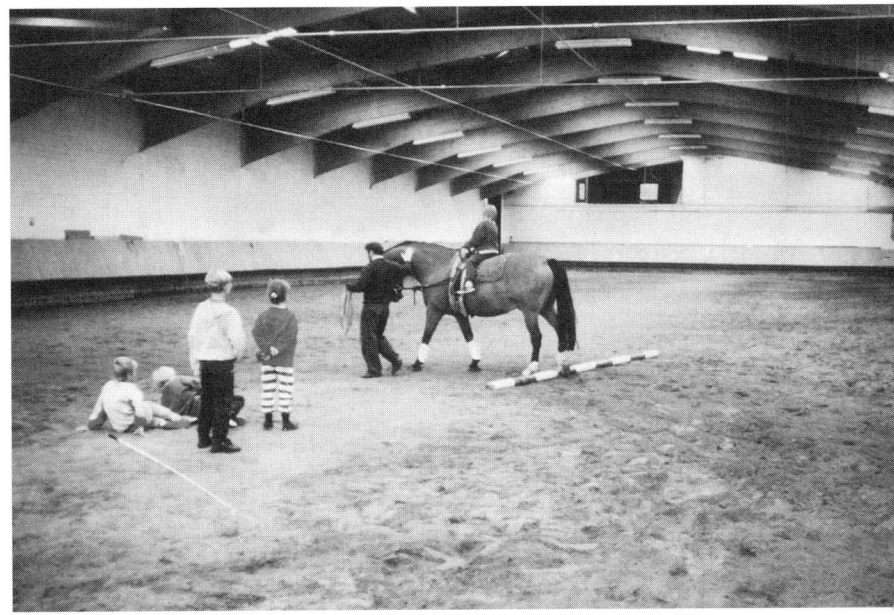

Abb. 2: Von der Zirkelmitte aus scheint man den besten Überblick zu haben

- schrittweise Erweiterung des selbstverantwortlichen Handelns durch vielfältige Erfahrungen von gegenseitiger Hilfsbereitschaft und Rücksichtnahme im gemeinsamen Tun;
- intensive Schulung der häufig beeinträchtigten Sinnesfunktionen (Tiefensensibilität, Gleichgewicht, Koordination, Konzentration, Muskeltonus, Gespür für sich selbst und den anderen);
- Erhalt bzw. Aufbau von Bewegungsfreude durch kindgerechte und freudvolle Handlungsangebote unter Einbeziehung eines Lebewesens;
- letztlich also Förderung einer harmonischen, individuell-ganzheitlichen Entwicklung des Kindes und die Entfaltung seiner Persönlichkeit.

Ausgangsbasis für diese Entwicklungsförderung sind die Freude an der Bewegung und am spielerischen Tun sowie die hohe emotionale Besetzung des Pferdes bei fast allen Kindern.

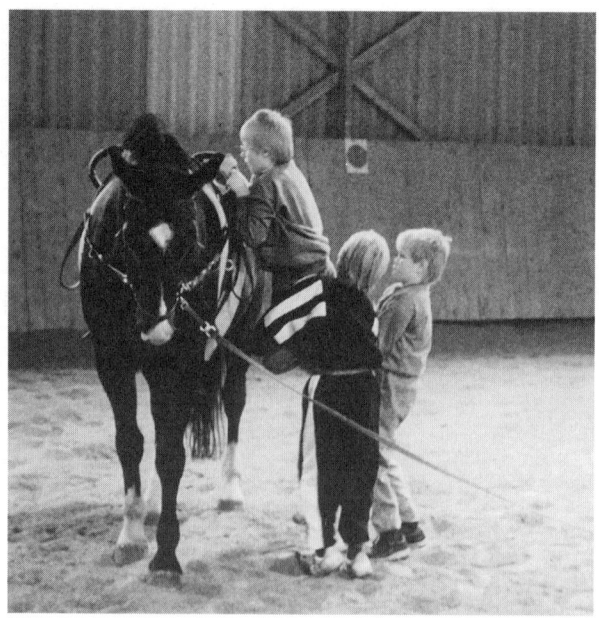

Abb. 3: Mit vereinten Kräften

In den letzten Jahren stelle ich vermehrt fest, dass immer mehr Kinder zum Voltigieren kommen,

- die mich ganz als Person fordern, d. h. als Gesprächspartner, Seelentröster, Vertrauter bis hin zu körperlichem Kontakt (die Nähe suchen, mich an die Hand nehmen);
- die mir versteckt Dinge anvertrauen (Schlagen/Gewalt in der Familie), mit denen ich selbst nur schwer umzugehen weiß;
- die mir ihre Probleme (Bewegungsauffälligkeiten, Adipositas, Hyperaktivität, Allergien, Aggressionen, ängstliches und unsicheres Verhalten) ständig vor Augen führen und die ich in meinem Stundensetting immer wieder behutsam berücksichtigen muss;
- die mich zwingen, bei aggressiven Handlungen (z. B. Streitereien, Prügeleien, Sandschmeißen, dem Pferd Schmerzen zufügen) nicht selbst aggressiv zu reagieren, sondern klar, verlässlich, konsequent und gerecht immer wieder die Belange des Lebewesens Pferd in den Vordergrund zu stellen und auch die Würde des einzelnen Gruppenmitgliedes zu achten;

- die mich immer wieder indirekt oder auch ganz direkt auffordern, Beziehungen einzugehen, Verständnis zu zeigen, Modell zu sein, einfach für diese 1¹/₂ Stunden in der Woche ganz auf die Belange und Bedürfnisse des einzelnen Kindes eingestellt zu sein.

Aus diesem Grunde erscheint mir für einen tragenden Beziehungsaufbau zwischen den Kindern, mir und dem Pferd sowie für das Verstehen und Verändern des Verhaltens und Erlebens der Kinder folgendes *pädagogisch-psychologische Handeln* bestimmend zu sein, wobei grundlegend gilt, dass ich allein für das Pferd verantwortlich bin und es unter Umständen gegenüber äußeren Angriffen schütze.

(1) Jedes Kind soll gern zum Voltigieren kommen und Freude aus diesem Termin schöpfen können: wichtiger Termin innerhalb der Woche, den man nicht vergisst, nicht ausfallen lässt, der einen auch im Alltag trägt. Eine Mutter schreibt zu diesem Thema über ihre neunjährige Tochter: „Alle anderen Sportabsagen und sogar B.s Geburtstagsparty (im Schwimmbad) hat sie locker weggesteckt, aber nicht zum Voltigieren zu gehen, empfindet sie als echten Verlust. Ich habe den Eindruck, auf dem Pferd zu sitzen, evtl. sogar rückwärts oder mit geschlossenen Augen ist für L. eine besondere Art von Nervenkitzel (hat sie sonst eigentlich nie). Sie kann sich dort etwas beweisen, wovon sie auch hinterher noch zehrt."

(2) Ich bringe den Kindern grundsätzlich meine Wertschätzung entgegen, d. h. ich hole sie dort ab, wo sie stehen, ich unterstütze ihre Fähigkeiten und Stärken mit viel Zuspruch und Ermutigung bis hin zu körperlicher Zuwendung.

(3) Ich richte meine Aufmerksamkeit auf die verdeckten bzw. verschlüsselten Gefühle und Bedürfnisse; ich helfe ihnen, diese besser wahrzunehmen, im Gruppengeschehen auszudrücken und somit hilfreicher damit umzugehen.

(4) Ich bemühe mich um die Schaffung einer konzentrierten Gruppenatmosphäre:

- Besucher oder Eltern nehmen nur zu besonderen Anlässen an der Stunde teil, um bei den Kindern Konkurrenzsituationen, Vergleiche der Kinder untereinander, Zwischenrufe durch die Erwachsenen, geringere Konzentration auf das Gruppengeschehen zu vermeiden

oder zu verhindern, dass sich die Kinder den Eltern zuliebe angepasst verhalten oder bestimmte Übungen zeigen,
- Ständiger Einbezug aller Kinder in das Gruppengeschehen, ich bemühe mich auch darum, die Kinder möglichst oft zu beobachten (die Augen überall haben),
- Jedes Kind ist für sich selbst verantwortlich, passt auf, wann es an der Reihe ist, löst Streitigkeiten innerhalb der Gruppe überwiegend ohne Hilfestellung durch den Erwachsenen.

(5) Die Wünsche der Kinder werden, so gut es geht, in den Stundenverlauf miteinbezogen, ein starres festes Schema an Übungsabfolgen verbietet sich somit; auch bei der Auswahl der Spiele beziehe ich die Kinder ständig mit ein.

(6) Ich versuche, die Kinder auf die Reaktionen des Pferdes zu konzentrieren, Erklärungen für das jeweilige Verhalten des Pferdes zu geben (klopfen, beruhigen…), um ihnen ihr Verhalten bewusst und transparent zu machen, d. h. sachliche und einsehbare Begründungen zu geben.

(7) Auf inadäquate Verhaltensweisen (z. B. das Pferd oder Gruppenmitglieder quälen, sich nicht an Regeln oder Absprachen halten) lasse ich möglichst „natürliche" Konsequenzen folgen durch Einbeziehung der artgerechten Reaktionen des Pferdes, hierbei ist noch zu berücksichtigen, dass die Konsequenzen von mir wohl dosiert werden müssen (so z. B. bei sehr ängstlichen Kindern), um die Balance zwischen Unterstützung und möglicher Überforderung zu halten.

(8) Ich versuche, für die Kinder ein Modell zu sein, das sich dem Pferd gegenüber angemessen verhält (es artgerecht und pferdefachsportlich behandelt, nicht mit Lob spart), das den Kindern gegenüber Kontinuität und vor allen Dingen Verlässlichkeit aufbringt (die Stunden finden das ganze Jahr über statt, d. h. Hitze oder Kälte werden gemeinsam immer unter Schonung des Pferdes gemeistert, die Kinder wie auch ich bemühen sich, keine Stunde ausfallen zu lassen).

(9) Ich bringe viel Zeit und Geduld auf, damit die Kinder sich entwickeln können, ich erfreue mich an diesem Prozess und erhalte recht häufig von Eltern oder Lehrern eine Bestätigung über die positiven Veränderungen (auch die Kinder untereinander sprechen dies an, wenn sie mir berichten, dass z. B. ein Junge viel weniger die anderen Kinder ärgere, ihnen häufiger helfe etc.).

Änderungen im Erleben und Verhalten von Kindern brauchen Zeit (dies gilt ja auch ebenso für uns Erwachsene). Sie sind nicht durch äußeren Druck, durch Zwang über einen längeren Zeitraum aufrecht zu erhalten, sondern können nur durch eine günstige Umweltkonstellation und engen personalen Bezug mit Vertrauen in die positiven Kräfte eines jeden Kindes erreicht werden.

Dieser Veränderungsprozess setzt voraus, dass ich zunächst einmal versuche, das Kind zu verstehen. Ich nehme das Kind so an, wie es zu mir kommt, sich in der Gruppensituation, im Umgang mit dem Pferd und den anderen Kindern verhält, ohne alles Verhalten zu billigen bzw. zu tolerieren. Ich versuche herauszubekommen, was mir das Kind mit seinem Verhalten sagen will, welche verdeckten Nöte es eventuell hat, welche Gefühle, Impulse oder Motivationen hinter dem gezeigten Verhalten zu vermuten, welche wiederkehrenden Muster festzustellen sind, wie es mit Regeln und Grenzen innerhalb der Gruppe umgeht und wie sich dieses Verhalten aufgrund familiärer oder schulischer Bedingungen entwickeln konnte. Erst aus der gewissenhaften Beantwortung dieser Fragen lassen sich langfristig angemessene Hilfestellungen entwickeln.

Die Bedeutung der Arbeit in Gruppen

In der heutigen Zeit ist es dringender denn je (s. o. S. 116), Kindern über die Einbindung in eine Gruppe positive Veränderungen im Erleben und Verhalten anzubieten. Die sozialen Kompetenzen, die wichtig sind für die Persönlichkeitsentwicklung, können Kinder nur in der Gruppe und in der Auseinandersetzung mit Gleichaltrigen erlernen. Kinder drücken in ihrem Sozialverhalten das aus, was sie in ihrer Umwelt erleben bzw. erlebt und verinnerlicht haben. Um dies auszuleben, zu verarbeiten und durch neue Erfahrungen zu korrigieren, bietet die Gruppe im Vergleich zur isolierten Einzelsituation einen wirkungsvollen und realitätsnahen Rahmen. Gerade Kinder mit Beziehungsstörungen zu Erwachsenen und Gleichaltrigen haben in der Gruppe die Möglichkeit, mit Unterstützung des Voltigierpädagogen, Eigenreflektionen (z. B. Angst, Unsicherheit, Wut, Trauer, Verzweiflung, Freude, Überheblichkeit, Wagemut) zuzulassen. Dadurch kann das Kind zunächst einmal behindernde Prozesse für sich selbst erkennen und unter Umständen durch Mithilfe der Gruppenmitglieder andere Verhaltensweisen entwickeln.

Die Gruppe verändert sich in einem Prozess. Die Aufgabe des Erwachsenen ist es, diesen Prozess so zu gestalten, dass er sowohl für das einzelne Kind als auch für die Gesamtgruppe positiv ausfällt. Dies beinhaltet Überlegungen zur *Zusammenstellung einer Gruppe*:

- Das Alter sollte nicht zu weit variieren;
- es sollten möglichst Jungen und Mädchen vertreten sein;
- von den dominierenden auffälligen Verhaltensweisen verträgt die Gruppe in der Regel besser eine breitere Streuung an Verhaltensweisen (wie z. B. ängstliche, unsichere, motorisch auffällige, überaktive, wagemutige Kinder), da es so leichter zu einer positiven Beeinflussung und Hilfestellung der Kinder untereinander kommen kann. Die Stärken, aber auch Schwächen werden bewusster erlebt, akzeptiert, und es kann sich ein Gruppenzusammengehörigkeitsgefühl entwickeln, das sich darin ausdrückt, dass Freundschaften entstehen, gegenseitige Einladungen ausgesprochen, beim Geburtstag eines Kindes Kuchen oder Süßigkeiten für die Gruppe mitgebracht werden oder gemeinsam an einem Voltigierzeltlager oder Volti-Tagen teilgenommen wird (vgl. S. 116, Der soziale Aspekt).

Eine nach vorstehenden Kriterien zusammengestellte Gruppe bietet die Möglichkeit, selbstregulierende Kräfte bei den Kindern entdecken zu helfen und zu fördern (so z. B. Regeln absprechen, Konflikte lösen, die Reihenfolge bestimmen, Aktivitäten und Spiele planen, sich gegenseitig auf das Pferd helfen).

Das Heilpädagogische Voltigieren bedeutet für Kinder ein äußerst feinfühliges emotionales Erlebnisfeld. In seiner ersten Begegnung mit dem Pferd macht das Kind die Erfahrung, dass sich das Pferd bei guter Behandlung treu, zuverlässig, willig und gutmütig verhält. Diese Verlässlichkeit und die Abschätzbarkeit der Reaktionen des Pferdes beantwortet das Kind (Mädchen wie auch Junge) häufig mit liebevoller Zuwendung.

Aufgrund dieser über einen längeren Zeitraum erlebten positiven Erfahrungen und durch das dauernde Angewiesensein auf die Hilfestellungen der Gruppenmitglieder oder des Erwachsenen entsteht ein Vertrauenszuwachs gegenüber den anderen Kindern und dem Pädagogen/ Psychologen. Das einzelne Kind lernt, selbst auch vertrauenswürdig zu werden. In dem wechselseitigen Spannungsverhältnis zwischen Individuum und Gruppe lassen sich aufgrund der beiderseitigen Abhängigkeiten Sozialbeziehungen wie Freundschaft/Feindschaft, Sympathie/ Antipathie, Star/Außenseiter, Verhältnis Junge/Mädchen in den Gruppenprozess miteinbeziehen und aufarbeiten.

Ausblick

Das Heilpädagogische Voltigieren, das bald 20 Jahre an der Schulpsychologischen Beratungsstelle der Stadt Münster als eine Fördermöglichkeit für Kinder mit Schulproblemen angeboten wird, stand in seiner Existenz in all den Jahren nie zur Disposition, im Gegenteil, seit drei Jahren werden regelmäßig zwei Gruppen zu jeweils sechs Kindern angeboten. Von den Anmeldezahlen her reichen selbst diese Gruppen nicht aus, so dass einzelne Kinder eine längere Wartezeit in Kauf nehmen müssen bzw. die Beratungsstelle versucht, den Kindern das Heilpädagogische Voltigieren bei anderen Institutionen zu vermitteln.

Innerhalb der Bundesrepublik finden wir den Einsatz des Pferdes in schulpsychologischen Beratungsstellen nur vereinzelt vor. Neben möglicher Durchführungsschwierigkeiten (geeignete Pferde, guter Reiterverein, ausgebildetes Personal) ist es sicherlich auch noch angezeigt, bei den Kolleginnen und Kollegen Informations- und Überzeugungsarbeit zu leisten.

Für die schulpsychologische Arbeit in Münster planen wir ein neues Projekt des „Mutter-Sohn-Voltigierens" (vgl. auch den Beitrag von Pia Strausfeld in diesem Buch). In der Beratungsarbeit zeigt sich, dass in vielen Fällen das Verhältnis zwischen Mutter und Sohn z. B. durch tägliche Auseinandersetzungen bei den Hausaufgaben, durch falsche Leistungsansprüche, durch Überbehütung sehr gestört sein kann. In dem Erlebnis- und Erfahrungsraum Voltigieren besteht für die „Kontrahenten" die Möglichkeit, gemeinsam diese emotionalen Schwierigkeiten anzugehen, indem sie miteinander gleich schwierige Aufgaben bewältigen, somit Verständnis für den anderen und Respekt vor seiner Leistung entwickeln können. Die Mütter untereinander sehen, dass sie mit ihren Problemen nicht allein dastehen, und können sich gegenseitig austauschen.

Den Voltigierpädagogen erleben sie als Modell im Umgang mit den anderen Kindern und Mütter. Seine Geduld, seine Ruhe und Ausstrahlung gibt Sicherheit im eigenen Verhalten mit dem eigenen Kind im Alltag. Aktuelle, gemeinsam erlebte Situationen können in anschließenden Gesprächen leichter thematisiert und Lösungsansätze in der nachfolgenden Stunde ausprobiert werden, zudem haben Eltern die Möglichkeit, ihr Kind im Umgang mit anderen Kindern und Erwachsenen konkret zu erleben, ohne für dieses Verhalten die Verantwortung übernehmen zu müssen.

Da viele Mütter regen Anteil an den Voltigiererfahrungen ihrer Kinder nehmen, gern selbst bei jeder Gelegenheit mit auf das Pferd gehen, verspricht dieser Ansatz der Beziehungs- und Verständnisarbeit, in naher Zukunft realisiert werden zu können.

Literatur

Pollert, M., Ringbeck, B. (1985): Ein Psychologe für die Grundschule? schulmanagement 6, 34–38

Ringbeck M. (1983): Bewegungsspiele beim Heilpädagogischen Voltigieren. Praxis der Psychomotorik 8, 1–3

Ringbeck, B. (1988): Heilpädagogisches Voltigieren zur Förderung bewegungsauffälliger Kinder. Praxis der Psychomotorik 13, 93–97

Ringbeck, B. (1994a): Psychomotorische Förderung bewegungsauffälliger Kinder durch Heilpädagogisches Voltigieren. In: Gäng, M. (Hrsg.): Heilpädagogisches Reiten und Voltigieren. 3. Aufl. Ernst Reinhardt, München/Basel, 123–151

Ringbeck, B. (1994b): Schulpsychologische Arbeit im Kindergarten bei der Schulfähigkeitsbeurteilung – Chance oder Luxus? In: Hanckel, Chr., Heyse, U., u. a. (Hrsg.): Psychologie macht Schule. Deutscher Psychologen Verlag, Bonn, 129–134

Aufbau einer Beziehung zum Pferd: eine Maßnahme für die Entwicklung und Erziehung von Menschen mit geistiger Behinderung

Von Susanne Eberle-Gäng

Die Gründe, weshalb ich mich entschloss, Heilpädagogisches Reiten mit geistig Behinderten durchzuführen, liegen einerseits in meiner beruflichen Tätigkeit als Sonderschullehrerin und andererseits in meinen persönlichen Erfahrungen in Kindheit und Jugend: Ich lernte in dieser Zeit, was es heißt, Verantwortung zu übernehmen. Ich lernte auch, der Pferde wegen, auf einiges zu verzichten. Ich begann, meine Arbeiten besser einzuteilen und rationeller zu erledigen, um mehr Zeit bei und mit den Pferden verbringen zu können. Mit zunehmenden Reitkenntnissen lernte ich mich zu disziplinieren, hatte ich doch im Pferd einen Partner, den man mit Rücksicht und Feingefühl lenken sollte und bei dem man mit Ungeduld und Unkonzentriertheit nichts erreichen konnte. Alles in allem lernte ich, mich voll in eine Sache hineinzugeben und spürte auch die daraus herauswachsende Befriedigung und Zufriedenheit. In meiner Begeisterung von damals, die bis heute andauert, liegt wohl ein Hauptgrund für die Arbeit mit Behinderten und den Pferden, dem so genannten „Heilpädagogischen Reiten".

Nach einem theoretischen Vorspann werde ich in diesem Beitrag über meine Arbeit mit dem geistig behinderten und autistischen Jugendlichen A. berichten und zum Schluss zeigen, wie die Theorie und die Praxisresultate im Zusammenhang gebracht werden können.

Aspekte der geistigen Behinderung in Bezug auf das Heilpädagogische Reiten

„Menschen mit und Menschen ohne zu definierende geistige Behinderung sind (...) Menschen und nichts anderes. Wenn aber unterschieden werden soll, so kann es sich nur um den individuellen, mehr instrumentellen Vollzug dieses Menschseins handeln" (Speck 1993, 41).

Bach sieht im *Lernverhalten* des Geistigbehinderten einen wesentlichen Unterschied zum Nichtbehinderten und umschreibt dies mit einem starken Zurückbleiben „hinter der am Lebensalter orientierten

Erwartung", einem „Vorherrschen des anschauend-vollziehenden Aufnehmens, Verarbeitens und Speicherns von Lerninhalten" und einer „Konzentration auf direkter Bedürfnisbefriedigung Dienendes" (zit. n. Speck 1993, 43).

Nach Speck muss die *pädagogische Aufgabenstellung* ein gerichtetes, dynamisches Beziehungsgefüge darstellen, das sich an den individuellen Möglichkeiten des Kindes und dessen Lebenssinn orientiert; sie ist als Lern- und Lebenshilfe zu verstehen. Speck (1993, 173 f) teilt die pädagogische Aufgabenstellung in *vier Teilbereiche* auf, wobei diese einander ganzheitlich zugeordnet sind:

Im Teilbereich „*der Erschließung des Lebenszutrauens*" geht es darum, die Lebenskräfte und Lebensantriebe des Geistigbehinderten von außen zu wecken und in Gang zu halten. „Angesprochensein" (Moor 1974) ist nur dort möglich, wo das Kind sich geborgen und bejaht fühlt.

Der Teilbereich „*Ausbildung von Lebensfertigkeiten*" (Sensomotorik und praktische Fertigkeiten) ist für das einzelne Kind lebensbedeutsam und dient seiner sozialen Eingliederung. Die Fertigkeiten reichen vom unmittelbaren körperlichen Bereich bis hin zu beruflichen Bereichen. Sie sind vom nächsten Teilbereich, der Lebensorientierung, nicht abzutrennen.

Im Teilbereich „*die Vermittlung von Lebensorientierung*" (Kommunikation und Information) geht es um die Erschließung der unmittelbaren Lebenswirklichkeit. Dem Geistigbehinderten soll geholfen werden, die Welt zu finden, zu gliedern und zu gestalten. Als indirekte Aufgabe bei der Gewinnung der Lebensorientierung ist die Selbsterkenntnis zu sehen, denn je deutlicher der Geistigbehinderte die Umwelt gliedern kann, umso besser erfährt er sein Verhältnis zu dieser und damit seine eigene Position. Hierzu gehört also der Vergleich der eigenen Person mit anderen, das Erkennen der eigenen Grenzen und das daraus wachsende positive Verständnis der eigenen Möglichkeiten.

Der letzte Teilbereich umfasst das „*Bilden von Lebenshaltungen*" (Stabilisierung von Werten und Normen). Aus den ersten drei Teilbereichen resultiert mit der Zeit ein „normorientiertes" Verhalten und somit eine Stabilisierung der Lebensführung. Aus den ausgebildeten Werthaltungen des Kindes oder Jugendlichen werden Persönlichkeitsmerkmale, die schließlich Bestandteil seiner Identität sind.

Das Heilpädagogische Reiten vermag zu jedem der Teilbereiche einen Beitrag zu leisten. Durch den Umgang mit dem Pferd können im Kind Lebenskräfte und Lebensantriebe erweckt und in Gang gehalten werden. Der Umgang mit einem Lebewesen kann Freude und Erfüllung geben und damit zu einer positiven Grundgestimmtheit beitragen.

Beim HPR erwirbt das Kind sensomotorische Erfahrungen im aktiven und passiven Umgang mit seinem Körper an und auf dem Pferd. Im tätigen Umgang mit dem Pferd erlernt es lebenspraktische Fertigkeiten und erwirbt Wissen über Gegenstände und Zusammenhänge. Es kann sich dadurch zunehmend besser orientieren. Es lernt auch seine eigenen Möglichkeiten und Grenzen kennen. Da jede Handlung an und auf dem Pferd Auseinandersetzung mit ihm beinhaltet, ist das HPR von Anfang an ein sozialer Prozess und damit ein Beitrag zur Verbesserung der Kommunikationsfähigkeit. Hinzu kommen noch die Beziehungen zum Reitpädagogen und zu anderen Kindern, die an den Lektionen teilnehmen.

Durch den Umgang mit dem Pferd erschließt sich dem Kind in zunehmendem Maße ein mehr oder weniger großer Teil der belebten Natur. Daraus ergeben sich Haltungen und Einstellungen, die zur allgemeinen Werthaltung des Kindes beitragen und zu einem Teil seiner Persönlichkeit werden können.

„Geistige Behinderung bedingt (...) *spezielle Erziehungsbedürfnisse*, d. h. spezielle Formen des Lernens und Lehrens (Speck 1993, 165). „Das Lernen des geistig behinderten Kindes muß vor allem ein *handelndes* und *operatives* Lernen sein, wenn es ein *bildendes* Lernen sein soll" (S. 187). „Um dies zu erreichen, muß die Erziehungs- und Bildungsarbeit vor allem darauf gerichtet sein, dem Kind möglichst viel Gelegenheit zum tätigen Umgang mit Dingen, zum Erfahrungssammeln zu geben" (S. 188).

Der Umgang mit dem Pferd bietet viele Möglichkeiten des Handelns. Zudem fordert das Pferd als „lebendiges Material" und durch seine Wesensart das Kind zum Handeln auf. „Aus der fundamentalen Bedeutung des (sensomotorischen, kognitiven, sprachlichen, sozialen) Tätigseins, das auf Interaktionen eines Subjekts mit der Umwelt beruht, folgt die didaktische Notwendigkeit einer intensiven *Interaktionsförderung*" (Speck 1993, 189). Damit das Lernen operativ erfolgen kann, muss der *Lerninhalt didaktisch strukturiert* werden, d. h. er muss im Hinblick auf die individuelle Lernfähigkeit zubereitet werden. Diese Forderung ist im Umgang mit dem Pferd ganz besonders wichtig. Denn die verschiedenen Arten des Tätigseins mit und um das Pferd sind komplex und können schnell eine Überforderung für das Kind sein. Ein langsames und systematisches Hinführen ist absolut erforderlich.

Neben dem handlungsorientierten Lernen und Lehren ist auch das

Lernen durch Üben wichtig, welches vor allem beim sensomotorischen Funktionstraining bei Schwerstbehinderten eingesetzt wird wie auch dafür, Voraussetzungen des Lernens durch Handeln zu schaffen (Speck 1993,190). Auch diese Art des Lernens taucht beim HPR auf, wobei die Übungsphasen notwendige Handlungen ermöglichen sollen und nicht als isoliertes Funktionstraining dienen dürfen. Sonst können die Möglichkeiten, die der Umgang mit dem Pferd bietet, nicht ausgeschöpft werden.

Somit kann das Heilpädagogische Reiten (als Maßnahme) einen Beitrag für die Erziehung geistig behinderter Menschen leisten, da es wesentliche Zielbereiche der pädagogischen Aufgabenstellung anspricht und handlungsorientiertes Lernen ermöglicht.

Fallbericht: der Jugendliche A.

Kurzbeschreibung

A. ist 17 Jahre alt, 170 cm groß und 57 kg schwer. Er ist ein dunkler, schlanker Jugendlicher mit schwarzem, gekraustem Haar. Sein Äußeres ist gepflegt; sein Körper hat keine sichtbare Behinderung.

Anamnese

A. wurde als erster Sohn einer italienischen Familie geboren. A. hat einen 2 Jahre jüngeren, normalen Bruder. Den Eltern fiel auf, dass A. mit $2^1/_2$ Jahren noch nicht sprach. Aufgrund der medizinischen Diagnose wurde A. später als interner Schüler in ein Heim für cerebral geschädigte Kinder aufgenommen. Mit 8 Jahren wurde A. als interner Schüler in ein Sonderschulheim aufgenommen.

Medizinische Diagnose

- Psychischer und geistiger Entwicklungsrückstand, wahrscheinlich aufgrund pränataler Störungen,
- zentrale Wahrnehmungsstörung,
- ausgeprägte Verhaltensstörung mit Kontaktproblemen, extreme Angstreaktionen (Phobien Hunden und allgemein Tieren gegenüber),
- ausgeprägte autistische Verhaltensweisen.

Aus dem Bericht des Arztes geht weiter hervor, dass A. grobmotorisch recht gut ist, feinmotorisch hingegen eher „gstabig" (ungelenk). Aufgrund der starken psychischen Störungen konnte eine Abklärung des IQ nie durchgeführt werden. Es wird jedoch vermutet, dass A. intellektuell nicht sehr entwickelt ist, dass er aber sein Potential aufgrund der psychischen Störungen nicht ausnützen kann.

A. hat sehr sensible Sinne, er nimmt viel mit der Nase und den Ohren wahr. Er untersucht Gegenstände auf Geschmack und Ton durch Lecken, Beschnuppern und Klopfen. A. ist sehr wetterempfindlich.

A. versteht alltagssprachliches Deutsch und Italienisch. Er spricht selten von sich aus, eigentlich nur in emotional geladenen Situationen – wenn er in Not ist oder übergroße Freude verspürt. Seine freie Zeit verbringt er meistens in der Natur. Er geht umher, spielt auf seine autistische Weise mit irgendwelchen Gegenständen und verbringt lange Zeit auf der Schaukel.

A. reagiert auf Veränderungen in seinem Umfeld mit Nervosität, Aggression (Zerstören eines Gegenstandes) und Autoaggressionen.

Situation in der Schule

Seit dem Schuljahr 1986 besucht A. während $1^{1}/_{2}$ Tagen in der Woche meinen Schulunterricht. Die Klasse wurde zu diesem Zeitpunkt neu zusammengesetzt. A. kannte weder mich, die Lehrerin, noch seine Mitschüler (2 Knaben und 1 Mädchen, alle in seinem Alter). A. begrüßte mich anfänglich nur auf Aufforderung, wobei er den Blickkontakt vermied. Zu seinen Mitschülern nahm er keinen Kontakt auf. Auf ihre Kontaktversuche (Ansprache, Berührung) hin wandte er sich meist ab.

A. nahm am Unterrichtsgeschehen kaum teil. Er war gefühlsmäßig und gedanklich häufig abwesend. Wenn er eine Aufgabe am Platz erledigen sollte, stand er schon nach wenigen Minuten wieder auf, ging umher und stand lange am Fenster und schaute hinaus. Auf meine Aufforderung, sich wieder zu setzen, reagierte er manchmal gar nicht. Wenn ich für A. Zeit hatte und neben ihm sitzen konnte, erbrachte er oft erstaunliche Leistungen hinsichtlich Tempo und Qualität der Arbeit. Arbeiten, bei denen A. motiviert war, konnte er selbstständig verrichten (z. B. alles was den Kochunterricht betraf). Allerdings führte er auch dort ohne meine Aufforderung keine Handlung aus. Beim rhythmisch-musischen Unterricht setzte sich A. ein; offensichtlich gefiel ihm dieser ganz speziell.

A. sprach von sich aus nie. Er benannte aber auf Aufforderung einzelne Dinge. Über Bilder aus dem Kochunterricht, auf denen Handlungsabläufe abgebildet waren, sprach er in Zweiwortsätzen, allerdings auch nur auf Aufforderung.

Heilpädagogisches Reiten als Erziehungsmaßnahme

Das Heilpädagogische Reiten mit A. hat folgende Ziele:
Als Erstes geht es um die *Anbahnung einer Beziehung*. A. soll durch das Pferd aus seiner autistischen Welt herausgelockt werden und sich in Beziehung zum Pferd setzen. Wichtig dabei ist, dass er sich wohlfühlt.

Wenn dieser erste Kontakt vorhanden ist, kann mit dem *Aufbau einer Beziehung* zum Pferd begonnen werden. Diese Beziehung kann als Vorstufe zu zwischenmenschlichem Kontakt angesehen werden.

Wenn autistische Menschen emotional angesprochen sind, steigen ihre Leistungen stark an. Dies bedeutet also in der Arbeit mit A. *Motivation ermöglichen*, um eine Grundlage für Lernprozesse zu schaffen.

A. soll die Möglichkeit geboten werden, selber zu wirken, zu wagen, Mut zum Handeln zu fassen, um sich dadurch der Welt gegenüber als Bewirker zu erfahren und nicht als ein Ausgelieferter. Es soll ihm also genug *Raum und Zeit für Eigenbestimmung* gegeben werden.

Um einer Überforderung durch zu viele neue Reize und Situationen vorzubeugen, sollte die *Situation anfänglich möglichst reizarm* gestaltet werden, und der *Lektionsablauf sollte möglichst gleich bleibend* sein.

Durchführung des Heilpädagogischen Reitens

Vorgehen

Von Beginn an hielt ich meine Beobachtungen während der Lektionen in erzählender Form fest, gegliedert nach den einzelnen Situationen. Mit der Zeit stieß ich dann auf relevante Beobachtungskriterien, die in fast allen Situationen anwendbar waren. Deshalb begann ich dann, systematischer nach diesen Kriterien zu beobachten. Um das Beobachtete festzuhalten und auszuwerten, wählte ich folgendes Vorgehen:

Zunächst habe ich alle von mir benutzten Beobachtungskriterien, entsprechend dem Ablauf der Lernschritte, tabellarisch festgehalten (vgl. Tab. 1) Die Beobachtungen, die ich in erzählender Form notierte, sind ebenfalls nach dem Ablauf der Lektion geordnet. Dabei wird jede einzelne Sequenz der Lektion über einen Zeitraum von 5 Monaten beobachtet und interpretiert. Im Anschluss daran trug ich zu den einzelnen Beobachtungskriterien die wichtigsten Ergebnisse zusammen, um so eine bessere Übersicht über die Gesamtentwicklung, unabhängig von verschiedenen Lektionssequenzen, zu erhalten.

Lektionsablauf

Autistische Menschen haben ein starkes Bedürfnis nach Konstanz ihrer Umwelt. Deshalb wurde der Lektionsablauf so gestaltet, dass er *über längere Zeit gleich bleiben* konnte. Damit A. anfänglich nicht überfordert und zu einem späteren Zeitpunkt nicht unterfordert wurde, überlegte ich mir *Differenzierungsmöglichkeiten* innerhalb der einzelnen Lektionssequenzen. Dadurch wurde es mir möglich, den Lektionsablauf über längere Zeit (3–4 Monate) unverändert zu lassen. Durch die Differenzierung innerhalb der einzelnen Sequenzen konnte ich auf die Bedürfnisse und den Entwicklungszustand von A. eingehen.

Da im Zentrum meiner Arbeit der Aufbau einer Beziehung zum Pferd stand, mussten die jeweiligen *Aufgaben in direktem Zusammenhang mit dem Pferd* stehen. Irgendwelche Stallarbeiten wären nicht sinnvoll, Reiten verfrüht gewesen, da A. bis dahin noch keinen Kontakt zu Pferden hatte. Aus diesen Überlegungen heraus erstellte ich dann einen Lernplan (Tab. 1).

Tabelle 1: Lernschritte für A.

Situation	Verlauf	Begründung	Beobachtungskriterien
1. Gemeinsam zu den Pferden gehen	A. vor dem Schulhaus ab holen; mit ihm zu den Pferden gehen. Später sollte er dann alleine kommen können.	Da A. um diese Zeit gewöhnlich Schule hat, wartet er vor dem Schulhaus.	In welcher Stimmung kommt A. zu den Pferden?
2. Begrüßung der Pferde außerhalb des Geheges	Am Zaun stehen, Pferde verbal begrüßen, evtl. streicheln. Einige Minuten stehen bleiben und zuschauen.	A. soll die Pferde von weitem beobachten können. Er soll Zeit haben, sich auf das Kommende einzustellen. Meine Art, die Pferde zu begrüßen, soll ihm eine Möglichkeit zeigen.	Reaktion: Nimmt A. die Pferde wahr? Wenn ja, wie reagiert er?
3. Zu den Pferden ins Gehege gehen	Durch die Türe über den Platz der Islandpferde zur Abschrankung gehen – zwei Querbalken. Darüberklettern ins Gehege der Shetlandponies.	Weitere Annäherung	Wie reagiert A. auf die Nähe der Pferde?
4. Futter vorbereiten und Pferde füttern	In der Sattelkammer das Futter in die Plastikbecken geben und damit zu den Pferden gehen. Das Futter vor den Pferden auf den Boden stellen und festhalten, damit sie es nicht ausleeren. Ich will mich dann mit der Zeit während des Fütterns bewusst im Hintergrund halten, um A. die Möglichkeit zu geben, frei zu agieren und die Begegnung nach seinen Bedürfnissen zu gestalten.	Weitere Annäherung. A. soll auf das Pferd zugehen und spüren/sehen, dass das Pferd gleichzeitig auf ihn zukommt (angelockt vom Futterbecken). Durch Beobachten soll A. hier einen wichtigen Teil des Pferdelebens – die Futteraufnahme - kennenlernen. Durch die Aufgabe, das Becken zu halten, hat A. einen Handlungsauftrag, ist also nicht beschränkt auf visuelle Beobachtung.	Wie selbstständig geht A. bei der Futtervorbereitung vor? Wie nähert er sich den Pferden mit dem Becken? Während des Fütterns: • Nähe/Distanz • Dauer der Aufmerksamkeit • Dauer der Anwesenheit

Tab 1: Fortsetzung

Situation	Verlauf	Begründung	Beobachtungskriterien
5. Spaziergang	Das Pferd am Strick führen und spazieren gehen in der näheren Umgebung. Ich führe das Pferd auf der anderen Seite zur Vorsicht auch mit, um nötigenfalls korrigierend eingreifen zu können, ohne den Strick des Kindes – und dadurch die Führung – übernehmen zu müssen.	Das Pferd in Bewegung erleben. Erleben von gemeinsamem Vorwärtsgehen. A. als Führender (= Aktiver), Pferd als Gehorchendes. Auseinandersetzung: "Das Pferd will nicht, wie ich will" – Widerstand spüren. Lösungen über das Ausprobieren finden, sich durchsetzen.	Welcher Abstand zum Pferd? Übernimmt A. die Führung? Wie verhält er sich? Wie reagiert er darauf?
6. Pferd weiden lassen	Entweder das Pferd während des Spaziergangs an einem Wiesenrand fressen lassen oder es direkt nach dem Putzen auf dem nicht eingezäunten Sportplatz des Heimareals weiden lassen. Auch hier will ich mich mit der Zeit in den Hintergrund zu rückziehen. A. soll Freiraum für Eigenaktivität erhalten.	A. soll teilweise dem Pferd folgen, damit es dort fressen kann, wo es will; andererseits soll A. darauf achten, dass es an bestimmten Orten nicht fressen kann: A. hat die Doppelrolle eines Führenden und „Gehorchenden".	Nähe / Distanz Ausdauer Übernahme der Rollen?
7. Abschied von den Pferden	Pferd loben und in den Stall zurückführen. Einige Minuten am Zaun stehen bleiben und die Pferde beobachten.	Zeit der Sammlung und der Ruhe.	Wie verhält sich A.?
8. Reiten	Sollte A. den Wunsch äußern zu reiten, so soll er nach einigen Monaten Gelegenheit dazu erhalten.	Eine neue andere Art, von Kontakt zum Pferd – nämlich über den eigenen Körper und den Körper des Pferdes.	Spannung/ Entspannung Sitz. Reaktion nach dem Reiten.

Differenzierungsmöglichkeiten innerhalb der einzelnen Aufgaben

Situation: Von einer einfachen, reizarmen Situation (ein Kind, ein Erwachsener, ein Pferd) bis hin zur komplexen Realsituation (Kinder, Leute, Hunde, Pferde).

Zeit: Von kurzen Sequenzen (2–3 Minuten) des Kontaktes mit dem Pferd bis zur Dauer von 2 Lektionen (1½ Stunden)

Pferd:
a) Vom Kontakt zum angebundenen Pferd bis zum Kontakt zu einem Pferd, das sich frei auf der Weide bewegt.
b) Vom braven, willigen Pferd bis zum eigenwilligen, herausfordernden Pferd

Genauigkeit: Von angedeuteten Handlungen (z. B. zweimal mit dem Striegel über das Pferd fahren = Putzen) bis hin zu differenzierten Handlungen.

Selbstständigkeit: Von begleitenden Handlungen bis zur selbstständigen Erledigung einer Aufgabe

Eigenbestimmung: Von der gezielten Anleitung (Fremdbestimmung) bis hin zu selbstständigem Agieren (Eigenbestimmung)

Meine Rolle bei der Durchführung der Lektionen

Meine Anwesenheit hatte primär eine Vorbildfunktion. Ich wollte durch mein Beispiel A. zeigen, wie man mit den Pferden umgehen kann. Anfänglich wurden die Handlungen hauptsächlich von mir ausgeführt, wobei ich darauf achte, dass A. immer wieder mittels kleiner Handlungen einbezogen wurde. Ich achtete speziell darauf, verbale Anweisungen nur wenn nötig zu geben, damit A. die Gelegenheit bekam, von sich aus zu reagieren. Auch wollte ich dadurch das Pferd zum Zuge kommen lassen, dessen Aktionen für A. eine Aufforderung zu Reaktionen sein konnten. Zudem sollte man im Umgang mit autistischen Menschen den indirekten Weg – über ein Objekt – wählen. Dies war in unserem Falle über das Pferd sehr gut möglich.

Meine Anwesenheit sollte aber auch als Stabilisator wirken. Wenn A. aus irgendwelchen Gründen nicht handeln konnte oder falsch handelte, konnte ich beruhigend ausgleichen. Dadurch war eine relative Ausgewogenheit im Ablauf der Lektion gegeben. Dies wirkte sich auch wieder positiv auf die Gesamtatmosphäre aus.

Eine möglichst entspannte, lockere Atmosphäre war wichtig, damit sich ein Wohlbefinden einstellen konnte. Daher verzichtete ich bewusst auf jegliche Art von Stress und Druck. Denn nur über das „Sichwohl-Fühlen" kann eine Beziehung zum Pferd entstehen und sich Eigeninitiative im Sinne einer Handlungsmotivation entwickeln.

Verlauf und Ergebnisse der Arbeit mit A.

Zu Beginn des HPR konnte A. nur kurze Zeit (einige Minuten) am Geschehen teilnehmen. Immer wieder wandte er sich ab und zog sich in seine eigene Welt zurück. Anfänglich wandte er sich, auf meine Aufforderung hin, wieder den Aufgaben zu, später geschah dies von alleine. Heute ist A. fähig, 10–20 Minuten bei den Aufgaben zu verweilen. A. scheint am Umgang mit dem Pferd Interesse gefunden zu haben und ist daher auch fähig, seine Aufmerksamkeit über längere Zeit darauf zu konzentrieren.

Mir ist während der Arbeit aufgefallen, dass A, sich über kleine Handlungen und Aufträge, bei denen er etwas in den Händen hat – Becken, Bürste, Strick – dem Pferd besser nähern kann. Die Phase des Beobachtens und Verweilens stellt sich bei ihm dann von selbst ein.

Durch meine verbale Strukturierung der Situation und durch gemeinsames Aushalten der angsterregenden Situationen wurden A.s Reaktionen auf das Verhalten des Pferdes (Bewegungen) differenzierter. Auch heute rennt A. in einigen Situationen noch davon, doch zögert er oft zuerst noch einen Moment – möglicherweise, um das Pferd zu beobachten. A. s Haltung, wenn er zu den Pferden kommt, scheint von Vorfreude geprägt zu sein. Möglicherweise ist in beiden Fällen ein Ansatz zu einer Antizipationsleistung vorhanden.

A. kann sich heute dem Pferd, wenn es angebunden ist, ohne Probleme nähern. Er ist auch fähig, neben dem Pferd herzugehen. Hingegen braucht er noch einen Sicherheitsabstand, wenn das Pferd sich frei im Gehege oder auf der Weide bewegt. Obwohl A. heute auf dem Pferd reitet und dadurch einen gewissen Körperkontakt akzeptiert und genießt, ist er nur teilweise bereit, das Pferd mit der Hand zu streicheln.

A. nimmt beim Führen des Pferdes nicht die Rolle eines Führenden und Dirigierenden ein. Beim Weidenlassen ergreift er ab und zu diese Möglichkeit, springt jedoch sofort weg, wenn sich das Pferd in Bewegung setzt. A. kann heute also das Pferd in einigen Situationen akzeptieren und sich in seiner Nähe wohlfühlen. Er ist aber noch nicht bereit, aktiv auf das Pferd einzuwirken. A. vertraut dem Pferd also noch nicht in allen Situationen, was für mich bedeutet, dass eine Beziehung zum Pferd eben erst ansatzweise besteht.

Mir ist im Laufe der Zeit aufgefallen, dass A., wenn er sich sicher genug fühlt, eine Handlung nach 3–5 Wiederholungen von selbst ausführt (ins Gehege hereinkommen, Futtervorbereitung, Füttern usw.). Meine Haltung, A. Zeit zu lassen, möglichst keinen Druck auszuüben, damit sich Motivation und Eigeninitiative entfalten können, scheint sich sichtlich bewährt zu haben.

A. und ich sind uns über die Arbeit mit dem Pferd näher gekommen. Er vertraute mir zusehends mehr. In Situationen der Angst hörte er eher auf mich und blieb zum Teil auch bei mir stehen. A. kann heute auch meine Berührungen annehmen. In Situationen, in denen wir dasselbe tun, spüre ich manchmal ein stilles Einverständnis.

Es wird noch ein langer Weg sein, bis A. eine gute, tragfähige Beziehung zum Pferd eingehen kann. Aber die Entwicklung von A. während dieses halben Jahres lässt uns wohl zu Recht die Hoffnung, dass eine solche Beziehung noch zu erreichen ist.

Das HPR hat sich auf A.s *Situation in der Schule* ausgewirkt. A. kommt jedes Mal gelöst und entspannt vom HPR in die Schule. Es hat sich gezeigt, dass seine gute Stimmung noch einige Zeit andauert. Er ist dann jeweils offener und aufnahmefähiger. Auch mir gegenüber ist A. während der Schulzeit offener als früher. Wenn er mich sieht, kommt er zu mir, sagt: „Hoi" oder auch „Hoi, Gäng" und schaut mich dabei an. Ab und zu redet er auch über Dinge, die ihn etwas beschäftigen.

Anfänglich nahm A. über das Spiel mit meinen Fingern ersten Körperkontakt auf. Später nahm er meine Hand, wenn er wollte, dass ich ihn streichle. Heute will er sogar ab und zu ganz in die Arme genommen werden, wobei er dann seinen Kopf tief in meine Schultern drückt und mit mir hin und her schaukelt.

A. nimmt heute auch von sich aus Kontakt zu seinen Mitschülern auf, indem er sie berührt oder einfach anschaut. Das Mädchen in unserer Klasse darf ihm sogar über die Haare streichen und seinen Kopf in die Arme nehmen.

A. nimmt allgemein längere Zeit am Unterrichtsgeschehen teil. Speziell in der Musik und bei Rollenspielen ergreift er auch selber die Initiative. A. zeigt ab und zu auch Freude, wenn er von mir für eine Arbeit gelobt wird.

Auch die *Situation in der Wohn-Gruppe* hat sich für A. in letzter Zeit geändert. Er hat weniger Anfälle und beginnt, auch dort Kontakt mit den Kindern aufzunehmen. Einen Teil seiner freien Zeit verbringt er jetzt vor dem Gehege der Pferde. Er beobachtet sie, wirft Gras zum Fressen hinein und spricht ab und zu mit ihnen.

Seit den Sommerferien kann A. mit einer Erzieherin jeweils mittwochs von 11–12 Uhr zu den Pferden gehen. Er darf jetzt wählen, ob er reiten oder das Pferd führen will. Meistens entscheidet er sich fürs erstere. Wenn A. dann um 12 Uhr zur Gruppe kommt, ist er gut gelaunt und summt vor sich hin.

Fazit: Die Zielsetzung – Anbahnung und Aufbau einer Beziehung zum Pferd – und damit verbunden die zeitweise Auflösung der autistischen Abkapselung ist mindestens teilweise erfüllt. Hoffnungen für eine positive Weiterentwicklung sind wohl auch gerechtfertigt. Es hat sich auch gezeigt, dass A. Motivation entwickelt hat und zum Teil Eigeninitiative ergriff. A. ist dennoch dem Pferd gegenüber eher ein Gewährender als ein aktiv Bewirkender.

A. hat sich offensichtlich generell geöffnet. Er nimmt mehr Kontakt zu Menschen auf und verbringt auch weniger Zeit in seiner autistischen Welt. Ich glaube nicht, dass diese Entwicklung nur über das HPR erreicht wurde. Es spielten bestimmt viele verschiedene Faktoren zusammen. Es ist allerdings nicht feststellbar, welcher Teil welchen Faktoren zugeordnet werden kann. Ich möchte aber doch sagen, dass das HPR einen bestimmt nicht unwesentlichen Teil zu dieser Entwicklung beigetragen hat. Man könnte also den Aufbau einer Beziehung zum Pferd tatsächlich als eine mögliche Vorstufe zu zwischenmenschlichem Kontakt ansehen.

Folgerungen: Geistigbehindertenpädagogik und das Heilpädagogische Reiten

Die allgemeine Heilpädagogik sowie die Geistigbehindertenpädagogik im Speziellen sehen ihre Aufgabe darin, den Menschen einerseits zu seinem Selbst, andererseits zu einem Mitglied der Gesellschaft zu erziehen.

Am Beispiel von A. konnten wir sehen, dass sich für ihn eine neue Welt im Umgang mit dem Pferd eröffnet hat. In einer ungezwungenen Atmosphäre kann er an das Pferd herantreten, in der Auseinandersetzung mit dem Pferd lernt er langsam, seine Verhaltensweise zu ändern und erfährt darüber hinaus Zufriedenheit und wohl auch Stolz, wenn ihm etwas gelungen ist. A. entwickelte sich in dieser Zeit auch außerhalb des HPR weiter. Eine zunehmende Öffnung seinen Mitmenschen gegenüber war feststellbar (bestimmt teilweise bedingt durch das HPR). Das HPR hat also bei A. einen Beitrag zu seiner individuellen und sozialen Entwicklung geleistet.

Im Umgang mit dem Pferd ließ sich das Prinzip der Zurückhaltung des erzieherischen Eingriffes dem Kind gegenüber auch gut durchführen, setzte doch allein schon das Pferd – bedingt durch seine Wesensart – eine Reihe von Prozessen bei A. in Gang.

Am Beispiel von A. ließ sich zeigen, dass das HPR zu jedem der vier Teilbereiche der pädagogischen Aufgabenstellung nach O. Speck etwas beitragen kann. Die einzelnen Bereiche wurden jedoch unterschiedlich stark angesprochen:

Ein Schwerpunkt lag im Bereich der „Erschließung des Lebenszutrauens". Lebenskräfte und Lebensantriebe konnten in A. geweckt werden. Er verbrachte weniger Zeit in seiner autistischen Abkapselung als früher. Er konnte im Umgang mit dem Pferd Eigenmotivation und Eigeninitiative entwickeln. Zudem bereitete ihm das HPR Freude; er war ausgeglichener, und es entstand eine gute Stimmung, die auch nach den Lektionen noch anhielt.

Im zweiten Teilbereich – „Ausbildung von Lebensfertigkeiten" – stellte sich in der Arbeit mit A. heraus, dass in der vorhandenen Zeit zwar keine konkret sichtbaren, praktischen Fertigkeiten erlernt wurden, jedoch basale Wahrnehmungen als Voraussetzung dafür gefördert werden konnten: A. hatte durch die verschiedenen Tätigkeiten an und auf dem Pferd sensomotorische Erfahrungen erworben. Meines Erachtens war für A. die Erfahrung *auf* dem Pferd (während des Reitens) am entscheidendsten. Hier erfuhr er über seinen Körper die Wärme des Pferdes und dessen rhythmische Bewegungen. Beides erinnert an das Schaukeln des Säuglings in den Armen der Mutter.

Im Bereich „Vermittlung von Lebensorientierung" lernte A. durch Strukturierung der Umgebung und der Reaktionen des Pferdes, seine Angst allmählich etwas in den Griff zu bekommen. Möglicherweise leistete er auch Ansätze zu einem Antizipationsverhalten. Über die Auseinandersetzung mit dem Pferd hat A. seine eigenen Möglichkeiten und Grenzen erfahren.

Durch die von mir begleitete Arbeit A.s mit dem Pferd und durch mein Beispiel konnte A. erleben, wie man mit dem Pferd umgeht. In diesem vierten Teilbereich – „Bilden von Lebenshaltungen" – konnte A. eine Werthaltung gegenüber dem Pferd kennen lernen. Wie weit er das, nach dieser kurzen Zeit, in seine allgemeine Werthaltung aufgenommen hat, kann ich nicht beurteilen.

„Lernen durch Handeln", eine spezielle Form des Lernens und Lehrens, welche im Umgang mit Kindern mit einer geistigen Behinderung besonders wichtig ist, ließ sich im Umgang mit dem Pferd fast immer durchführen. Denn das Pferd bewirkt durch seine Reaktionen Handlungen, und der Umgang mit ihm ist handelnd.

Beim HPR lassen sich wichtige Grundzüge der allgemeinen Heilpädagogik wie auch der Pädagogik für Menschen mit einer geistigen Behinderung anwenden. Nicht nur dies – auch der Umgang mit dem Pferd selbst birgt, bedingt durch seine Wesensart, diese Prinzipien teilweise in sich.

Ich hoffe, hiermit gezeigt zu haben, dass das HPR – beispielhaft bei A. und damit auch bei anderen Menschen mit einer geistigen Behinderung – eine sinnvolle Maßnahme für ihre Erziehung und Entwicklung sein kann.

Literatur

Bach, H. (Hrsg.) (1979): Pädagogik der Geistigbehinderten (Handbuch der Sozialpädagogik, Bd. 5). Marhold, Berlin

Gäng, M. (Hrsg.) (1994): Heilpädagogisches Reiten und Voltigieren. 3. Aufl. Ernst Reinhardt, München/Basel

Moor, P (1974): Heilpädagogik. 3. Aufl. Huber, Bern/Stuttgart/Wien

Piaget, J. (1969): Das Erwachen der Intelligenz beim Kinde. Klett-Cotta Stuttgart

Piaget, J. (1975): Gesammelte Werke. Bd. 2: Der Aufbau der Wirklichkeit beim Kinde. Bd. 10: Entwicklung des Erkennens III. Klett-Cotta Stuttgart

Schneeberger, E (1979): Erziehungserschwernisse. Schweiz. Zentrale für Heilpädagogik, Luzern

Speck, O. (1993): Menschen mit geistiger Behinderung und ihre Erziehung. 7. Aufl. Ernst Reinhardt, München/Basel

Speck, O. (1975): Soziale und personale Integration. Grundgedanken zur Erziehung des geistigbehinderten Menschen. Lebenshilfe 14, 18–24

Pädagogisches Reiten in der Drogenrehabilitation

Von Severin Salizzoni

Das Drogenrehabilitationszentrum Cugnanello

Die Stiftung pro juventute Schweiz – mit Zentralsekretariat in Zürich – betreibt in der Toscana ein Drogenrehabilitationszentrum (DRZ) mit 21 Plätzen für ehemalige Drogenabhängige aus der deutschsprachigen Schweiz. Das DRZ Cugnanello bereitet die KlientInnen mit Hilfe eines vielfältigen therapeutischen und pädagogischen Angebots auf ein drogenfreies Leben vor:

- Psychotherapie (Einzel- und Gruppentherapie)
- Pädagogisches Reiten (Reitstunde, Ausritte, Trecks, Reitbrevetprüfung)
- Leben in den Wohngruppen
- Arbeit in verschiedenen Arbeitsbereichen (Stall/Tierhaltung, Garten, Unterhalt/Werkstatt, Küche/Haushalt)

Der eineinhalb- bis zweijährige Aufenthalt ist in vier Therapiephasen gegliedert, wobei die KlientInnen je nach Entwicklungsstand zunehmend Verantwortung übernehmen. Die folgenden Ausführungen sind dem pädagogischen Reiten gewidmet. Sie geben Einblick in die vielfältigen Möglichkeiten der Beziehungsarbeit zwischen Pferd und Klient/Klientin.

Der Reitbetrieb

Für die Pferdehaltung und -pflege ist ein Fachmitarbeiter verantwortlich. Unter seiner Anleitung lernen die KlientInnen im Arbeitsgebiet Stall/Tierhaltung die artgerechte Haltung und Pflege der 15 Pferde. Zwei Reitpädagoginnen sind zuständig für je zehn bzw. elf KlientInnen. Zu ihrem Aufgabengebiet zählen Einzel- und Gruppenreitstunden, Einzel- und Gruppenausritte, Ein- und Mehrtagesausritte, Reitspiele, Trecks und die Vorbereitung der KlientInnen auf die Reitbrevetprüfung. Die Reitpädagoginnen nehmen an den Sitzungen des

Gesamtteams, an Sitzungen mit den PsychotherapeutInnen und mit dem Stallverantwortlichen sowie an der Teamsupervision teil. Auf diese Weise sind sie mit dem Gesamtteam vernetzt. Den Reitpädagoginnen und dem Stallverantwortlichen obliegt viel Verantwortung im Bereich der Unfallverhütung und in ihrer Funktion als „Dolmetscher", wenn es darum geht, das Verhalten des Pferdes den KlientInnen gegenüber verständlich zu machen.

Das Pferd als Therapiehelfer

„Wer immer in den Sattel steigt, er wird erzogen werden, zum Leben und zum Menschen." (Clemens Laar, 1950)

Kann einem jungen Erwachsenen, der sich in einer besonders schwierigen, defizitären Lebenssituation befindet, nicht geholfen werden, indem er elementare Erfahrungen und Erlebnisse nachholen kann? – Hier setzt im DRZ Cugnanello die Arbeit mit den Pferden an. Das pädagogische Reiten erweist sich als ideale Lernmöglichkeit. Das Pferd spricht den Menschen auf fast allen Ebenen an. Es spiegelt sein Verhalten und macht es transparent. Das bewusste Wahrnehmen des Tieres führt zur besseren Wahrnehmung eigener Gefühle und Bedürfnisse. Das Pferd gibt Halt und setzt Grenzen, fordert Respekt und Wertschätzung – Verhaltensweisen, die dem Drogensüchtigen abhanden gekommen sind. Die Zurückhaltung des Pferdes bewirkt bei Menschen mit emotionalen Defiziten wachsende Offenheit und Eigenaktivität.

Nach Aussagen von KlientInnen verhindert die Arbeit mit dem Pferd oft einen Therapieabbruch. Der Umgang mit dem Pferd gibt Impulse für die eigene Entwicklung. Stärke und Schwäche können erlebt werden, und festgefahrene Verhaltensmuster werden durch eine Vielfalt neuer Möglichkeiten aufgebrochen. Die Arbeit mit dem Pferd schafft eine positive Lernsituation und vermittelt das Empfinden, etwas Sinnvolles und Nützliches zu tun und gebraucht zu werden. Dadurch wird das Vertrauen in die eigene Leistungs- und Lebensfähigkeit gestärkt.

Nach Abschluss der ersten Therapiestufe, das heißt nach ungefähr vier Monaten, entscheiden sich die KlientInnen gemeinsam mit der Reitpädagogin für ein *eigenes Bezugspferd*. Die Auswahl des geeigneten Pferdes ist sehr entscheidend. Die Heranführung an das Pferd, das gegenseitige Kennenlernen und der Aufbau von Vertrauen brauchen viel Zeit. In dieser Phase haben die Reitpädagogin und der Stallverantwortliche in besonderem Maße Modell- und Vorbildfunktion. Im Vordergrund steht das Vermitteln des artgerechten Umgangs mit dem Pferd. Gefordert wird dabei in erster Linie Rücksichtnahme und Fürsorge dem Pferd gegenüber sowie eine gute Pflege. Gleichzeitig sind Kenntnisse über das Verhalten des Pferdes sowie über Möglichkeiten der wechselseitigen Verständigung wichtig.

Die Ursache der Drogensucht liegt oft in Beziehungsstörungen, deren Wurzeln meist in die frühe Kindheit zurückreichen. Die Beziehung zum Pferd, dem Lebendigkeit, Konstanz und Zuverlässigkeit eigen sind, bietet sich in der Drogenrehabilitation gleichsam als Übungsfeld an im Aufbau zwischenmenschlicher Beziehungen. Es hat sich gezeigt, dass die Mensch-Tier-Beziehung eine gute Grundlage für den Aufbau tragfähiger zwischenmenschlicher Beziehungen sein kann. Über den Kontakt zum Pferd lernen die Klientinnen, ihre Wünsche nach Zuwendung, Fürsorge und Freundschaft auszudrücken. Die Pferde sind für die Klientinnen anfangs oft bessere Freunde als die Menschen, weil sie sich nicht verstellen können und weder beleidigt oder nachtragend noch fordernd sind. Im Kontakt mit dem Pferd können die Klientinnen vielleicht zum ersten Mal ihre Bedürfnisse nach Nähe und Berührung zulassen und Zärtlichkeit und Zuneigung ausleben. Sie lernen so, in Beziehung zu treten – zum Pferd, zur Natur, zu sich selbst und schließlich zu anderen Menschen.

Der Reitunterricht

Für die Reitstunden, die auf dem Reit- oder Longierplatz stattfinden, stehen den Reitpädagoginnen 90 bzw. 120 Minuten zur Verfügung. Zu Beginn wird das Pferd von der Weide geholt und gepflegt. Die Reitpädagoginnen nehmen daran aktiv teil und stehen als Ansprechperson auch für Fragen zur Verfügung. Wie jemand auf die Weide tritt oder wie jemand sein Pferd putzt, gibt der Reitpädagogin bereits wichtige Hinweise dafür, in welcher aktuellen Verfassung sich der Klient oder die Klientin gerade befindet.

Im gemeinsamen Gespräch erklärt die Reitpädagogin die Zielsetzung der Stunde. Viel Wert wird auf Eigenaktivität, Mitverantwortung und -entscheidung gelegt. Störungen haben Vorrang. Die Reitpädagogin spricht auch immer wieder die Reaktionen des Pferdes bei der Fellpflege, beim Anlegen des Gurtes oder beim Satteln an. Schon das Putzen zeigt, wie Klientin und Pferd aufeinander reagieren.

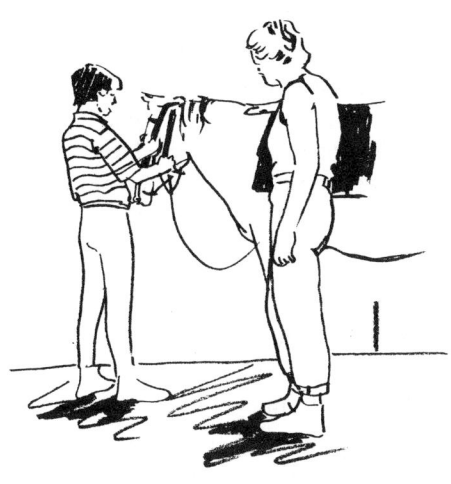

Auf dem Reit- oder Longierplatz achtet die Reitpädagogin bei den Klientinnen auf die reiterlichen Fähigkeiten sowie auf Stimmung und Befinden. Sie gewährt genügend Zeit, damit die Klientin oder der Klient sich auf das Pferd konzentrieren kann, und geht auf Wünsche ein. Bei vielen Klientinnen steht ein starker Leistungsanspruch im Vordergrund. Sie meinen, sich durchsetzen und das Pferd beherrschen zu müssen. Dieser Anspruch, der mit viel Angst verbunden ist, verspricht falsche Sicherheit. Die Lebendigkeit und Bewegungsfreudigkeit des Pferdes und sein Bedürfnis nach Kontakt stehen solchem Leistungsanspruch entgegen.

Der Schritt des Pferdes und die Körperwärme des Tieres schaffen eine Atmosphäre, die Vertrauen einflößt, Experimentierfreude weckt und Kindheitserinnerungen wachruft. Das Reiten im Schritt hat große Bedeutung, ohne dass die Reitpädagoginnen damit dem aufmunternden Trab oder den schnellen Sprüngen im Galopp ihre Wichtigkeit absprechen würden. Die Klientinnen spüren ihren Körper und den des Pferdes bewusst und intensiv. Sie nehmen Atmung und Bewegung, Verkrampfung und Entspannung, Freude und innere Leere, Gefühle und Bedürfnisse wahr. Der wechselseitige Kontakt und das Zusammenspiel zwischen Klientin und Pferd sowie die reiterliche Ausbildung stehen in der Reitstunde im Vordergrund Beeindruckend ist dabei die willige Mitarbeit des Pferdes, das Widerstände, Verspannungen, Blockierungen, Freude und Ähnliches spiegelt. Die Reitpädagoginnen bieten Übungen an, die speziell das reiterliche Können fördern und den Kontakt zwischen Pferd und KlientIn verstärken.

Die während der Reitstunde gemachten Erfahrungen können sich zu einem Thema verdichten, das die Reitpädagogin in letzten Übungen und einem abschließenden Gespräch reflektieren lässt. Dabei ist wichtig festzuhalten, dass in diesen Gesprächen auf jegliche Deutung und Interpretation verzichtet wird. Dies in bewusster Abgrenzung zur Psychotherapie.

Beispiel einer Reitstunde

Die Reitpädagogin Inge Hohmann erzählt von der Reitstunde mit einem Klienten aus der zweiten Therapiestufe: „Bei der Pflege des Pferdes konzentriert sich der Klient sehr auf seine Aufgabe. Es ist ihm wichtig, sich dafür genügend Zeit zu nehmen. Auf dem Reitplatz sitzt er anfänglich verspannt auf der ungesattelten Stute, mit wenig Gefühl für das Gleichgewicht. Er folgt kaum dem Bewegungsrhythmus des Tieres und schwingt nur wenig aus der eigenen Mitte. Als ich ihn darauf anspreche, bestätigt er meine Beobachtungen. Ich longiere die Stute, damit sich der Klient vermehrt auf sich selber konzentrieren kann. Mit geschlossenen Augen sitzt er auf dem Pferd. Er wird zunehmend lockerer und folgt den Bewegungen des Tieres. Sein Oberkörper richtet sich auf, der Brustkorb wird freier für die Atmung. Die Beine fallen in die korrekte Lage. Das Pferd geht taktrein im Schritt vorwärts, die Ohren nach vorne gerichtet.

In dieser Haltung sitzt der Klient auf dem Pferd und lässt sich ein paar Runden tragen. Dann öffnet er die Augen und beschreibt das gute Gefühl, das er hatte, als er sich so aufrichtete. Seine Stimme klingt klarer und fester als zu Beginn. Er betont auch die gute Verbindung, die er jetzt zum Pferd hat. Danach fordere ich ihn zum Antraben und Durchparieren im Wechsel auf der Zirkellinie auf. Er verständigt sich nur durch Körperhaltung und Stimme mit dem Tier, das sofort reagiert und willig antrabt oder das Tempo wieder verringert zum Schritt.

Darauf sagt der Klient, wie schwierig es für ihn in den Reitstunden jeweils sei, sich zu entspannen. Während er spricht, wird sofort wahrnehmbar, wie seine Verbindung zum Pferd und zu sich selber wieder nachgelassen hat. Ich unterbreche ihn und mache ihn auf seinen Kontakt zu der Stute aufmerksam. Er meint dazu, er fühle sich jetzt nicht mehr so verbunden mit dem Pferd. Er erlebe es oft, dass er mit seinen Gedanken abschweife und sich innerlich entferne. Ich fordere ihn auf, jetzt erneut alleine zu reiten mit dem Ziel, die Verbindung zum Pferd und zu sich selber wieder herzustellen oder aber auf die Störung einzugehen. Das könnte beispielsweise heißen, abzusteigen und mit Bodenarbeit weiterzumachen. Entsprechende Übungen sind dem Klienten aus früheren Reitstunden bekannt. Er willigt ein. In der Zwischenzeit arbeite ich mit einem anderen Klienten, da es sich nicht um eine Einzelreitstunde handelt.

Nach einiger Zeit beobachte ich erneut die verspannte Haltung des Klienten. Beim Trab fällt er der Stute in den Rücken, sucht Halt über die Zügel. Ich gehe zum Pferd und spreche den Klienten an. Ich bemerke, dass die Stute weg will, worauf ich sie ziemlich bestimmt zurückhalte. Ihr Benehmen ist auffällig und passt zur Disharmonie zwischen den beiden. Auf meine Fragen antwortet der Klient ausweichend. Ihm sei unklar, was er jetzt wolle und für sich brauche. Er könne auch seine Gedanken nicht mehr gut ordnen.

Zum Abschluss longiere ich das Pferd, und nach kurzer Zeit entspannt sich der Klient wieder. Traurig verlässt er den Reitplatz und versorgt das Tier. Im abschließenden Gespräch ist er wütend auf sich. Einerseits möchte er selbstständig auf dem Reitplatz reiten können, wofür er sich schon länger einsetzt. Andererseits sei, so sagt er, für ihn die Arbeit an der Longe wichtiger, obwohl er wisse, dass dies sein Weiterkommen behindere und zudem in einer Gruppenreitstunde so nicht möglich sei. Wenn er allein reite, dann gehe gar nichts mehr. Gleichzeitig sei er froh, nicht aufgegeben und die Zeit genutzt zu haben."

Die Reittrecks

Zum reitpädagogischen Aspekt im DRZ Cugnanello gehören auch zehn- bis vierzehntägige Reittrecks in Kleingruppen von sieben Klienten und Klientinnen sowie zwei BetreuerInnen. Diese Wanderritte querfeldein erfordern als Vorbereitung ein sechswöchiges Training und setzen sich zusammen aus kürzeren sechsstündigen oder längeren zwölfstündigen Tagesetappen. Die Versorgung der Pferde hat dabei unabhängig von der aktuellen Verfassung der KlientInnen immer Vorrang.

Einen ergänzenden Schwerpunkt bilden themenbezogene Mehrtagesritte, die in der Regel zwei bis fünf Tage dauern. Auf dem Naturtreck zum Beispiel ernährt sich die ganze Gruppe während drei Tagen von dem, was in der Natur zu finden ist. Dem rauchfreien Treck liegt der Leitsatz „Ohne Rauch geht's auch" zugrunde.

Die heutigen Gesellschaftsstrukturen verleiten zur Übernahme eines weitgehend vorprogrammierten Alltags, der einen oft aller eigenen Spontaneität beraubt. Der heutige Mensch lebt in einer Konsum- und Wegwerfgesellschaft, in der fast alles käuflich, machbar, austauschbar ist. Wer kennt nicht dann und wann das Verlangen nach Abenteuer, nach ungewöhnlichen Erfahrungen, nach einem Tapetenwechsel, nach etwas Überraschendem, das einen dem Alltag entreißt. Zahlreiche Jugendliche sind heute in Gefahr, die Befriedigung ihres Erlebnishungers im Konsum, in Spielsalons, bei Suchtmitteln oder in kriminellen Handlungen zu suchen.

Wer schon einmal mehrere Tage auf See verbracht hat, quer durch ein Land gewandert oder geritten ist oder sonst wie Erfahrungen in einfacher Umgebung gemacht hat, wird bestätigen, wie viele eindrückliche Erlebnisse damit verbunden sein können. Man bekommt die Chance, aktiv zu werden, selbst zu entscheiden und eigene Bedürfnisse bewusster als sonst wahrzunehmen.

Auf diesem Hintergrund sind die großen Trecks, die das DRZ Cugnanello mit seinen KlientInnen unternimmt, als Grenzerfahrungen konzipiert, um neue und existentielle Erfahrungsbereiche zu erschließen und die psychische und physische Belastbarkeit der TeilnehmerInnen zu testen. An Herausforderungen fehlt es dabei nicht. Täglich stundenlang zu Pferd unterwegs zu sein, heißt oft, schmale Wege, Abgründe und Geröllstrecken zu bewältigen. Es bedeutet auch, manchmal unter grau verhangenem Himmel dem Regen und der Kälte ausgesetzt zu sein und weit und breit keinen Unterschlupf zu sehen. Es kann auch heißen, unbrauchbares Kartenmaterial vor sich zu haben oder verwachsene Wege mit Buschmessern passierbar machen zu müssen.

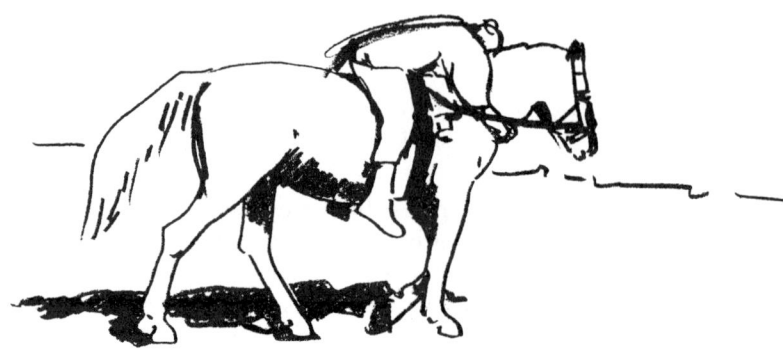

Auf dem Treck wird jeweils einem Gruppenmitglied die Leitung einer Tagesetappe übertragen. Dazu gehört auch der Einsatz von Karte und Kompass. Entscheidungen müssen gefällt und in ihren Konsequenzen durchgetragen und verantwortet werden. Erfolg oder Misserfolg sind so nicht einfach Schicksal, sondern haben mit dem eigenen Entscheiden und Handeln zu tun. Die am Treck teilnehmenden KlientInnen werden oft an die Grenzen ihrer Belastbarkeit geführt und lernen sich so besser kennen.

Die Trecksituation mit ihren hohen Anforderungen fördert das Durchhaltevermögen und stärkt das Selbstwertgefühl und die Eigenverantwortung. Auf einem solchen Treck unterwegs zu sein, bedeutet, sich mit viel Ungewissheit und Unvorhergesehenem auseinander setzen zu müssen. Stresssituationen – zum Beispiel beim Reiten oder Führen durch schwieriges Gelände – verlangen Reaktionsvermögen und Entscheidungsfreudigkeit. Unter dieser Anforderung kommen oft alte Gefühls- und Verhaltensmuster deutlich zum Vorschein, und das Verlangen nach Drogen kann wieder aufbrechen. Der Treck gibt so die Möglichkeit, den eigenen Standort zu erfassen. Ausweichmöglichkeiten sind kaum vorhanden. Wichtig ist, wie die Reitpädagoginnen die Atmosphäre gestalten und dass sie immer wieder zu Zielstrebigkeit, Vertrauen und Offenheit motivieren.

Alle übernehmen Verantwortung füreinander und bemühen sich um Achtsamkeit im Umgang miteinander und mit den Pferden. Wichtig sind auch die Begegnungen, die unterwegs mit unbekannten Menschen zustande kommen.

Mensch und Pferd wirken als lebendige Wesen wechselseitig aufeinander ein. Sie müssen sich aneinander gewöhnen, immer wieder von neuem aufeinander zugehen und sich gegenseitig anpassen, bis sie schließlich eine Einheit bilden. Das Pferd reagiert auf das Verhalten des Menschen sehr direkt und beantwortet sein Vertrauen mit großer Verlässlichkeit. Um dem Pferd gerecht zu werden, muss der Mensch auf dessen Bedürfnisse Rücksicht nehmen und ihm mit Achtung begegnen. Die Möglichkeiten der Beziehung zwischen Mensch und Pferd werden im DRZ Cugnanello konsequent und umfassend eingesetzt im Rahmen der Behandlung ehemaliger drogenabhängiger Menschen. Freude und Erfolgserlebnisse im Kontakt mit dem Pferd setzen Lebendigkeit und innere Kräfte frei. Die KlientInnen können so lernen, gegenüber Zwängen freier zu werden und auch in ihrem Leben die Zügel in die Hand zu nehmen.

Literatur

Hohmann, Inge (1993): Heilpädagogisches Reiten in der Drogenrehabilitation. Diplomarbeit: Reitpädagogin SV-HPR.

Video-VHS 43 Min. „Das blaue Pferd" von Mike Wildbolz, Schweizer Mundart und Hochdeutsch, Verkauf pro juventute, c/o Bücherdienst Kobiboden, CH-8840 Einsiedeln

Video-VHS 86 Minuten „Die Klienten". Dokumentarfilm von Mike Wildbolz über die schmerzhafte Erfahrung der Drogentherapie, Schweizer Mundart und Hochdeutsch, Verkauf pro juventute, Bibliothek, Postfach, CH-8022 Zürich

Einsatz des Heilpädagogischen Voltigierens in einer Fachklinik für suchtkranke Frauen

Von Pia Strausfeld

In den fast zehn Jahren (1985–1994) Arbeit in einer Fachklinik für suchtkranke Frauen habe ich das *Mutter-Kind-Reiten* entwickelt und angewandt und die *Selbsterfahrung auf dem Pferd* gezielt eingesetzt. Diese beiden Formen des Heilpädagogischen Voltigierens unterscheiden sich einerseits im Hinblick auf Klienten, Ziele und Übungen, haben andererseits aber auch deutlich verwandte Aspekte.

Beiden Formen liegt der Gedanke zugrunde, dass das passive Reiten auf dem Pferd einem Grundbedürfnis des Menschen bzw. in vielen Fällen einem Nachholbedürfnis vieler Erwachsener entgegenkommt: Wärme, Nähe, Getragen-Werden zu erleben. In ihrem Buch „Auf der Suche nach dem verlorenen Glück" beschreibt Jean Liedloff (1980), dass sie bei einem südamerikanischem Indianerstamm erlebte, wie glückliche Menschen heranwachsen, was sie unter anderem darauf zurückführte, dass dort die Babys bis zu dem Alter, in dem sie krabbeln können, im ständigen Körperkontakt mit der Mutter oder anderen Bezugspersonen getragen werden. Sie sieht darin ein Grundbedürfnis des Menschen in dieser Entwicklungsstufe, welchem in unserer Kultur nur sehr unzureichend Rechnung getragen wird.

Genau dort kann beim Heilpädagogischen Voltigieren angesetzt werden, denn das Sitzen auf dem Pferd bietet sowohl für Kinder als auch für Erwachsene die Möglichkeit, zumindest in Ansätzen nachzuholen, was ihnen als Säuglinge vorenthalten wurde. Ich denke, dass diese Aspekte überhaupt bei allen Formen des Heilpädagogischen Reitens und Voltigierens eine wichtige Rolle spielen, die auch erklärt, warum die Motivation der Klienten dabei so hoch ist.

Beide Formen des HPV (Mutter-Kind-Reiten und Selbsterfahrung auf dem Pferd), die ich aufgrund der Situation in meinem Arbeitsfeld der Suchtklinik anwende, sind ebenso auch bei anderen Klienten/Patienten durchzuführen und nicht nur auf Suchtprobleme zu beschränken. Nach einer kurzen Vorstellung beider Formen des HPV werde ich sie anhand meiner Arbeit in der Klinik näher beschreiben und am Ende noch mal auf den Einsatz in anderen Bereichen hinweisen.

Das *Mutter-Kind-Reiten* findet in unserer Klinik im Rahmen der Mutter-Kind-Arbeit statt. Es muss sich nicht auf Mutter und Kind beschränken, sondern es kann natürlich auch der Vater mit seinem Kind aufs Pferd steigen. Wir können deshalb auch von „Eltern-Kind-Reiten" sprechen. Ich bleibe aber während der weiteren Darstellung bei „Mutter-Kind-Reiten", da in unserer Klinik nur Mütter stationär aufgenommen werden und die Väter nur zu Besuch kommen.

Durchgeführt wird das Mutter-Kind-Reiten an der Longe oder auf dem geführten Pferd. Mutter und Kind können dabei in verschiedenen Positionen zueinander sitzen und die verschiedensten Partnerübungen aus dem Voltigieren ausprobieren.

Das Mutter-Kind-Reiten hat zum Ziel, die Mutter-Kind-Beziehung positiv zu beeinflussen. Durch das gemeinsame Getragen-Werden wird den Bedürfnissen von Mutter und Kind entsprochen. Die Mütter können spüren und am eigenen Leibe erfahren, was ihre Kinder wiederum von ihnen brauchen.

Wechselseitige Kommunikationsprozesse zwischen Mutter und Kind, aber auch der Gruppe, dem Reitpädagogen und dem Therapiepferd spielen eine wesentliche Rolle.

Das gemeinsame Erleben erhöhter Sinnesfreude, das Schwinden von Angst durch die Erfahrung, stressauslösende Situationen gemeinsam bewältigen zu können, führen zu einer deutlich lebensbejahenden Einstellung der Teilnehmer und damit zur Grundlage eines verbesserten Selbstwertgefühls beim einzelnen, was wieder positive Auswirkung auf die Beziehung zwischen den Müttern und ihren Kindern hat.

Die *Selbsterfahrung auf dem Pferd* ist u. a. hilfreich für Menschen mit Verspannungen, mit gestörtem Körperschema, essgestörte, psychisch Kranke, aber auch für gesunde Menschen, die Erfahrungen mit sich und ihrem Körper machen möchten.

Im Vordergrund der Selbsterfahrung auf dem Pferd steht die Entspannung und die Wahrnehmung des eigenen Körpers. Durch die Entspannung, die durch die Wärme und den Bewegungsrhythmus des Pferdes gefördert wird, wird die positive Wahrnehmung des eigenen Körpers ermöglicht. Festgehaltene Gefühle, Wünsche, Bedürfnisse werden spürbar, und es ist möglich, sich damit auseinander zu setzen.

Durch das intensive Körpergefühl werden neue Bewegungsmuster eröffnet, welche bei einfachen Voltigierübungen erprobt werden können. Die Entspannung hilft, zur Entwicklung alternativer Problemlösestrategien zu motivieren.

Weiterführend kann die Selbsterfahrung auf dem Pferd dann auch mit dem Handpferd und frei reitend durchgeführt werden.

Zur Suchttherapie in der Fachklinik

Die Sucht und ihre Ursachen

Die „stoffgebundenen" Süchte (Alkoholismus, Medikamentenabhängigkeit und Drogenabhängigkeit) sind seit langem als Krankheit anerkannt und weitgehend bekannt. In den letzten Jahren wird immer mehr von Essstörungen wie der Magersucht (Anorexie), der Ess-Sucht (Adipositas) und der Ess-Brechsucht (Bulimie) gesprochen, aber auch von Spielsucht, Kaufsucht, Arbeitssucht, Beziehungssucht ist immer mehr die Rede. Gemeinsam haben alle diese Süchte: das nicht mehr steuerbare Verlangen, eine bestimmte Erlebnisqualität immer wieder herzustellen, auch auf Kosten der Gesundheit und des Beziehungsfeldes.

Neben der körperlichen Abhängigkeit bei stoffgebundenen Süchten, die durch eine Entgiftung des Körpers zu beseitigen ist, ist unter seelischer Abhängigkeit nach Dörner (1978) das schwer bezwingbare, maßlose, unersättliche Verlangen zu verstehen, „durch eine Droge Selbstverwandlung, Entlastung von Unlustgefühlen und Genuss von Lustgefühlen herzustellen, wodurch es zur Verselbständigung des Mittels im Leben des Betroffenen kommt, zum Verlust der Konsumkontrolle, zum Nicht-mehr-aufhören-Können und zum Versuch, um nahezu jeden Preis sich das Mittel zu beschaffen."

Sicherlich nicht zufällig findet man unvollständige oder gestörte Herkunftsfamilien (broken home), eine dominante, verwöhnende oder überfürsorgliche und zugleich ablehnende Mutter und einen abhängigen, schwachen, brutalen oder abwesenden Vater. Vor allem eine „Schaukelerziehung" (unberechenbar: mal zu verwöhnend, mal zu strafend) scheint die Entwicklung der Suchthaltung besonders zu fördern.

Sowohl Ursachenforschung als auch Therapieansätze haben sich im Laufe der Jahre stark verändert. In der analytischen Ausrichtung geht es um die Erforschung und Bearbeitung der lebensgeschichtlichen Hintergründe der Entstehung der Suchterkrankung. Starke Frustrationen oder Verwöhnung durch die Bezugspersonen, vor allem die Mutter, werden als Ursache angenommen. Sucht wird zwar als ein Beziehungsproblem definiert, aber es wird nicht das ganze interaktive Feld der betroffenen Personen betrachtet, sondern der alleinige Einfluss der Eltern, insbesondere der Mutter auf das Kind.

Durch das Konzept des Co-Alkoholikers kam der Einfluss der Bezugspersonen des Süchtigen mehr in den Blickpunkt und damit auch deren Einbeziehung in die Therapie. Es wurde immer weniger nur der Süchtige als „Kranker" behandelt, sondern die Sucht als Familienkrankheit verstanden. Diese Sichtweise öffnete die Möglichkeit, systemisches Denken in die Suchtkrankentherapie einzubeziehen.

Systemisches Denken geht davon aus, dass menschliches Verhalten nur innerhalb seines Kontextes verstanden werden kann, d. h. jedes Verhalten lässt sich nur im Zusammenhang mit einem weiter ausgreifenden, fortlaufend organisierten System von Verhaltensweisen, deren Rückwirkungen und wechselseitigen Verstärkungen sehen, erklären und verstehen. Auf symptomatisches Verhalten (wie z. B. das Suchtverhalten) bezogen, bedeutet dies eine Abkehr von ausschließlich intrapsychischen Erklärungen von Symptomen.

Eine alternative Sichtweise ist der Gedanke, dass Symptome auch ein Ausdruck von Problemlösungsversuchen eines Systems sein können, welche die positive Funktion haben, ein durch Veränderungsprozesse entstandenes Ungleichgewicht wieder auszugleichen. So kann nach dieser Sichtweise die Sucht als Lösungsversuch gesehen werden, das soziale Bezugssystem zu stabilisieren, auch wenn die weitreichenden Folgen sowohl den Süchtigen selbst als auch seine Beziehungen zu zerstören drohen.

In unserer Fachklinik wird die Suchterkrankung als eine außerordentlich komplexe Erscheinung gesehen, deren Ursache aus bestimmten Einflussfaktoren heraus verstanden werden kann, wobei jedoch selbst die beste psychosoziale Diagnose nur annäherungsweise die Komplexität abzubilden vermag. Sucht soll in Anlehnung an die analytische Tradition, aber auch an die Kommunikationstheorie verstanden werden, als eine spezifische Form der Beziehungsgestaltung in Bezug auf das eigene Selbst (intrapsychisch) und auf den sozialen Kontext, in dem der Betroffene lebt (zwischenmenschlich).

Die Behandlung von Frauen mit süchtigem Essverhalten

Die Behandlung von Frauen mit süchtigem Essverhalten (Anorexie, Bulimie, Adipositas) im Rahmen einer Fachklinik für Suchtkranke hat sich vor allem deshalb bewährt, weil diese Symptome häufig in Verbindung und/oder wechselweise mit Alkohol-, Medikamenten- und

Drogenkonsum zu beobachten sind. In unserer Klinik werden diese Patientinnen genau wie die Übrigen in den Klinikrahmen integriert. Es gibt nur einige zusätzliche Maßnahmen, die der besonderen Problemsituation gerecht werden.

Nach Bedarf findet eine zusätzliche Gruppenstunde statt; in der z. B. Schwierigkeiten untereinander und die immer wieder anstehende Regulierung des Essverhaltens problematisiert wird. Durch bewegungstherapeutische Angebote wird – wegen des häufig gestörten Körperschemas im Sinne einer negativen Wahrnehmung des eigenen Körpers und seiner Proportionen – in „sanfter Form" auf eine bewusste Körperwahrnehmung und eine bessere Akzeptanz des Körpers hingearbeitet.

Dass in den letzten Jahren das Symptom Essstörung so zugenommen hat, mag verschiedene Ursachen haben. Da diese Suchtform mehr Frauen als Männer betrifft, spielen die so genannten Geschlechtsrollensterotypen, die gerade von Frauen eine besondere Sensibilität für ihr Aussehen erwarten, eine Rolle. Dabei geht es weniger um Formen des Sichwohlfühlens im eigenen Körper als vielmehr darum, bestimmten konstruierten Normen des Aussehens gerecht zu werden. Der Körper wird schließlich zum Feind, der bekämpft werden muss.

Dazu kommt, dass in unserer Kultur der Körper weniger wichtig als geistige Stärken zu sein scheint. Vor allem in Familien anorektischer Frauen gibt es häufig Glaubenssysteme, die – als Folge einer rigiden Sexualmoral – geistige Leistungen hochhalten, körperliche Aspekte dagegen abwehren.

Ein weiteres, mehr frauenspezifisches Problem ist, dass Frauen eher auf „helfende Funktionen" in der Familie festgeschrieben werden, und diese Opferhaltung ist häufig bei magersüchtigen Mädchen zu finden, was sicher auch noch mit lebensgeschichtlichen Faktoren verknüpft ist.

Weitere Ursachen können auch in den Phänomenen der Entwurzelung der Kriegs- und Nachkriegsgeneration gesehen werden. Die Priorität des materiellen Wohlstands, die mit dem Aufbau beschäftigten Eltern, die für die Erziehung ausfielen, bedingten, dass Großeltern und Nachbarn eher Bezugspersonen waren als die eigenen Eltern.

Magersüchtige Patientinnen haben oft eher kalte, rigide Mütter, die große Schwierigkeiten mit ihrer eigenen Emotionalität haben und deshalb das Kind in seiner natürlichen Triebhaftigkeit nicht akzeptieren können.

Die Ablehnung dieser oft auch unerwünschten Kinder führt bei den Magersüchtigen zur Selbstablehnung, die sich schließlich zur Selbstzerstörung weiterentwickelt. Oft versuchen sie, sich über besondere Leistungen (oder auch Krankheit) für die Familien unentbehrlich zu machen, um so noch eine Existenzberechtigung zu bekommen. Als Symptomträger in einem gestörten Familiensystem ist ihre vornehmliche Aufgabe die Rettung eines zu zerbrechen drohenden Familienverbandes, vor allem die Rettung der Ehe der Eltern. Sowohl ein tiefes Engagement für die Mutter ist zu beobachten als auch die Koalition mit dem Vater, wobei die in der Regel „weicheren" Väter dieser Familien die Töchter häufig als Partnerersatz missbrauchen, so dass die Generationsgrenzen verschwimmen. Die Ehe der Eltern hat meist keine Lebendigkeit mehr, die Krankheit der Tochter bringt Vater und Mutter wieder ins Gespräch.

Eine Folge der gestörten Beziehungsfähigkeit ist, dass Partnerschaften bei Frauen mit süchtigen Essstörungen ambivalent besetzt sind, sie tragen symbiotische Züge bei gleichzeitiger Beziehungsvermeidung.

In der Familie kommt es kaum zu emotionalen Interaktionen, und wenn, dann verlaufen diese über Krankheiten und die sich daraus ergebenden Hilfeleistungen. Starre Regeln und familiäre Wahrheiten sind bei Magersüchtigen nichts Eigenes, nur etwas Geschlucktes/Unverdauliches. Die Anorexie oder Bulimie ist dann im Wesentlichen, neben der für die Familie funktionalen Komponenten, gleichzeitig Rebellion und Trotz gegen diese Strukturen.

Der Kampf gegen den eigenen Körper, die Essensverweigerung oder das Erbrechen erzeugt Machtgefühle und die Illusion von absoluter Kontrolle über den Körper, die Familie und alle Helfer.

In der Therapie mit essgestörten Frauen ist eine vertrauensvolle, aber auch deutlich strukturierte Beziehung mit klaren Grenzen erforderlich. Das Training des Essverhaltens, neue Körpererfahrung wie Umdeutung und Zugang zur realistischen Körperwahrnehmung sind dabei zu berücksichtigen. Wichtig ist die Einbeziehung der Eltern und Angehörigen in die Therapie und u. a. die Entwicklung der essgestörten Patientin zu Selbstverantwortlichkeit und Konfliktfähigkeit. Vor allem bei der Körpererfahrung kann das Heilpädagogische Voltigieren ansetzen, so wie ich es z. B. in der „Selbsterfahrung auf dem Pferd" in unserer Fachklinik durchführe.

Mutter-Kind-Behandlung

Die Fachklinik hat die Möglichkeit, bis zu 10 Mütter gemeinsam mit ihren Kindern aufzunehmen, die dann in die Therapie mit einbezogen werden. Während die Kinder den Morgen über im hauseigenen Kindergarten betreut werden, haben die Frauen Gruppen- und Einzeltherapie, Bewegungstherapie, Gestaltungs- und Arbeitstherapie. Am Nachmittag finden therapeutische Veranstaltungen für Mutter und Kind statt.

Wenn möglich, werden die Kinder erst dann aufgenommen, wenn die Patientin (Mutter) schon acht Wochen in der Klinik zugebracht hat, damit sie so die Möglichkeit hat, sich zunächst mit der eigenen Person und ihrer Suchterkrankung auseinander zu setzen und sich dann – schon etwas stabilisiert und gestärkt – auch ihrem Kind zuwenden zu können.

Soll das Kind gleich mit aufgenommen werden, so bedarf es eines Vorgespräches, um abzuklären, ob die betreffende Frau über eine tragfähige Motivation und ausreichend Ich-Struktur verfügt, um ihr Kind selbst zu versorgen und zusätzlich die Spannung einer aufdeckenden Therapie auszuhalten.

Oft ist es so, dass sich die Mutter völlig unreflektiert die Aufnahme des Kindes wünscht und dabei das Kind in die Gefahr gerät, für die Mutter Ersatzobjekt, also Suchtmittelersatz zu werden. Auch gehen viele Mütter von der Annahme aus: mein Kind hat nichts von meiner Suchterkrankung mitbekommen – und erst in der nüchternen Wahrnehmung der Realität ihrer Beziehung wird klar, welche Funktionen die Kinder im Suchtsystem eingenommen haben und welche Störungen in der Mutter-Kind-Beziehung vorliegen.

So geht es in der Mutter-Kind-Therapie im Wesentlichen darum, Beziehungsarbeit zu leisten, was zusätzlich zu der Therapiegruppe, im Therapeutischen Reiten, in der Psychomotorikgruppe für Mutter und Kind und der Gestaltungs- und Arbeitstherapie für Mutter und Kind geschieht. Auch in der einmal wöchentlich stattfindenden Gruppe für Erziehungsfragen besteht die Möglichkeit für die Bearbeitung persönlicher Konflikte, die sich aus dem Mutter-Sein ergeben, für die Besprechung von Erziehungs- und Beziehungsproblemen, für die Auseinandersetzung mit spezifischen Schwierigkeiten, die sich aus der Suchterkrankung ergeben (hier besonders Themen wie Schuld und Versagen) sowie für die Bearbeitung der Konflikte, die die einzelnen Mütter im Zusammenleben miteinander haben.

Die Möglichkeiten gemeinsamer Aktivitäten und Spiele, die z. T.

erstmals wieder vorsichtigen Kontakt zwischen Mutter und Kind ohne Suchtmittel entstehen lassen, und das gemeinsame Zusammenleben mit mehreren Müttern und Kindern eröffnen neben der Auseinandersetzung mit Vergangenem die Möglichkeit, neue Formen des Umgangs mit Kindern und anderen Müttern zu erproben und Perspektiven für zukünftige, vielleicht veränderte Lebensformen für sich und das Kind zu entwickeln.

Die Therapie bewegt sich im Spannungsfeld zwischen Individuation/ Nachreifung der Mutter (wobei es vor allem auch um die Identität als Frau geht) und den Ansprüchen des Kindes. Zielrichtung der Therapie ist das Erkennen und Zulassen eigener Bedürfnisse, die Übernahme von Verantwortung für das eigene Leben in Auseinandersetzung mit anderen und – darüber hinaus – im Kontakt mit dem Kind dahin zugelangen, das eigene Kind als autonomes Wesen akzeptieren zu können und aus Projektionen zu entlassen. So lernen die Mütter über das Akzeptieren der eigenen Person, sich und dem Anderen vorbehaltlos zuwenden zu können und dabei eigene Grenzen und die Grenzen der anderen zu respektieren.

Durch das stationäre Setting können Väter nur bedingt mit in die Arbeit einbezogen werden. Sie haben aber bei zwei Angehörigenseminaren, einem Kinderseminar für ältere Kinder (7–18 J.), in Familiengesprächen und bei Wochenendbesuchen die Möglichkeit, sich mit Partnerin und Kind auseinander zu setzen und mitzuentwickeln.

Häufige Probleme in der Mutter-Kind-Beziehung sind Rollenkonfusionen zwischen Mutter und Kind. Viele Mütter haben Schwierigkeiten, die verantwortliche, tonangebende Rolle des Elternteils zu übernehmen, und begeben sich auf eine geschwisterliche Ebene mit ihrem Kind, wobei es zu Rivalitätsproblemen, der Übernahme von Elternfunktionen durch die Kinder und unklaren Grenzen für die Kinder kommt.

Da Suchtkranke mit ihren eigenen Grenzen und Grenzen, die von außen gesetzt werden, häufig schlecht zurechtkommen, gelingt es ihnen auch nur unzureichend, ihren Kindern Grenzen zu setzen, die ihrerseits auch dadurch, dass sie durch Ausfälle der Mutter Elternfunktionen übernommen haben, nun Grenzsetzungen durch die Mutter nicht akzeptieren können. Angestrebt wird, die durcheinander geratenen Generationsgrenzen zu errichten und den Kindern so die Chance zu geben, Kind zu sein und sich im Laufe, ihrer Entwicklung nach und nach abzulösen.

Auch Nähe und Distanz ist ein häufiges Problem zwischen Mutter und Kind. Häufig ist eine symbiotische Anklammerung zwischen

Mutter und Kind zu beobachten, in der das Kind Suchtmittelfunktion für die Mutter hat und ihr dabei die Möglichkeit zur erwachsenen Selbstverwirklichung als Frau nimmt, die für das Kind oft eine unzureichende Ablösung und Entwicklung zufolge hat. Auch die Schwierigkeiten zwischen Mutter und Kind, Nähe zuzulassen und auszudrücken, sind häufig anzutreffen. Vielen Müttern gelingt es nicht, einerseits Nähe zuzulassen und sich andererseits aber auch vom Kind abzugrenzen und für sich selbst zu sorgen. Versuche enden dann oft sehr extrem, so dass sie in Gegenwart der Kinder sich praktisch „auffressen" lassen oder sich in der Abgrenzung gänzlich von ihnen entfernen oder sie sehr krass vor den Kopf stoßen.

Häufig ist auch das schon erwähnte schlechte Gewissen: Wird den Müttern klar, dass die Störungen ihres Kindes mit ihrer Suchterkrankung im Zusammenhang stehen, treten starke Schuldgefühle auf, die einmal zu verwöhnender Haltung, andererseits auch zu versteckten Aggressionen dem Kind gegenüber führen können.

Eigene, in der Kindheit nicht erfüllte Wünsche nach Geborgenheit werden häufig von den Müttern beim Kind nachgeholt, wobei ihre eigenen Bedürfnisse im Vordergrund stehen und die des Kindes nicht wahrgenommen werden. Auch kommt es zur Identifizierung mit dem gleichgeschlechtlichen Kind und dessen unbewusster Ablehnung, und zwar aus der Erfahrung heraus, selbst von den Eltern abgelehnt worden zu sein und sich als nicht wertvoll zu fühlen – ein Gefühl, das wiederum auf das eigene Kind projiziert wird.

Diese und andere Probleme sind Thema in der Mutter-Kind-Therapie und werden sowohl auf verbaler als auch nonverbaler Ebene bearbeitet, wobei das Heilpädagogische Voltigieren eine wichtige Möglichkeit bietet.

Das Mutter-Kind-Reiten
Ziele

Ein wesentlicher Gedanke, der dem Mutter-Kind-Reiten zugrunde liegt, ist, wie eingangs erwähnt, dass viele Menschen in der frühen Kindheit entgegen ihren Bedürfnissen zu wenig Körperkontakt zu ihren Bezugspersonen hatten und einen Mangel an positiver Zuwendung und Geborgenheit erlebten. Dies trifft für die meisten Suchtpatientinnen im besonderen Maße zu. Wie aber soll eine Mutter etwas an ihr Kind weitergeben, was sie selbst nie erfahren hat? Das gemeinsame

Sitzen auf dem Pferd bietet sowohl für die Mutter als auch für ihr Kind die Möglichkeit der *Regression* (d. h. ein Zurückgehen auf eine frühere Entwicklungsstufe) und zum *Nacherleben*. Sowohl Mütter als auch Kinder können sich tragen lassen, die Wärme und Nähe des großen Tieres erleben und genießen, die Schaukelbewegung auf sich wirken lassen, sich aufgehoben und geborgen fühlen. Die Schaukelbewegung ist nach Jean Ayres eine Möglichkeit, das Vestibulärsystem (Gleichgewichtsapparat) und damit verknüpft alle Sinne zur Nachreifung anzuregen. Normalerweise wird dies in der 8. Schwangerschaftswoche durch die Mutterbewegung stimuliert, und es kommt zu Störungen, wenn diese in dieser Zeit wenig Bewegungsmöglichkeiten (z. B. durch Krankheit) hatte.

Durch die eigene Erfahrung auf dem Pferd, die der Mutter ihre Bedürfnisse bewusst werden lässt und ihr die Möglichkeit bietet, etwas in ihrer Kindheit Vermisstes nachzuerleben und zu einem gewissen Grad nachzuholen, kann sie *sensibler für die Bedürfnisse ihres Kindes werden*. Ohne dass ihr das unbedingt bewusst klar werden muss, wird sie durch das selbst Erlebte empfänglicher für die Bedürfnisse ihres Kindes und dessen Ansprüche und Wünsche, ist eher in der Lage, dem Kind Geborgenheit und Nähe zu geben. Durch das gemeinsame Erleben sind die Mütter eher in der Lage, sich in die Erlebniswelt und die Gefühle ihrer Kinder hineinzudenken. Sie erleben ebenso wie ihre Kinder z. B. Angst und Zuneigung, Freude und Stolz.

Sowohl Mutter als auch Kind haben die Möglichkeit, mit einem anderen Lebewesen *Kontakt aufzunehmen*, mit dem sie keine enttäuschenden Vorerfahrungen gemacht haben, wie oft bei Menschen. Sie können sich ihn sowohl gefühlsmäßig – vorsichtig und ihren Wünschen und Möglichkeiten entsprechend – nähern als auch *Körperkontakt* mit ihm aufnehmen und sich erproben, wie weit sie dabei gehen möchten, ohne vom Gegenüber zu etwas gedrängt zu werden. Die verschiedenen Sitzpositionen und Übungen geben ihnen Gelegenheit und Anlässe, sich zu spüren, Nähe und Distanz zu erleben, Neues zu erproben und sich entwickeln zu lassen. Dabei bieten sich verschiedene Möglichkeiten von Interaktion und Kommunikation sowohl nonverbaler als auch verbaler Art. Die verschiedenen Übungen bringen vielfältige Kontaktmöglichkeiten.

Durch neue gemeinsame Erlebnisse kann *Vertrauen*, das durch die Suchtgeschichte der Mutter oft gestört ist, wieder wachsen. Die Mütter lernen durch das Erlebte, den Fähigkeiten ihrer Kinder zu vertrauen, und die Kinder erleben ihre Mutter als die, die ihnen Hilfestellung gibt, sie schützt und auf die wieder Verlass ist.

Trotz gemeinsamer Übungen ist beim Mutter-Kind-Reiten deutlich die Mutter die, die Hilfestellung gibt und die für ihr Kind verantwortlich ist. Die durch die Sucht *verschobenen Rollen werden korrigiert*, die Parentifizierung der Kinder wird aufgehoben. Die Mutter übernimmt die Rolle der Verantwortlichen.

Mutter und Kind erleben ein Stück *Realität* miteinander sowohl hinsichtlich ihrer Beziehung als auch ihrer Fähigkeiten, und haben gleichzeitig die Möglichkeit, gemeinsam etwas Neues *auszuprobieren* und etwas zu *verändern*.

Praktische Durchführung

Das Mutter-Kind-Reiten findet meistens mit mehreren Müttern und Kindern gemeinsam statt. Im Sommer gehen vor allem die Kinder gerne mit, die Tiere von der Weide holen. Neben dem deutschen Reitpony Tyrol haben wir noch die Zwergstute Grisella, die die Kinder selbstständig führen und putzen können. Während des Reitens auf Tyrol steht sie für die Wartenden und Zuschauenden zum Schmusen und Daraufsitzen zur Verfügung.

Die Tiere werden gemeinsam geputzt, und Tyrol wird aufgezäumt und mit Voltigiergurt und Longe ausgerüstet. Während er ablongiert wird, können die Kinder sich warm laufen. Daraus werden einige Bewegungs- und Reaktionsspiele am und ums Pferd herum entwickelt, z. B. hinter dem Pferd gehen und laufen, im Gleichschritt am Gurt mitgehen, auf die äußere Seite laufen und dem Pferd den Hals klopfen, auf einem äußeren Kreis hochspringen, wenn das Pferd vorbeikommt u. a.

Danach kommen nacheinander die Mütter mit ihren Kindern aufs Pferd. Die anderen warten und schauen zu. Dabei zeigen sich oft Schwierigkeiten in der Verantwortungsübernahme der Mütter für ihre Kinder und der Grenzsetzung.

Obwohl abgesprochen ist, dass die Kinder möglichst dabeibleiben sollen (Möglichkeiten, aus dem Gesehenen zu lernen und für die Übenden die Möglichkeit, sich zu zeigen und Beifall zu bekommen) und nicht neben dem Longierplatz toben sollen (Störungen im Ablauf für die Übenden und Erschrecken des Pferdes), fällt es vielen Müttern schwer, diese Grenzen gegenüber ihren Kindern durchzusetzen. Hier gibt es vielfältige Möglichkeiten, dies zu üben, aber auch für den Reitpädagogen, Anregungen zu geben, wie Kinder motiviert werden können, etwas zu tun. Wie gesagt steht auch Grisella in der Nähe, um keine Langeweile für unruhige Kinder aufkommen zu lassen.

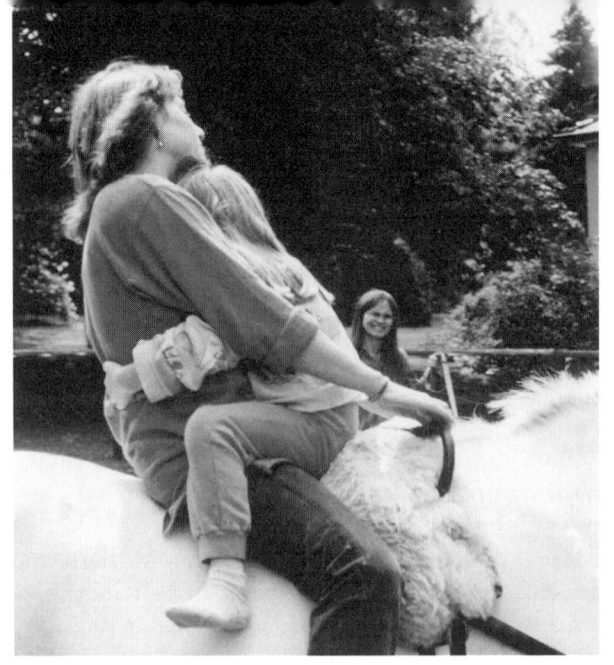

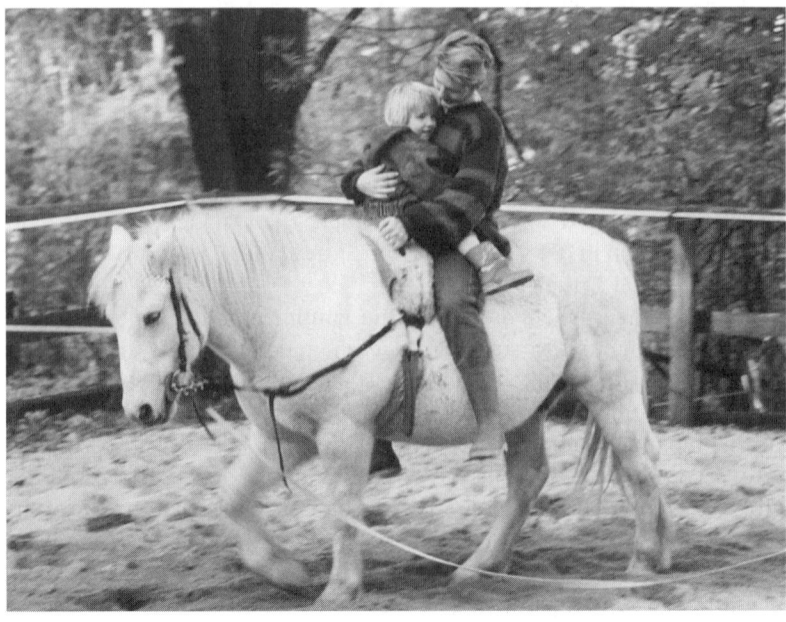

Die Voltigierübungen sind auf das Alter der Kinder und die motorische Erfahrung von Müttern und Kindern abgestimmt. Zusätzlich muss die psychische Belastungsfähigkeit mit einkalkuliert werden. Je nach Entwicklungsstand und motorischen Fähigkeiten werden zunächst nur Anfangsübungen (vor der Mutter) durchgeführt. Aber es gibt auch Kinder, die nach 4–5 Stunden fast alle Übungen können. Dann werden sie immer korrekter ausgeführt und durch schwierigere erweitert. Manchmal macht es den Kindern auch Spaß, selbst Übungen zu erfinden. Ich will hier einige Übungen vorstellen, die natürlich vielfältig zu variieren und zu erweitern sind.

Die Übungen können mit dem Sitzen auf dem Pferd vor der Mutter beginnen. Dies können auch schon die ganz kleinen Kinder (das jüngste war bisher 2 Monate alt). Selbst noch unsichere Mütter können so ihr Kind trotzdem mit den eigenen Armen beim Festhalten sichern, sie können ihr Kind halten, die Kinder können sich an der Mutter anlehnen. Ins Gesicht sehen können Mutter und Kind sich dabei nur, wenn sie sich darum bemühen.

In dieser Position kann der Grundsitz geübt werden (Vorübung dazu: das Lösen vom Gurt durch Winken), die Kinder können ganz groß werden (die Arme hochrecken). Sie können das Pferd „liebhalten", was viele Kinder dazu nutzen, sich so an den Hals des Pferdes geschmiegt, eine Weile tragen zu lassen.

Die Mutter hat dabei die Möglichkeit, wenn sie und das Kind das möchten, sich noch über das Kind zu beugen und es und das Pferd „liebzuhalten". Manche Kinder genießen den Körperkontakt von unten und oben, anderen ist das zu viel. Hier lernen Mütter und Kinder, behutsam ihre Möglichkeiten und Grenzen im Kontakt mit Nähe und Distanz zu erproben.

Weitere Übungen sind die „Windmühle", die Hände zu den Ohren des Pferdes strecken, die eigenen Füße anfassen u. v. a. m. Die Mütter haben die Möglichkeit, einige Übungen mitzumachen, oder aber auch nur, die Kinder zu sichern, ihnen zu helfen und sie zu erleben.

Ältere Kinder fassen dann mit ihrer rechten Hand an den linken Fuß und umgekehrt, sie machen den „Damensitz", den „Schneidersitz" und die „Wippe". Ein Schwierigkeitsgrad weiter ist „der fliegende Engel", der den Kindern meist viel Spaß macht, sie dürfen dabei auch fliegend die Arme bewegen. Hierzu gehört schon einiges an Kooperation zwischen Mutter und Kind; vor allem die Mütter der größeren Kinder haben Kraft und Gleichgewicht nötig, um ihre Kinder dabei entsprechend zu unterstützen.

Es wird zusammen galoppiert, was bei Mutter und Kind zu Anfang Angstüberwindung kostet, aber dann oft sogar den kleinen Kindern großen Spaß macht. Größere Kinder und manche Mütter können dies manchmal auch im freihändigen Grundsitz.

Mehr Mut und Vertrauen zu den Hilfestellungen der Mutter benötigen die Kinder, wenn sie hinter der Mutter sitzen. Auch die Mütter müssen ihren Kindern dabei mehr zutrauen, da sie sie nicht mehr im Blick haben. Die Kinder lernen, in weniger großer Abhängigkeit von der Mutter etwas zu tun, aber trotzdem noch von ihr zur Not gesichert zu werden und sich an ihr festhalten zu können. Wieder können sie den Grundsitz machen, hinter der Mutter knien und stehen, mit und ohne Festhalten, und die ganz mutigen Kinder klettern auf Mutters Schultern und genießen, über allem zu schweben und bewundert zu werden.

Die Mutter hebt das hinter ihr sitzende Kind – einander zugewandt – vor sich auf den Hals des Pferdes. Auch dieses Umsetzen benötigt einiges an Kooperation zwischen Mutter und Kind. Dort ohne Anlehnung können Grundsitz, Knien und die „Fahne" probiert werden. Auch die Mutter kann das Knien und die „Fahne" versuchen, während ihr Kind sich festhält oder den Grundsitz macht. Besonders Fortgeschrittene können zusammen knien. Diese einander zugewandte Position, in der sich Mutter und Kind anschauen können, bietet neue Möglichkeiten von Kommunikation. Oft motiviert diese Position zu gemeinsamem Lachen, Sichküssen und Liebhalten. Dies kann dann noch verstärkt werden durch das Sitzen auf dem Schoß der Mutter, wobei die Kinder ihre Arme um Mutters Leib schlingen und sich ganz geborgen fühlen können. In dieser Stellung kann auch galoppiert werden.

Das „Sitzen oder Knien auf der Bank" ist eine von vielen Erweiterungsmöglichkeiten für im Voltigieren fortgeschrittene Mütter und Kinder. Dazu gehört schon ein gehöriges Maß an Miteinanderumgehenkönnen und Kooperieren.

Auswirkungen und Erfahrungen

Beim gemeinsamen Reiten von Mutter und Kind spielt das gemeinsame Erlebnis eine große Rolle. Mutter und Kind machen die gleichen Erfahrungen, die sie in ähnlicher Weise berühren. Sie empfinden zusammen Angst, können sie überwinden und bewältigen dabei gemeinsam schwierige Übungen. Dies stärkt bei beiden das Selbstvertrauen und das Vertrauen ineinander.

Bei diesem engen Zusammenspiel, bei dem sie auch ständig unterschiedlichen Körperkontakt miteinander haben, können die Mütter sensibler für ihre Kinder werden. Sie erleben hautnah ihre Reaktionen und da sie das gleiche Erlebnis haben, können sie sich eher in die Empfindungen ihrer Kinder einfühlen. Der Reitpädagoge kann durch kleine Hinweise das Einfühlen in die Kinder noch vertiefen und so die Mütter für Signale, die ihre Kinder ihnen geben, empfänglich machen.

Die Mütter lernen, ihr eigenes Befinden und daraus entstehende Reaktionen mit denen der Kinder in Verbindung zu bringen und die gegenseitige Bedingtheit zu erkennen. Eigene Schwierigkeiten z. B. mit Nähe finden sie bei ihren Kindern und erleben, wie ihr eigenes Lernen auch das der Kinder beeinflusst.

Beim Reiten können aber auch die Mütter von ihren Kindern lernen: In der Regel überwinden die Kinder ihre Angst schneller als der Erwachsene, obwohl das Pferd für ein Vorschulkind viel größer und damit bedrohlicher wirken muss. Auch ist die Motivation der Kinder meist stärker, so dass sie die oft zurückhaltenden Mütter mitreißen. Die Kinder gehen spontaner und natürlicher auf die Tiere zu, zeigen ihre Gefühle offener und lassen sich weiter auf das Erleben mit dem Tier und auf das gegenseitige Erleben ein. Die Kinder sind in der Regel schneller gelöst und können sich leichter entspannen, sie können auch mehr die Situation auf dem Pferd genießen, sich an ihr freuen und durch das Ausdrücken ihrer Freude die Mütter mitreißen. Manche suchtkranke Mutter erfährt erst hier, wie viel gemeinsame Freude sie mit ihrem Kind erleben kann, welches für sie in ihrem bisherigen Leben mehr Verpflichtung, Beschränkung, Arbeit und schlechtes Gewissen bedeutet hat.

Auch nehmen die Kinder ihre Mütter immer mehr in das spielerische Tun auf dem Pferd und um das Pferd herum mit. Manche Mütter haben große Schwierigkeiten, mit ihren Kindern zu spielen, oder aber überhaupt spielerisch etwas zu tun, da sie in ihrer eigenen Kindheit wenig Raum zum Spielen hatten. Beim Reiten mit ihren Kindern werden sie sowohl von den Kindern als auch durch die Anstöße des Pferdes dazu verleitet, aufgefordert, sich spielerisch zu betätigen. Die Mütter werden durch das Modell ihrer Kinder und durch das Pferd und dessen Bewegungen motiviert, etwas für sich zu tun, sich etwas zu gönnen, etwas zu genießen. Dies muss manchmal noch von Therapeuten unterstützt, „erlaubt" werden.

In diesem Sinne wird den Müttern auch die Möglichkeit geboten, ab und zu etwas alleine auf dem Pferd auszuprobieren. So entdecken sie neue oder verschüttete Möglichkeiten an sich, die sie lebendiger und lebensbejahender machen können, was sich natürlich auch wieder positiv auf die Kinder auswirkt.

Die Mütter lernen die Möglichkeiten und Leistungen ihrer Kinder kennen. Sie erleben, wo ihre Kinder noch ihre Hilfe brauchen und wo sie sie loslassen, ihnen etwas zutrauen, sie groß werden lassen können. Sie bekommen eine gewisse Achtung vor den Leistungen ihrer Kinder. Dabei können sie durch Interaktionen und Modellverhalten des Reitpädagogen dazu angeleitet werden, die individuelle Leistung ihres Kindes schätzen zu lernen und sich an ihr zu freuen, auch wenn sie z. B. nicht altersentsprechend ist und nicht dem Vergleich mit anderen Kindern standhält. Wichtig für das Kind ist, dass die Mutter es dort abholen kann, wo es steht, es fordern kann, aber nicht überfordert, und es annimmt wie es ist. Die Schuldgefühle, die aus ihren Versäumnissen in ihrer Suchtzeit hervorgehen, verhindern oft die Wahrnehmung von Defiziten, sie werden verleugnet, nicht realisiert und können so auch nicht aufgearbeitet werden. Das Reiten ermöglicht, Realität zu erleben. Dabei wird aber nicht die Schuld hervorgehoben, sondern die Möglichkeit zu helfen und zu fördern, also Verantwortung zu übernehmen und dabei noch gemeinsam Freude zu empfinden.

Verantwortung übernimmt die Mutter während des ganzen Ablaufs des Mutter-Kind-Reitens. Sie ist sowohl in den Wartezeiten für ihr Kind verantwortlich als auch auf dem Pferd. Anders als beim Voltigieren von Gleichaltrigen, bei denen die Kinder sich gegenseitig stützen und helfen, ist hier die Mutter diejenige, die ihrem Kind Halt und Sicherheit gibt. Sie leitet es an und gibt ihm Hilfestellung. Hierbei ist leicht zu sehen, wie viel Vertrauen ein Kind in seine Mutter setzt, ob es sich bei ihr aufgehoben fühlt oder ob es sich ängstlich nicht vom Haltegurt und der beruhigenden Wärme des Tieres lösen will. Ein Kind, das im bisherigen Leben der Mutter vertrauen konnte, wird sich eher auf ihre Hilfestellung verlassen als ein Kind, das nie Sicherheit von seiner Mutter übermittelt bekam.

Die Mütter können so konkret erleben, wie ihre Beziehung mit ihren Kindern aussieht, oder sie können beim gemeinsamen Voltigieren auch an einer Verbesserung der Beziehung arbeiten. Sie können durch ihr Tun dem Kind vermitteln, dass sie jetzt die Verantwortung für es übernehmen, ihm Sicherheit und Halt geben. Im Laufe der Zeit kann so das gemeinsame Erleben beim Voltigieren mit dazu beitragen, dass sich die Mutter-Kind-Beziehung verbessert.

Mit einer kurzen Fallbeschreibung möchte ich einen konkreten Einblick in die Möglichkeiten gemeinsamer Entwicklung von Müttern und Kindern mit dem Pferd geben:

Frau Müller kam vor drei Jahren mit ihren Kindern Maria (5 1/2 Jahre) und Florian (3 1/2 Jahre) in unsere Klinik. Der Unterschied zwischen den beiden Kindern war auffallend. Während Maria aufgeweckt, gut entwickelt, dabei sehr verantwortlich für ihr Alter war, wirkte ihr Bruder viel jünger als er wirklich war.

Vor allem war Florian sprachlich weit zurück, sprach kaum ganze Sätze, seine motorischen Fähigkeiten waren nicht gut ausgeprägt und auch seine Ich-Entwicklung war nicht altersentsprechend; er sprach von sich selbst als Florian und lernte erst im Laufe der Zeit das Ich-Sagen. Er war aggressiv und unausgeglichen. Frau Müller, selbst sehr leistungsorientiert, war jahrelang im Leistungssport erfolgreich gewesen und hatte so mit der leistungsfähigeren Maria wenig Schwierigkeiten, wogegen ihr es schwer fiel, Florian anzunehmen. Da ihr bewusst war, dass die Defizite von Florian mit ihrer Sucht zusammenhingen, hatte sie große Schuldgefühle ihm gegenüber und versuchte, dies mit übersteigerter Sprachförderung zu kompensieren.

Sowohl Frau Müller als auch beide Kinder hatten von Anfang an Spaß am Heilpädagogischen Voltigieren. Hier lernten sie, unbeschwert miteinander umzugehen. Auf dem Pferd konnten wir die Mutter anleiten, die Freude am gemeinsamen Tun vor die Leistung zu setzen, beiden Kindern gerecht zu werden und sie so anzunehmen, wie sie waren.

Über das gemeinsame Reiten entwickelte sich ein emotionaler Zugang zu beiden Kindern. Bei den Übungen auf dem Hals des Pferdes begann Frau Müller spontan, mit beiden Kindern zu schmusen. Sie lernte, Florians Fortschritte zu sehen und sich an ihnen zu freuen, ihn zu fördern, ohne ihn zu drillen, und mit ihm Spaß zu haben. Florian holte motorisch schnell auf, machte auch sprachliche Fortschritte. Maria bekam mehr kindliche Züge, bekam nicht mehr hauptsächlich über Leistung Zuwendung von ihrer Mutter, sondern konnte auch mit ihr spielen und Spaß machen.

Als Frau Müller uns knapp drei Jahre nach der Therapie mit Florian besuchte, hatten sich seine Defizite bis auf kleine sprachliche Schwierigkeiten reduziert. Die Beziehung zwischen Mutter und Kind erschien uns sehr herzlich, und beide freuten sich, noch einmal auf Tyrol reiten zu können.

Die Rolle des Reitpädagogen

Der Reitpädagoge ist dadurch, dass er die Verbindung zum Pferd, also die Vermittlung zwischen Pferd, Mutter und Kind darstellt, sowohl für die Mütter, aber auch im Besonderen für die Kinder positiv besetzt. Vor allem die Kinder übertragen viele der positiven Gefühle, die sie zum Pferd entwickeln, auch auf den Pädagogen. Oft wird besonders bei den jüngeren Kindern mein Name in einem Atemzug mit dem des Pferdes genannt, oder sie fragen, sobald sie mich sehen, nach dem Pferd oder wann sie das nächste Mal reiten dürfen.

Für die Interventionen des Reitpädagogen bietet die Situation des Heilpädagogischen Voltigierens besonders gute Möglichkeiten. Mutter und Kind sind auf dem Pferd in einer relativ isolierten Situation. Sie können sich nicht ausweichen und sind für die Interaktionen des Therapeuten besonders gut erreichbar. Die Longe könnte symbolisch für diese gute Verbindung, diesen guten Draht stehen. Auf dem Pferd ist meiner Erfahrung nach die Mutter emotional besser zu erreichen als in anderen Situationen und ist so auch leichter für die Belange ihres Kindes sensibler zu machen. Ein Ausweichen ist für Mutter und Kind schwierig, sie sitzen fest, erleben zusammen eine Realität, sind dabei aufeinander angewiesen. Gefühlsmäßig sind Mutter und Kind positiv und deshalb offener gestimmt, mit weniger Abwehr. Die Mütter erwarten vom Reitpädagogen in dieser entspannten, für sie erfreulichen Situation eher Wohlwollen als Kritik und können so seine Interventionen besser annehmen.

Und doch birgt die Dreiecksbeziehung Mutter-Kind-Therapeut auch Gefahren. Es könnte eine Konkurrenzsituation entstehen, wer die bessere Mutter für das Kind ist, oder auch eine Konkurrenz zwischen Mutter und Kind um den Therapeuten. Wichtig ist, dass der Therapeut, nimmt er so etwas wahr, dies ins Gespräch bringt, so dass Übertragungen und Wünsche klar werden und die Beziehungen realistisch gestaltet werden, so dass der Therapeut bei der Entlassung der Mutter für sie und das Kind überflüssig geworden ist. Meiner Meinung nach bietet das Pferd in der therapeutischen Beziehung auch bei diesem Problem einen guten Ausgleich. Mutter und Kind sind nicht nur auf den Therapeuten fixiert, sondern dieser stellt die Vermittlung zum Pferd dar und wird so etwas neutralisiert.

Das Pferd aber ist gleich bleibend freundlich zu Mutter und Kind, gibt beiden, stellt aber keine echte Konkurrenz zur Mutter dar. Das Pferd ist wie ein guter Familientherapeut allparteiisch. So wird mit dem Pferd das therapeutische Dreieck zu einer weniger problematischen Viereckbeziehung.

Selbsterfahrung auf dem Pferd

Methoden und Konzepte, die Einfluss auf meine Arbeit haben

Die im Folgenden kurz skizzierten Methoden hatten Einfluss auf meine Arbeit mit den essgestörten Patientinnen auf dem Pferd. Ich persönlich erlebte die *Selbsterfahrung auf dem Pferd* bei *Prof. Carl Klüwer* auf einem Fortbildungslehrgang für HPV/R in Münster. Diese Erfahrung bildet die Grundlage für meine Arbeit. Klüwer gliedert die Selbsterfahrungen auf dem Pferd in mehrere Schritte (Näheres zu diesem Ansatz s. Klüwer 1994.):

- die passive Losgelassenheit im Liegen finden,
- das in der Bewegung des Pferdes mitschwingende Becken im Sitz entdecken,
- die ausbalancierte Aufrichtung im Sitz finden.

Weiteren Einfluss hatten verschiedene Entspannungstechniken, wie die „Progressive Muskelentspannung" nach Jacobsen, das „Autogene Training" von J. H. Schultz und das „Autogene Yoga" sowie die „Klinische Hypnose" nach Milton Erickson.

Die *Entspannungsmethode von Jacobsen* ist eine Entspannungstherapie mit dem speziellen Ziel der Ruheförderung, mit einer mehr physiologisch als psychologisch orientierten Auffassung von Wesen und Funktion des Entspannt-Seins. Es geht um eine Entspannung der willkürlichen Muskulatur, die durch den Wechsel von Anspannung und Losgelassenheit bewirkt wird.

Indem der Patient durch Schärfung seiner kinästetischen Wahrnehmung lernt, die Verringerung der Muskelspannung selbst zu registrieren, kann er den Eintritt seiner psychischen Entspannung miterleben.

Das *Autogene Training* wurde aus den fraktionierten Hypnosen O. Vogts entwickelt. Für J. H. Schultz war wichtig, dass der Patient selbst den Entspannungszustand herstellt, in welchem er für Autosuggestion zugänglich ist. Sein Bestreben war, ohne Anwendung der Hypnose von all deren Vorteilen Gebrauch machen zu können, unabhängig von einem ich-fremden Suggestor.

Das Schweregefühl in den Armen führt durch Generalisierung zur Muskelentspannung. Das Gefühl der Wärme durch die Vorstellung „der Arm ist warm" bewirkt die Entspannung der Blutgefäße. Die Wirksamkeit des Herzens, der Atmung, der äußeren Organe, des Kopfes kann in die Selbstentspannung einbezogen werden. Durch Entspannung im Autogenen Training treten Ruhe und Erholung ein. Das Training der Aufmerksamkeitskonzentration erhöht die Leistungsfähigkeit im praktischen Leben.

Das *Autogene Yoga* hat seine Wurzeln im Yoga-Nidra. Dank dieser Methode erreicht man einen schlafähnlichen Entspannungszustand. Im autogenen Yoga finden Bilder und Gedanken viel weniger Anwendung als in den beiden vorher beschriebenen Techniken. Mit dem Ziel, die Gedankenwelt hinter sich zu lassen und in einen Bereich jenseits des Verstandes vorzudringen, benutzt man besonders das „Empfinden", das „Tasten" und das „Spüren". Man kann durch Schulung eine gute Entspannung erreichen und dabei in der sinnlichen Welt ganz gegenwärtig bleiben.

Bei der *„Klinischen Hypnose"* war Milton Ericksons Gesprächsstil Teil seiner Methode, mit der er eine hypnotische Trance herbeiführte. Damit verwischte er die Grenze zwischen normalen Zuständen und Trance. Sein direkter Zugang zum Unbewussten erforderte die Vermeidung des gewohnten rationalen Denkens, ein Sich-einlassen-Können auf das andere, das Unlogische. Er sah Hypnose als einen besonderen inneren oder äußeren Zustand der Orientierung.

Bei dieser Orientierung können Gedanken oder Wahrnehmungen angenommen oder abgelehnt werden. Alltagstrance wird verstanden als innere Suchzustände. Der Hypnotherapeut benutzt den Zustand der Trance als Möglichkeit, in direkten Kontakt mit dem Unbewussten des Klienten zu kommen und so, in Zusammenarbeit mit dessen Unbewusstem, Mittel und Wege zu finden, die ihm ein Leben ohne neurotische Symptombildung ermöglichen.

In Trance kann eine Umstrukturierung unbewusster Prozesse vorgenommen werden, die es dem Klienten ermöglicht, auf seine Symptomatik ganz zu verzichten und neue, adäquate Formen der Konfliktbewältigung zu finden und zu gebrauchen. Erickson gebrauchte sehr oft Analogien oder erzählte Gleichnisse. Er umging indirekt das Bewusste, vermied Widerstand und nutzte die Kraft des Unbewussten. Sein Umgang mit Hypnose als Selbsthypnose zeigt, dass er den Selbstheilungskräften des Individuums hohe Achtung entgegenbrachte.

Ziele

Folgende Ziele können bei der Selbsterfahrung auf dem Pferd erreicht werden:

- die Wahrnehmung des eigenen Körpers
- das Erfahren der Möglichkeiten und Fähigkeiten des eigenen Körpers
- die Lockerung einzelner Körperteile
- einer weitgehenden Entspannung des Körpers
- die positive Erfahrung in der Entspannung des Körpers
- die Balance und das Gleichgewicht gewinnen
- die Schulung des Reaktionsvermögens
- den Kontakt und die Nähe zu einem anderen Lebewesen
- die Möglichkeit zu Regression und Nacherleben (siehe Mutter-Kind-Reiten)
- die Bewältigung von Angst
- den Aufbau von Vertrauen
- das Nutzen des Trancezustandes zur Anregung innerer Suchzustände, die zum Aufbau neuer Lösungsmöglichkeiten führen können.

Praktische Durchführung

Zu Beginn der Arbeit ist es notwendig, dass die Patientinnen meinen „Co-Therapeuten", das Pferd, kennen lernen und zumindest das Minimum an Vertrauen zu ihm aufbauen, das sie brauchen, um aufzusteigen. Dies kann in unterschiedlicher Weise geschehen und muss auf die jeweiligen Patientinnen und deren Vorerfahrungen und eventuelle Ängste abgestimmt werden. Manche Patientinnen freuen sich auf das Reiten und haben weniger Bedenken aufzusteigen, andere haben dagegen große Angst und können sich gar nicht vorstellen, auf dem Pferd zu sitzen.

Möglichkeiten sind: die Pferde erst einmal auf der Weide zu beobachten, das arteigene Verhalten der Tiere zu beschreiben und zu erklären, Geschichten von Erlebnissen mit diesen Tieren oder die Lebensgeschichte des jeweiligen Pferdes zu erzählen, die Tiere zusammen von der Weide zu holen, zu putzen und zu satteln (dabei eignet sich der Esel gut für ängstliche Patientinnen).

Beim Ablongieren kann sich die Patientin dann vergewissern, wie folgsam das Therapiepferd ist und wie sicher der Reitpädagoge es in der Hand hat. Ist die Patientin dann bereit aufzusteigen, was durch die positive Erwartungshaltung und Suggestion von Seiten des Pädagogen gefördert werden kann, wird durch die Wärme des Pferdekörpers, das Getragenwerden, die schaukelnde wiegende Bewegung des Pferdes weiter Vertrauen entwickelt.

Ich habe selten erlebt, dass eine Patientin, auch wenn sie zu Anfang sehr ängstlich war, nach der 2. oder 3. Stunde noch Angst auf dem Pferd zeigte. Manche Patientinnen waren dann noch unruhig vor dem Aufsteigen, aber auf dem Pferd fanden sie durch die beruhigende Bewegung schnell Vertrauen und konnten sich entspannen.

Nach dem Aufsitzen kann die ängstliche Patientin auf dem stehenden Pferd die Möglichkeit des Festhaltens an den Griffen des Therapiegurtes ausprobieren. Sie wird aufgefordert, sich so festzuhalten, dass sie sich sicher fühlt, und ihr kann bewusst werden, dass der Druck nachlässt, wenn die Sicherheit steigt.

In der ersten Übungseinheit, die wie alle anderen 15–30 Minuten dauert, wird die Grundlage zur Entspannung auf dem Pferd erarbeitet, auf der alle späteren Übungen aufbauen. Es ist eine ausführliche Anleitung zur Entspannung, die durch das Lenken der Aufmerksamkeit auf die Atmung und die Empfindungen einzelner Körperbereiche zu einer leichten Trance führen kann.

Die folgenden Schritte werden zu Beginn jeder Stunde genutzt, um die erneute Entspannung, nach der Erfahrung der ersten Stunde, anzuregen (Konditionieren der Trance):

Die Patientin wird aufgefordert, sich in die Bewegung des Pferdes *einzufühlen* und sich von der Bewegung des Pferdes *mitnehmen* zu lassen. Hilfen sind dabei: das Mitgehen der Unterschenkel im Rhythmus des Pferdekörpers (wenn der Pferdekörper auf einer Seite wegweicht, mit dem Schenkel folgen, abwechselnd von Seite zu Seite) und das Bewusstmachen der Sitzknochen.

Die Patientin kann auch versuchen, „mit sanften Augen zu schauen" (Sally Swift), das heißt so zu schauen, dass sie einen großen Radius sieht, also beim Nachvorneschauen möglichst viel von der Umgebung sieht, ohne dabei den Kopf zu drehen oder eine bestimmte Stelle zu fixieren. Diese Sehweise kann der Patientin helfen, ihren Körper besser zu spüren, das Pferd besser wahrzunehmen und sich leichter zu entspannen. Sie kann ruhig und gleichmäßig *atmen*, sich dabei eine Röhre vorstellen, die vom Mund durch den Bauch bis zu den Füßen führt, durch die sie ruhig ein- und ausatmet.

Eine weitere Möglichkeit ist, die *Wärme* des Pferdes zu nutzen. Wenn die Patientin mit ihrer Aufmerksamkeit in ihr Gesäß und ihre

Beine geht, wo sie die Wärme, die vom Pferd ausgeht, am deutlichsten spürt, und sich vorstellt, diese Wärme auch in ihre übrigen Körperteile zu verteilen oder z. B. mit ihrem Atem zu transportieren, kann sie sich mit zunehmender Wärme auch zunehmend entspannen. Sie kann mit jedem Schritt ein Stück weiter in die Entspannung reiten.

Danach können die Patientinnen mit ihrer Aufmerksamkeit durch ihren ganzen Körper gehen, in jedes einzelne Körperteil hineinspüren und wahrnehmen, was sie wo empfinden, Muskeln loslassen, wo sie es können, und eventuell Körperteile entdecken, die noch stärker verspannt sind, und an denen noch gesondert gearbeitet werden kann. An solchen Stellen, die wehtun, verspannt oder verkrampft sind, kann im Sinne der Progressiven Muskelentspannung (Anspannung-Entspannung) oder z. B. mit der phranischen Atmung (autogenes Yoga) an einer Minderung der Beschwerden gearbeitet werden.

In den weiteren Übungseinheiten ist dann – nach dieser Einleitung – bei weitgehender Entspannung die Voraussetzung für folgende Übungen geschaffen: Die Patientin kann ihre einzelnen Gelenke bewegen, lockern und entspannen, sie kann sich auf den Hals des Pferdes legen. Sie kann ihre Wirbelsäule Wirbel für Wirbel lockern und „aufeinander setzen", den Kopf wie einen Ball auf dem obersten Halswirbel balancieren, dann die Arme nach oben strecken, eine Hand wieder an den Gurt nehmen und mit der anderen auf die gegenüberliegende Halsseite des Pferdes herabtauchen. Sie kann sich auf den Rücken legen und dort auch Wirbel für Wirbel lockern und entspannen und auf den Pferdekörper ablegen und so eine gute Rückenmassage erhalten. Sie kann abgewandelte Voltigierübungen wie die Mühle in 6 Phasen (vorwärts seitwärts und rückwärts seitwärts), das Knien, die Fahne, das Stehen, Schere, Flanke u. a. durchführen. Dabei steht weniger die Leistung als die Ausführung der Übung mit möglichst wenig Muskelaufwand, also möglichst entspannt, im Vordergrund.

Wichtig dabei ist bei sehr leistungsorientierten Patientinnen, wie z. B. den magersüchtigen Frauen, darauf zu achten, dass immer wieder Entspannungsübungen neben den Voltigierübungen ihren Platz haben. Obwohl ich ein Programm von 10 Stunden ausgearbeitet habe, ist mir wichtig, mit den Patientinnen individuell und situationsabhängig zu arbeiten. Situation und Stimmung der Patientinnen an dem jeweiligen Tag werden berücksichtigt, und das Programm bietet nur einen roten Faden zur Orientierung. Bei im Voltigieren fortgeschrittenen Patientinnen wird ihnen selbst die Auswahl der Übungen überlassen.

Ich arbeite derzeit ausschließlich an der Longe, könnte mir aber in einzelnen Fällen sehr gut vorstellen, auch mit dem Handpferd zu arbeiten (Ausritt zu zweit, wobei der Reitpädagoge vom Pferd aus das Pferd der Patientin führt) und so die Patientinnen eine andere Erlebnismöglichkeit und anderes „Vorwärtskommen" erfahren zu lassen.

Erfahrungen und Auswirkungen

Schon in der ersten Stundeneinheit sind viele Patientinnen überrascht und fasziniert, wenn sie nach dem Aufsitzen die Wärme des Pferdekörpers spüren. Fast immer wird es als eine angenehme Überraschung erlebt, die bei den ängstlichen Patientinnen die Angst mindert.

Das Gehen des Pferdes verunsichert die Ängstlichen dann wieder, sie haben Angst runterzufallen, aber es gerät praktisch und sinnbildlich auch etwas unter ihnen in Bewegung. Eine Patientin meinte, es erinnere sie an das Schlingern eines Schiffes, auf dem sie den Halt verlöre oder seekrank würde. Als ich ihr ein anderes Bild als Alternative anbot: das Gewiegtwerden eines Kindes, wurde die Bewegung weniger bedrohlich für sie, sie konnte sich darauf einlassen und bekam dann die positive körperliche Rückmeldung vom Pferd. Eine andere Patientin, die Schwierigkeiten hatte, ihr Becken loszulassen und über ihre Angst sprach, machtlos zu sein und die Situation nicht in den Griff zu bekommen, erlebte, als sie sich darauf einließ, sich den Bewegungen des Pferdes zu überlassen, dass sie das Bedürfnis verspürte, sich auf den Pferdehals zu legen und zu weinen, was sie dann auch tat.

Der Reitpädagoge braucht nur ein paar Tipps und Anregungen zu geben, da ja die Rückmeldungen ansonsten vom Pferd kommen. Hält eine Patientin sich fest oder verkrampft sich, so ist es auf dem Pferd unbequem. Sobald sie loslässt und sich von den Bewegungen des Pferdes mitnehmen lässt, erfährt sie die harmonische Bewegung mit dem Pferd, das Gewiegtwerden, und die positive Kettenreaktion, sich sicherer fühlen und sich dann noch wohler zu fühlen, setzt ein. Oft sind Frauen erstaunt darüber, wie schnell sie Vertrauen zum Pferd aufbauen, wie schnell ihre Angst verschwindet, sitzen sie erst einmal auf dem Pferd. Einige sprechen schon zu Anfang von dem Gefühl der Geborgenheit (sich aufgehoben fühlen).

Das löst oft Traurigkeit aus. Die Patientinnen werden an Bedürfnisse und Wünsche nach Geborgenheit erinnert, die in ihrer Vergangenheit nicht erfüllt wurden. Sie haben die Möglichkeit zu regredieren, sich etwas von der Wärme und Geborgenheit, die der Pferdekörper ausstrahlt, zu holen. Sie können das Pferd als Ersatz oder Übergangsobjekt benutzen, um unerfüllte Sehnsüchte und Bedürfnisse zu stillen und nachzuholen, ohne ihrerseits ausgenutzt und enttäuscht zu werden.

Die Übung, auf dem Hals des Pferdes zu liegen, kann diese Gefühle intensivieren. Die Angst vor Körperkontakt ist dem Pferd gegenüber leichter als bei Menschen zu überwinden, wobei sich die positiven Erfahrungen generalisieren lassen und später auch Menschen einschließen können. Bei dieser Übung passiert es oft schon zu Anfang, dass die Patientinnen traurig werden und am Hals des Pferdes weinen. Eine Patientin sprach anschließend über das Erlebnis, sich fallen lassen zu können, sich ohne Bedingung angenommen zu fühlen, und sie sprach von Wärme und Nähe, nach der sie sich immer gesehnt habe. Einige Wochen später sagte sie, nur hier bei Tyrol könne sie ihre Gefühle richtig zulassen und sich selbst loslassen und entspannen.

Hin und wieder gibt es auch Patientinnen, die es ablehnen, das Pferd zu berühren. Ihre Angst vor Nähe und Körperkontakt geht so weit, dass sie auch Tiere einschließt. Sie brauchen in der Regel lange, um sich zu öffnen, oder wagen dies gar nicht.

Die Übungen, die zur lockeren Aufrichtung der Wirbelsäule verhelfen, bewirken auch eine psychische Aufrichtung. Den meisten Patientinnen ist diese lockere Aufrichtung eine sehr fremde Haltung. Sie halten sich eher geduckt oder verkrampft aufrecht. Manche können sich auf das gute Gefühl sofort einlassen, merken, wie diese Aufrichtung auf ihre Psyche wirkt, wie sie sich selbstbewusster, stolzer fühlen, und sind erstaunt, dass sie schon allein mit der entsprechenden Haltung so viel an ihrer Befindlichkeit verändern können.

Anderen Patientinnen ist unwohl in ihrer Haut, wenn sie gerade sitzen, sie haben das Gefühl, dass dies anmaßend sei, dass ihnen dies nicht zustehe. Ihr Selbstwertgefühl ist stärker angegriffen. Sie können ermutigt werden, immer wieder einmal in diese Haltung hineinzugehen, sich damit vertraut zu machen und zu spüren, dass sie wie jeder Mensch das Recht haben, sich gut zu fühlen, und sich als wertvoll zu erleben. Sie können angeregt werden, darüber nachzudenken, dass sie von ihrer Umwelt so genommen werden, wie sie sich zeigen, dass ein geduckter Mensch auch eher heruntergemacht wird als einer, der sich aufrecht hält und selbstbewusst anderen Menschen gegenübertritt.

In dieser Haltung werden Bauch und Brust auch frei zum besseren Ausatmen, wodurch sich wieder Verspannungen und mit ihnen Gefühle lösen können. Eine Patientin bemerkte z. B. beim Aufbauen der Wirbelsäule, dass sie im Brustbereich ihre Wirbel nicht wahrnahm.

Nachdem ich ihr durch Berührung der einzelnen Wirbel half, sie zu spüren, bemerkte sie, dass sie beim Atmen festhalte, nicht richtig durchatme. Als sie dann bewusst ruhig und gleichmäßig atmete, kamen ihr die Tränen von Gefühlen, die sie festgehalten hatte. Als sie im Laufe der Übung kopfüber zu einer Halsseite heruntertauchte, konnte sie dann am Hals des Pferdes weinen.

Eine andere Patientin sprach zu Beginn einer Stunde von einem Druck auf der Brust, den sie seit dem Wochenendbesuch ihrer Eltern spürte. Ansonsten sei sie zunehmend schnell entspannt, sobald sie auf Tyrol säße. Nachdem sie dann die Wirbelsäule aufgebaut und besondere Sorgfalt dabei auf den Brustbereich gelegt hatte (mit der Aufforderung, sich den Raum zum Atmen zu nehmen), meldete sie zurück, dass der Druck nachgelassen hätte und sie freier atmen könne.

Immer wieder machen Patientinnen beim Voltigieren die Erfahrung, dass beim Lösen von Verspannungen festgehaltene oder verdrängte Gefühle frei werden und wie sich psychische Vorgänge im Körper ausdrücken. Sie lernen, ihren Körper nicht mehr als Feind zu sehen, sondern in Kommunikation mit ihm zu treten und auf seine Rückmeldungen zu hören. Sie erfahren auch, dass ein Zulassen von Gefühlen (z. B. Traurigkeit) erleichternd ist und nicht in einer unendlichen Depression enden muss, wie sie oft befürchten.

Die Übung, bei der die Patientinnen in Rückenlage auf dem Pferd liegen, ist zuerst oft angstauslösend, und es sollte vorsichtig mit ihr umgegangen werden und nicht darauf gedrängt werden, sie auszuführen. Eine Hilfestellung, die die Patientin an Schulter und Bein stützt, ist zu Anfang hilfreich, da so die Angst herunterzufallen gemindert wird.

Manche Patientinnen fühlen sich in dieser Lage schutzlos ausgeliefert, und sie sollten, wenn überhaupt, nur vorsichtig an diese Übung herangeführt werden. Die Patientinnen, die ihre Angst überwinden und sich im Liegen entspannen können, erfahren durch die Bewegungen des Pferdes eine angenehme Rückenmassage. Sie erleben, dass sie, wenn sie sich vertrauensvoll schwer werden lassen, fest liegen, während ein angespanntes Sich-Festhalten sie eher ins Rutschen bringt. Sie können auch erfahren, dass durch ein Loslassen ihrerseits mehr Kontakt zum Pferdekörper entsteht.

Eine Patientin meinte, dass dies wohl auch im übertragenen Sinne eine wichtige Erfahrung sei, dass Loslasen mehr Kontakt zur Folge habe. Nach dem Liegen auf dem Pferd spüren die Patientinnen ihren Rücken in angenehmer Weise deutlicher, und ein erneuter Aufbau der Wirbelsäule im Sitzen wird dann einfacher.

So wie bei dieser Übung ist auch bei vielen späteren Übungen Angst zu überwinden. Die Patientinnen erleben, dass Angst wirklich zu überwinden ist und dass sie dadurch zu positiven Erlebnissen kommen. Dazu gehört auch der Galopp, der den meisten Patientinnen dann bald viel Freude macht. Sie lernen dabei, ihren Körper auch in der schnelleren, lockeren Bewegung zu genießen. Sobald sie ihr Becken loslassen, erleben sie als positive Verstärkung das harmonische Zusammenspiel ihres Körpers mit dem des Pferdes. Das Tempo, in das die Patientinnen mitgenommen werden, wirkt aktivierend auf sie und lässt für Depressivität wenig Raum. Oft wird der Galopp mit Freiheit oder Fliegen assoziiert.

Bei den weiteren Voltigierübungen machen die Patientinnen, die für sie (vor allem bei Magersüchtigen) meist neue Erfahrung, gewisse körperliche Leistungen zu erbringen, ohne damit den Körper zu quälen, sondern ihn dabei positiv entspannt, aber aktiv zu erleben. Die Erfahrungen auf dem Pferd führen die Patientinnen immer wieder zu sich selbst und ermöglichen eine Auseinandersetzung mit sich, ihren Gefühlen und Verhaltensweisen.

Während einige Frauen das Rückwärtsreiten bei der Mühle verunsichert, weil sie nicht sehen, wohin es geht, können sich andere besser in die Bewegungen des Pferdes einfühlen und sich eher entspannen als vorwärts. Eine Patientin meinte dazu, dass mit den nicht mehr nach vorne ausgerichteten Augen auch das Denken eher ausgeschaltet sei und sie sich so mehr auf das Einfühlen verlassen könne. Eine andere sagte, sie habe das Gefühl dabei, mehr bei sich zu sein, da sie nicht mehr so auf Tyrols Vorwärtsgehen achten könne, und empfände es zusätzlich angenehm, dabei die Augen zu schließen.

Das Knien und noch mehr das Stehen kommt den meisten Patientinnen in ihrer Vorstellung sehr schwer vor. Es ist für sie faszinierend festzustellen, dass es auch hier, wenn sie ihr Becken loslassen und damit mit den Bewegungen des Pferdes mitschwingen, viel leichter ist als sie dachten. Beim Knien schaffen es viele Patientinnen, weitgehend entspannt und leicht den Bewegungen zu folgen und fast über dem Pferd zu schweben.

Manche können bei dieser Übung und noch mehr bei der „Schere" und „Flanke" die Erfahrung machen, dass es eher hinderlich ist, sich die Übung vorzustellen und daran zu denken – dass im Gegenteil bei Einfühlen und spontanem Ausprobieren die Übungen leichter gelingen.

Eine magersüchtige Patientin erzählte, dass sie durch das Reiten bewusster atmen gelernt habe und seitdem ihren Magen und Bauch besser spüre und dadurch Sättigungs- und Füllegefühl wieder wahrnehmen könne. Vorher habe sie den Bauch wohl immer eingezogen, jetzt könne sie ihn loslassen. Bei einer anderen Gelegenheit erzählte sie, dass sie bei allen Tätigkeiten, bei denen sie ihren Körper positiv wahrnehme, sich hinterher ein schlechtes Gewissen einstelle. Nur beim Reiten könne sie sich positiv wahrnehmen und dies auch ganz zulassen, ohne es später zu schmälern oder zu revidieren.

Eine andere Patientin meinte nach der 10. Stunde, dass sie ihren Körper jetzt im Ganzen spüre, im Gegensatz zu Beginn des Reitens, als sie nur ihren Bauch und den als zu dick wahrgenommen habe.

Eine magersüchtige Patientin kam gegen Ende der Therapie sehr angespannt zum Reiten, sie sprach von Hektik, da sie vor der Entlassung noch so viel zu erledigen habe. Wir machten daraufhin eine längere Einstimmung auf dem Pferd mit gezielten Entspannungsübungen. Bei den Atem-Übungen fiel ihr auf, dass sie in der angespannten Situation den Atem anhielt, nicht richtig durchatmete. Beim bewussten, ruhigen und gleichmäßigen Atmen wurde sie dann traurig. Ihre Traurigkeit hatte mit dem Abschied von der Klinik zu tun, und sie bemerkte jetzt, wie sie dies zurückgehalten hatte und noch immer Angst vor ihrer Traurigkeit verspürte. Nachdem ich die Schwere, die sie verspürte, positiv umdeutete, als Zeichen von Entspannung und dem Bedürfnis, sich auszuruhen, legte sie sich auf den Hals des Pferdes und ließ Traurigkeit und Schwere zu und holte sich das Gefühl von Geborgenheit und Wärme vom Pferd. Nach diesem Zulassen der Traurigkeit konnte sie sie dann durch aktive Übungen, die ihr Freude machten, überwinden. Sie kniete, da sie dabei das ausgewogene Mitschwingen in der Bewegung ohne Angst genießen konnte, legte sich auf den Rücken, um noch einmal entspannt sich tragen zu lassen, machte die Fahne und galoppierte zum Schluss, was ihr besonders viel Freude machte und sie in eine entspannte Aktivität mitnahm.

Ob die Selbsterfahrung auf dem Pferd mehr nonverbal bleibt oder mit Reflexion über das Erlebte gekoppelt wird, richtet sich individuell nach den Bedürfnissen der Patientinnen oder nach dem, was für die jeweilige Patientin eher geeignet erscheint. Für einige Patientinnen bedeutet das Reiten ein Erlebnisfeld, von dem sie Erfahrungen in ihre Einzel- oder Gruppentherapie mitnehmen oder aber auch für sich verarbeiten können. Andere treten mit mir als Reitpädagogin in Kontakt und reflektieren das eben Erlebte noch auf dem Pferd. Beides hat sich bewährt und sollte auf die jeweilige Patientin abgestimmt sein.

Da ich in der Klinik auch mit Patientinnen in der Einzeltherapie arbeite, ergab es sich schon einige Male, dass ich Einzeltherapie und Selbsterfahrung auf dem Pferd koppelte, wenn sich herausstellte, dass dies förderlich für die Entwicklung der Patientin sein könnte, so dass das eben Erlebte auf dem Pferd im Einzelgespräch anschließend reflektiert werden konnte. In diesen Fällen wurde die Koppelung mit der Verbaltherapie sicher am intensivsten. Aber ich denke auch, dass die reine Körperarbeit ohne verbale Reflektion sehr sinnvoll und förderlich für manche Patientinnen sein kann.

Weitere Einsatzmöglichkeiten des Mutter-Kind-Reitens und der Selbsterfahrung auf dem Pferd

Sowohl das Mutter-Kind-Reiten als auch die Selbsterfahrung auf dem Pferd in der Form, wie ich sie in der Suchtklinik durchführe, sind nicht auf dieses Arbeitsfeld begrenzt. Für beides gibt es ein weites Feld von Anwendungsmöglichkeiten im pädagogischen wie psychotherapeutischen Bereich, von denen ich an dieser Stelle nur einige als Anregungen herausgreifen möchte:

Beide HPV Formen wären auch in der ambulanten Arbeit mit suchtkranken Menschen z. B. im Rahmen der Beratungsstellen durchzuführen. Oft besteht bei den Patientinnen das Bedürfnis, nach der stationären Therapie weiter zu reiten, und gerade für Magersüchtige ist der normale Reitstall keine gute Möglichkeit, dies zu tun, da dort wieder die Leistung im Vordergrund steht und nicht auf Entspannung geachtet wird. Ein Angebot in diesem Sinne von *Beratungsstellen, Nachsorgeeinrichtungen* oder von *Therapeutischen Reitvereinen* wäre eine gute Ergänzung.

Auch könnte im ambulanten Bereich, ob im Suchtbereich oder im Rahmen von allgemeinen Beratungsstellen, das Mutter-Kind-Reiten zum *Familienreiten* weiterentwickelt werden. Die ganze Familie am, auf und um das Pferd herum bietet große Möglichkeiten an Kommunikation und Interaktion, mit der sich anböte, familientherapeutisch, systemisch zu arbeiten. Es wäre möglich, in der konkreten Arbeit mit dem Pferd Interaktionsmuster in der Familie zu erkennen und durch gezielte Interventionen beim praktischen Tun am Pferd neue Möglichkeiten des Umgangs miteinander zu eröffnen.

In Berlin ist es Prof. Dr. Schubenz, der – im kinderpsychiatrischen Bereich – Kinder mit einer Pferdefamilie (Herde) in Berührung bringt. Ich halte dies für einen viel versprechenden Ansatz, und ich könnte mir das gut auch mit einer ganzen Familie im Sinne der *systemischen Familientherapie* vorstellen.

Selbsterfahrung auf dem Pferd, ähnlich wie ich sie in unserer Klinik durchführe, habe ich auch schon einige Male auf meinem Hof mit eigenen Pferden als *Workshop* für interessierte Menschen angeboten, die mit dem Pferd auf andere Weise als im Reitstall üblich umgehen wollten. Sie kamen mit ganz unterschiedlichen Anliegen, z. B. schlechte Vorerfahrung zu revidieren, Angst vor Pferden zu überwinden oder einfach eine angenehme Körpererfahrung zu machen, sich einmal tragen zulassen.

Literatur

Ayres, A. J. (1984): Bausteine kindlicher Entwicklung. Springer, Berlin/Heidelberg/New York/Tokio
Boyes, D. (1986): Autogenes Yoga. Econ Düsseldorf
Deutsche Reiterliche Vereinigung e. V. (1994): Richtlinien für Reiten und Fahren. Bd. III, Voltigieren. FN Verlag, Warendorf
Dörner, K., Plog, V. (1978): Irren ist menschlich oder Lehrbuch der Psychiatrie/Psychotherapie. Psychiatrie-Verlag, Hannover
Gäng, M. (Hrsg.) (1994): Heilpädagogisches Reiten und Voltigieren. 3. Aufl. Ernst Reinhardt, München/Basel
Heipertz, W. (1977): Therapeutisches Reiten: Medizin, Pädagogik, Sport. Franckh, Stuttgart
Herrmann, P. (1988): Die Familienstruktur der Suchtfamilie. Vortrag an der Universität Siegen
Hoffmann, L. (1984): Grundlagen der Familientherapie. Isko-Press, Hamburg
Klüwer, Carl (1994): Selbsterfahrung durch das Medium Pferd. In: Gäng 1994, 210–226
Liedloff, J. (1980): Auf der Suche nach dem verlorenen Glück. Beck, München
Stovius, B., Wiesenhütter, E. (1979): Lehrbuch der Entspannung. Hippokrates, Stuttgart
Strausfeld, P. (1987): Therapeutisches „Mutter-Kind-Reiten". Anwendungen in einer Suchtklinik. Praxis der Psychomotorik 4, 137–139
Swift, S. (1989): Reiten aus der Körpermitte. Müller Rüschlikon
Wippich, J. (1986): Hypnotherapie. I: Seifert, T., Waiblinger, A. (Hrsg.): Therapie und Selbsterfahrung. Kreuz, Stuttgart, 163–170

Indikationen und Kontraindikationen beim Heilpädagogischen/Therapeutischen Reiten

Von Beate Seide

> *Meine Aufgabe ist es nicht, anderen das objektiv Beste zu geben, sondern das Meine so rein und aufrichtig, wie möglich.* (Hermann Hesse)

Welche Grundprobleme im Heilpädagogischen/Therapeutischen Reiten angegangen werden sollen und können, ist nicht Ziel dieser Darstellung. Hier werden vorübergehende oder auch dauerhafte Zustände beschrieben, denen sich – vielleicht mit Ausnahme der Menstruationsbeschwerden – jede Klientin, jeder Klient, gleich welchen Alters und gleich welcher „Grundkrankheit" jederzeit ausgesetzt sehen können. Die Therapeuten müssen die Auswirkungen solcher Zustände auf die körperliche und psychische Verfassung, auf die aktuelle Tagesform einschätzen können, um die Therapie entsprechend zu gestalten – und im Extremfall auch den Klienten vor den eigenen oder den Anforderungen der Angehörigen zu schützen!

Zur speziellen Therapie von Menschen mit einer Spastik, einem Herzfehler oder Depression ist bereits genug geschrieben worden. Mit diesem Beitrag soll der Blick der TherapeutInnen für eine „ganzheitliche" Betrachtung eines Patienten/Klienten geschärft werden, indem nicht nur der Aspekt einer einzelnen Behinderung/Erkrankung herausgestellt, sondern die verschiedensten Einflüsse – vom Schnupfen bis zur Dauermedikation oder prothetischen Versorgung auf das Gesamtbefinden berücksichtigt werden.

Grundsätzlich bleibt die Absprache mit weiteren Therapeutinnen und ÄrztInnen unerlässlich.

Akute Erkrankungen und Unpässlichkeiten
Akute Infektionskrankheiten, Fieber

Wer kennt nicht „Grippe", Schnupfen, Nebenhöhlenentzündung, Bronchitis, Mandelentzündung und ihre unangenehmen Verwandten – wissen wir doch aus eigener Erfahrung um den schlappen Kreislauf, die mangelhafte Blutdruckregulation vor allem beim Bücken und den großen „Ganzkörperschmerz".

Symptome praktisch aller Zusatzerkrankungen (Diabetes, Blutdruckschwankungen, Herzschwäche, Atemwegserkrankungen, Muskelschwäche, Spastik) verschlimmern sich. Schnupfen- und Hustenmittel, Antibiotika machen oft müde und stören die ohnehin schon herabgesetzte Konzentrationsfähigkeit Wechselwirkungen mit anderen Medikamenten können zu fatalen Kombinationseffekten führen.

Ein Grad Temperaturerhöhung wirkt sich wie ca. 0,8 Promille aus. Um die Therapie im Vollrausch zu vermeiden, sollten nicht nur KlientInnen, sondern auch TherapeutInnen ab ca. 39 Grad Fieber daheim bleiben.

Erlaubt: Leichte Bewegung an der frischen Luft (Pferdepflege, Bodenarbeit). In der Stundenplanung gilt: für kurze Arbeitseinheiten mit genügend Pausen sorgen, keine anspruchsvollen Aufgaben verlangen, rechtzeitig drohende Überforderung erkennen.

Vermeiden: Unterkühlen, Schwitzen, stärkere körperliche Anstrengungen, schmerzauslösende Aktionen (z. B. Trab bei Nebenhöhlenentzündung, Blasenentzündung), Staub (Halle), extreme Temperaturen; bei Kopfschmerzen: längeres Bücken (Hufesäubern!).

Besonderer Hinweis: Leidet der/die TherapeutIn an einer akuten Infektion, sollte er/sie allen KlientInnen, welche durch eine Ansteckung besonders gefährdet werden, absagen, z. B.:

- Menschen mit neurologischen Erkrankungen (MS, Chorea, Muskeldystrophie usw.),
- Patientinnen mit Herz- oder Lungenerkrankungen, z. B. Mukoviszidose, Kinder mit Down-Syndrom und Herzfehlern, Asthma, chronische Bronchitis,
- KlientInnen mit geschwächtem Immunsystem, Immunerkrankungen, spezieller Medikamentengabe (Immunsuppressiva), Krebserkrankungen, Leukämie.

Prämenstruelle Schmerzen, Menstruationsbeschwerden

Aus medizinischer Sicht gibt es keine Verbote. Oft wirkt sogar das Wiegen, die Wärme des Pferdes beim Reiten – vor allem ohne Sattel – lindernd und krampflösend. „Frau" sollte sich langsam herantasten, wie viel und welche Beanspruchung sie sich zumuten möchte und kann. Dies mag vom Geführt-Werden im Schritt über mäßige Beanspruchung im Tölt bis zum „ganz normalen" Reiten reichen. Hier ist Ausprobieren gefragt! Laufen bei der Bodenarbeit kann unangenehmer sein, als kurze Zeit auf einem geeigneten Pferd in einer geeigneten Gangart zu reiten. Schon das Bewusstwerden um die Probleme und Möglichkeiten, beim Reiten vorzubeugen, kann Wunder wirken.

Empfehlungen:

Brustschmerzen:	gut sitzender, strammer BH
Ödeme:	gut passende Schuhe, möglichst keine engen Reitstiefel
Blähungen:	gut sitzende, nicht zu enge Hose, Hinweise für die Ernährung
Blutungen/Hygiene:	optimalen Tampon und/oder Binde wählen – hier ist die Reittherapeutin als Beraterin gefragt
Unlust:	ansprechendes Setting, Überforderung ebenso vermeiden wie Ausweichen!
Planung:	Die Problematik sollte möglichst vor dem erstmaligen Auftreten der Beschwerden von Therapeutin und Patientin gemeinsam besprochen werden.

Rückenschmerzen

Auch hier gilt, dass sie sich nahezu immer bei mäßiger Bewegung oder auch nach dem Reiten bessern. Bei akut-entzündlichen Prozessen oder Bandscheibenvorfall mit Nervenschädigung ist jedoch Zurückhaltung geboten, eventuell Rücksprache mit dem Arzt nehmen. Das gilt selbstverständlich auch für Rückenschmerzen, die während der Therapie neu und/oder in ungewohnter Heftigkeit auftreten.

Immer ist das Gesamtbild zu berücksichtigen – Rückenschmerzen können als Hinweis auf ein ungelöstes psychisches Problem, als Begleiterscheinung einer körperlichen Krankheit oder als Folge von Bewegungsmangel, ungesunder Lebensweise, aber auch als Folge von Fehlbelastung bei Schädigungen anderer Gelenke bzw. Muskeln auftreten.

Erlaubt ist, was der Patient sich selbst zumuten möchte – und ein klein wenig mehr. Im Zweifelsfalle sollte unbedingt Rücksprache mit Arzt/Ärztin, KrankengymnastIn, Angehörigen genommen werden.

Vermeiden: Längeres Stehen in gebückter Haltung, schwer Heben, Schütteln, (Trab im Aussitzen), reiten mit akzentuierter „Kreuzeinwirkung".

Günstig: Tätigkeiten in aufrechter Haltung: Mähnekämmen, Gesicht putzen, Körperarbeit, Bodenarbeit, Reiten im Schritt, Tölt, leichtem Trab oder auch Galopp ohne Kreuz-Einwirkung. Die einzelnen Therapieeinheiten sollten derart geplant werden, dass jederzeit ein Rückzug auf eine weniger belastende Stufe oder gar ein Abbrechen möglich ist.

Unterleibsentzündung, Hodenentzündung, unklare Bauchschmerzen

Sofort an den behandelnden Arzt weiterleiten, Therapiestunde absagen.

Chronische Beeinträchtigungen

Ein chronisches Leiden kann sich im Gefolge einer chronischen Krankheit, aber auch als Folge eines angeborenen Defekts, „körperlicher" Schädigungen (Unfall, Operation), psychiatrischer Erkrankung oder einem in der Biografie bedingten Trauma (Missbrauch, Sucht, Delikt) entwickeln. Es verlässt – im Gegensatz zu den oben beschriebenen Unpässlichkeiten oder Erkrankungen – seinen Besitzer niemals ganz. Zwar kann es oft mit Hilfe von Medikamenten und weiteren Therapien einigermaßen in Schach gehalten werden, aber die Betroffenen sind und bleiben in ihrer Lebensführung und Lebensqualität erheblichen Einschränkungen unterworfen. Die tägliche Konfrontation mit der Gewissheit, dass die Erkrankung trotz möglicher Remission (= vorübergehendem Krankheitsstillstand) zur Invalidität oder gar vorzeitigem Tod führen wird, setzt nicht nur die Betroffenen, sondern auch Betreuer und Angehörige erheblichen Belastungen aus.

Chronische Leiden sind nicht an Lebensalter oder Geschlecht gebunden. So treffen wir schon bei Kindern und Jugendlichen auf Herzschwäche, Krebserkrankungen, Rheuma, Asthma, Allergien, Zuckerkrankheit, Seh- und Hörschwäche, Wahrnehmungsstörungen, Koordinationsstörungen, Einschränkungen der Beweglichkeit infolge Spastik, Lähmung, Gliedmaßenverlust.

Menschen mit Suchtproblemen werden durch „internistische" Krankheiten wie Störungen der Leber- und Nierenfunktion, körperlichen Verfall, in zunehmenden Maße durch Infektionskrankheiten wie AIDS mit allen daraus resultierenden Konsequenzen zusätzlich beeinträchtigt.

Multiple Sklerose und andere schwerwiegende neurologische Erkrankungen, Krankheiten des Rheumatischen Formenkreis, Chronische Bronchitis, Immunerkrankungen treffen oft jüngere Erwachsene, die mitten in der Berufs- und/oder Familienplanung stecken. Bei älteren Menschen sind zusätzlich Bluthochdruck, Durchblutungsstörungen, Kalkmangel der Knochen (Osteoporose), zunehmende Hörminderung, Sehschwäche zu berücksichtigen.

In jedem Lebensalter sehen sich PatientInnen und TherapeutInnen mit bleibenden Folgezustände nach angeborenen Schädigungen, Unfällen, Operationen oder Verletzungen, aber auch schweren psychiatrischen Krankheitsbildern konfrontiert.

Einige Menschen – auch Kinder – mit einem chronischen Leiden haben, wenn sie zur Reittherapie kommen, bereits ansatzweise gelernt, damit umzugehen: Das beinhaltet das Wissen um die Unheilbarkeit, Erkennen eines Schubs bzw. einer Verschlechterung, Kompensieren von Handicaps, realistisches Einschätzen der eigenen Situation – aber auch tagtäglich neue Hoffnung schöpfen, neue Wege suchen.

Zuvor gilt es jedoch, Abschied von bislang als selbstverständlich hingenommenen Fähigkeiten zu nehmen – eine „Trauerarbeit", zu der jedem Kranken nicht nur einmalig Zeit und Gelegenheit gegeben werden muss.

Dabei gilt es, die rechte Balance zwischen dem Annehmen der unabänderlichen Tatsachen und dem Angehen neuer Herausforderungen, dem Weiter-Hinausschieben der Grenzen zu finden und diese Feststellungen von Tag zu Tag neu zu hinterfragen.

Praktische Konsequenzen: Nahezu alle chronischen Leiden zehren stark an den Kräften, manche führen – jedenfalls im Schub – zu raschem körperlichem Verfall, die Nebenwirkungen von Medikamenten ist zu beachten, die körperliche und psychische Verfassung des Patienten kann von Mal zu Mal sehr stark schwanken. Da die Betroffenen einen beträchtlichen Teil der Kräfte „nur" zum Bewältigen des Alltags und Fertigwerden mit den Krankheitsfolgen aufwenden müssen, bleibt entsprechend wenig Raum für Ausbildung, Beruf, Hobby, soziale Kontakte. Um *eine* bestimmte Aktivität durchführen und genießen zu können, müssen „Hypotheken" auf andere aufgenommen werden.

Viele Menschen können – nicht nur am Anfang einer Erkrankung! – diese Erkenntnis nur schwer in die Praxis umsetzen. Sie neigen dazu, sich selbst ständig zu überfordern, was sich auch in der Therapie niederschlägt. Hier ist besonderer Takt im Hinblick auf die Stundenplanung gefordert. Dies gilt analog für Eltern oder Betreuern von jugendlichen PatientInnen, die oft für ihr krankes Kind schon ein Maximum an Therapiemaßnahmen erkämpft und ausprobiert haben, so dass ein regelrechter Therapie-Leistungsdruck aufgebaut wird.

Bei chronisch Kranken sind also bei Therapie- und Terminplanung die Kombinationen mit anderen Therapien, die Biorhythmen, aber auch die individuelle Tagesform immer wieder neu zu berücksichtigen:

Typische „Morgenmuffel" sind z. B. Rheumatiker oder Menschen mit Depressionen; manche benötigen eine Mittagspause oder müssen sich abends schon zu einer Zeit zur Ruhe begeben, wenn Gesunde gerade anfangen den Feierabend zu genießen.

Viele Medikamente verursachen – jedenfalls für einen bestimmten Zeitraum nach der Einnahme – Übelkeit, Schwindel, Müdigkeit; Sehstörungen, Koordinations- oder Gleichgewichtsstörungen. Die Patienten wissen oft, zu welchen Zeitpunkten sie „schlecht drauf" sind, so dass der Therapieplan darauf abgestimmt werden kann. Bei anderen Medikamenten könnte der Zeitpunkt der Therapie auf den optimalen Wirkungszeitpunkt abgestimmt werden.

Bei gewissen Leiden oder Handicaps ist Therapeutisches Reiten nur mit größten Einschränkungen möglich – ob man es überhaupt riskieren soll, dazu lassen sich keine allgemein gültigen Ratschläge erteilen. Im Vordergrund steht das Interesse der Patienten/Klienten. Sie haben einerseits ein Recht darauf, dass die Therapeutinnen alle nur möglichen Maßnahmen zur Sicherung ergreifen – was auch dazu führen kann, einen Patienten abzulehnen. Aber sie haben genau wie jeder Mensch auch ein Recht auf ihr persönliches Risiko – und so mögen die Beteiligten nach eingehender Abwägung von „Wirkungen, und Nebenwirkungen" auch zu dem Entschluss kommen, das Risiko „Reittherapie" bewusst einzugehen, so wie „Gesunde" sich für eine Ausbildung im Drachenfliegen, Tiefseetauchen oder Freiklettern entscheiden können.

Pflichten der ReittherapeutInnen und ReitpädagogInnen
- Dauermedikation erfragen, sich über Wirkung/Nebenwirkung der Medikamente informieren und dies bei der Stundenplanung berücksichtigen.
- Aktuelle Tagesform des Patienten jedes Mal aufs Neue ermitteln, auch diskrete Hinweise ernst nehmen. Sorgfältige Beobachtung und Dokumentation ist unabdingbar.
- Patienten vor sich selbst (Überforderung) schützen, auch Unterforderung vermeiden.
- Nach akuten Ereignissen (z. B. Operationen) behandelnde ÄrztInnen kontaktieren.
- Ist der Patient krankgeschrieben, sollte die Teilnahme an der Reittherapie mit Patient, Arzt und Krankenkasse, eventuell auch dem Arbeitgeber zuvor abgeklärt werden.

Unfälle, Verletzungen, Operationen

Auch nach größeren Unfällen, Verletzungen oder nach Operationen kann durchaus wieder früh mit der Therapie eingesetzt werden, vorausgesetzt, die Therapeutinnen haben sich ein Bild vom Ausmaß der neu hinzugekommenen Behinderung verschafft und im Zweifelsfall mit dem behandelnden Arzt Rücksprache genommen!
Da selbst aktive ReiterInnen unter den ÄrztInnen sich nur selten etwas unter „HPR" oder „Therapeutischem Reiten" vorstellen können, sollten alle Aktivitäten in diesem Gespräch einzeln dargestellt werden, z. B. Pferd putzen, Mistfahren, Pferd massieren, mit dem Pferd spazieren gehen, Sitzen auf dem geführten Pferd mit Hilfsperson. Andernfalls sind Missverständnisse programmiert. Mancher sieht „Reiten" als eine Art Rollerfahren („man sitzt ja nur drauf und lässt sich tragen"), andere haben den Massensturz beim 2 m hohen Hindernis im Grand National vor Augen.
Die folgenden Ausführungen stellen lediglich grobe Orientierungsmarken dar und müssen selbstverständlich von Mal zu Mal auf die individuelle Situation der KlientInnen abgestimmt werden. Immer

gilt: *Rücksprache* ist unbedingt erforderlich nach großen Baucheingriffen, Operationen an den Schlagadern im Bauch oder Oberschenkel, im Brustkorb oder am Schädel.

Kleinere Wunden, Nähte

Solange noch Fäden oder Klammern liegen oder der Schorf nicht abgefallen ist: Nässe und Schwitzen vermeiden, Wunde mit Verband abdecken und mit Schutzverband vor stärkeren Bewegungen sowie Nässe und Schmutz sichern. Die verletzte Stelle sollte keinen großen Belastungen ausgesetzt werden. Auch nach Abheilen hilft – vor allem bei Kindern – in den ersten Tagen noch ein kleines Pflaster oder eine leichte Bandage.

Kleine und mittlere Baucheingriffe, Halsoperationen

Z. B. Blinddarm, Leistenbruch, Gallenblasen- oder Magenoperation, Kropfoperation:
4–6 Wochen Reitverbot, größere körperliche Anstrengungen wie Heben von Lasten (Satteln!), Hufeaufhalten beim Schmied, Hilfestellung beim Voltigieren sind zu meiden. Pferdepflege, leichte Bodenarbeit sind erlaubt, sobald dies schmerzfrei möglich ist.

Knochenbrüche und -operationen

Frische Knochenbrüche können mit Gips oder operativ durch Einbringen von Platten, Schrauben, Nägeln usw. stabilisiert werden. Solange der Bruch nicht verheilt ist – was zwischen 4 und 12 Wochen dauern kann – besteht ein erhebliches Risiko, dass sich der Bruch schon bei einem relativ geringen Trauma wieder verschiebt. Auch dann, wenn der Gips (4–12 Wochen nach Unfall) oder das Fremdmaterial (3–12 Monate später) entfernt wurden, ist die Gefahr nicht gebannt, da der Knochen noch geschwächt ist und erst nach etlichen Wochen bis Monaten seine frühere Stabilität ganz zurückerlangt.
Fremdmaterial – also Platten, Nägel – aber auch künstliche Gelenke (sog. Endoprothesen) – wirken im Falle eines Sturzes oder Schlages wie ein Hebel und können zum Knochenbruch gerade an der Stelle, wo das Implantat endet, führen. Bei im Körper verbleibendem Mate-

rial – wie z. B. bei Hüft- oder Kniegelenksprothesen – besteht dieses Risiko natürlich lebenslänglich.

Nach einem Unfall oder einer Operation ist das verletzte Glied zudem muskelschwach, die benachbarten Gelenke sind steif und unbeweglich geworden, nach längerem Krankenlager ist der Patient auch in seinem Allgemeinbefinden erheblich gestört.

Grundsätzlich sind auch nach größeren Knochenoperationen oder -verletzungen Pferdepflege und Bodenarbeit, Sitzen auf dem geführten Pferd unter Beachtung aller notwendigen Vorsichtsmaßnahmen möglich. Im Hinblick auf die fatalen Folgen eines Sturzes vor allem bei Gelenkprothesen ist eine „Bescheinigung" des behandelnden Arztes zu empfehlen. Im Hinblick auf das eigentliche Reiten können nach Rücksprache mit den behandelnden KrankengymnastInnen vorbereitende Übungen sinnvoll sein.

Langes Krankenlager

Nach längerer Bettlägerigkeit oder dem Gefesseltsein an ein Zimmer haben die Kranken oft erhebliche Orientierungsprobleme. Sie sehen nicht mehr plastisch-räumlich, können entferntere Dinge oder rasch wechselnde Situationen nicht mehr einschätzen und müssen im Extremfall selbst die vertraute Umgebung wieder ganz neu kennen lernen.

Nach längerer Ruhigstellung oder Verletzung eines Körperteils kann es Schwierigkeiten bereiten, den versehrten Körperteil wieder in das eigene Körperschema zu integrieren. Im Extremfall ist er wie abgestorben, unbekannt, für den Betroffenen nicht mehr vorhanden.

Bei der Neuorientierung kann eine emotionsbezogene, rhythmische Tätigkeit sehr hilfreich sein – z. B. das Putzen des Pferdes, eine Massage oder auch das Sitzen auf dem geführten Pferd.

Spezielle Probleme

Arthrose, Arthritis, Kontraktur

Bei der Arthritis liegt eine akute Gelenksentzündung vor, die in eine Arthrose münden kann. Bei der Arthrose sind Gelenke infolge einer langdauernden Fehlbelastung oder wiederkehrenden Entzündungen abgenützt und die Gelenkflächen passen nicht mehr gut aufeinander, was zu Schmerzen bei der Belastung führt. Im Endzustand sind die betroffenen Gelenke ganz oder teilweise versteift, die benachbarten Muskeln kraftlos, aus der Schrumpfung der Sehnen und Bänder resultiert eine Kontraktur (Versteifung in Fehlstellung), die groteske Formen annehmen kann. Versteifte Gelenke und Nachbarknochen sind in besonderem Maße bruchgefährdet.

Ursachen: Arthrosen finden sich u. a. bei Lähmungen, Spastik, angeborene Missbildungen (Klumpfuß, X-Bein, O-Bein), nach Unfällen (Knochenbrüche, Gelenkbrüche), Wirbelsäulenverkrümmungen, Tumorerkrankungen, neurologische Erkrankungen, Nervenverletzungen und -störungen.

Arthritis kommt bei allen Erkrankungen des rheumatischen Formenkreises, nach bakteriellen Infektionen oder als Komplikation nach Unfällen bzw. Eingriffen an Knochen oder Gelenken vor.

Vom reiterlichen Standpunkt aus sind die Gelenkaffektionen der Wirbelsäule, der Kreuz-Darmbeingelenke und der Hüftgelenke von besonderer Bedeutung.

a) Arthrose der Wirbelgelenke: Bedenken Sie, dass „die Wirbelsäule" von der Schädelbasis bis zum Kreuz-Darmbeingelenk reicht und die einzelnen Wirbel miteinander durch eine Vielzahl von kleinen Gelenken verbunden sind – beim Erwachsenen bedeutet das fast einen Meter Raum für Schmerzen und Versteifung! Auch diese Arthrose mündet letztlich in der (teilweisen) Versteifung der Wirbelsäule mit der Konsequenz des Elastizitätsverlusts und damit einer erheblich verstärkten Frakturgefährdung. Die Querschnittslähmung als gravierendste Folge eines Wirbelbruchs ist leider gerade beim Reitsport keine ganz seltene Komplikation.

Wirbelsäulenprobleme sind häufig kombiniert mit einseitiger Belastung infolge Wirbelsäulenverkrümmung, Rotation des Beckens und/ oder Beckenschiefstand sowie Hüft- oder Ileosakralproblemen (Kreuz-Darmbein-Gelenk). Dabei ist ein korrekter Sitz allenfalls eingeschränkt möglich.

b) Arthrosen der Hüftgelenke: verursachen gerade beim Reitsitz erhebliche Probleme. Nach Möglichkeit sollte ein schmales Pferd gewählt werden. Beim Auf- und Absteigen müssen die verschiedensten Techniken und Seiten ausprobiert werden. Oft ist das Aufsteigen über ein Treppchen und das Absteigen mit Schwingen des Beins über den Mähnenkamm die für Pferd und Reiter schonendste Variante.

Achtung – echte Hüftgelenksschmerzen werden in der Leistenbeuge wahrgenommen! Schmerzen an der Außenseite des Oberschenkelknochens – der „Hüfte" der Jeansdesigner – haben ihre Ursache praktisch nie im Hüftgelenk selbst.

Osteoporose

Hierbei handelt es sich um Kalkverlust der Knochen, welche ihre Stabilität verlieren, wesentlich leichter brechen als gesunde Knochen und nur schwer wieder zusammenheilen. Osteoporose betrifft bekanntlich viele ältere Menschen, aber tritt auch auf nach langer Bettlägerigkeit oder langer Ruhigstellung (im Gipsverband, bei Rollstuhlfahrern), Rheumatikern, Krebspatienten, bestimmten Nieren- und Nebennierenerkrankungen sowie Hormonstörungen und im Gefolge bestimmter Medikamente (z. B. Cortison).

Praktische Konsequenzen: Vermeidung gefahrenträchtiger Situationen beim Reiten und außergewöhnlicher Belastungen (z. B. Hufaufheben beim Schmied, Heuballen-Werfen, volle Schubkarren schieben).

Entzündliche Gelenkerkrankungen

Typische Beispiele sind die p.c.P (= primär-chronische Polyarthritis, allgemein als „Rheuma" bezeichnet) oder der M. Bechterew (überwiegender Befall von Rücken und Kreuz-Darmbein-Gelenken). Zusätzlich ist das Allgemeinbefinden meist reduziert, im akuten Stadium kann Fieber auftreten und jede Bewegung wird zur Qual. Im Gegensatz zu einem weitverbreiteten Vorurteil sind rheumatische Krankheiten kein Privileg älterer Menschen; es können schon Vorschulkinder befallen werden. Die praktisch immer erforderliche Dauerbehandlung mit mehr oder weniger starken Medikamenten und deren Nebenwirkungen muss in der Therapieplanung berücksichtigt werden.

Praktische Konsequenzen: Im akuten Stadium sollten grobe Erschütterungen und jegliche stärkere Beanspruchung vermieden werden, wobei man natürlich darauf Rücksicht nehmen muss, welche Gelenke am stärksten betroffen sind. Bei Wirbelsäulenbeteiligung also: kein (ausgesessener) Trab, keine längeren Fußmärsche, keine Arbeiten in längerer Zwangshaltung. Zu vermeiden sind außerdem Durchnässen,

Durchkühlen des Patienten, zu starkes Schwitzen, Zugluft. Mäßige kontinuierliche Bewegung wird praktisch immer als wohltuend empfunden, ein zu langes Stillhalten zwischen einzelnen Aktivitäten – z. B. langes Warten in einer großen Voltigiergruppe – verschlechtert die eben neu erarbeitete Beweglichkeit schlagartig wieder.

Diabetes

Bei der Zuckerkrankheit ist die körpereigene Regulierung der Zuckerverwertung gestört. Die Zufuhr von Zucker muss durch eine exakte, der körperlichen Beanspruchung angepasste Diät, der Abbau durch Gabe von Medikamente (Tabletten oder Insulinspritzen) geregelt werden. Da Zuckerbedarf des Körpers stark von der körperlichen und seelischen Belastung, Tageszeit, Umgebungstemperatur und weiteren Zusatzbelastungen wie z. B. akuten Infektionskrankheiten abhängt, ist es für die Betroffenen nicht einfach, täglich ein situationsangepasstes Gleichgewicht zwischen Nahrungszufuhr und Medikamentenzufuhr herzustellen.

Bei „Diätfehlern" – also einem Zuviel an Zuckerangebot, oder auch bei Vergessen der Medikamente kommt es zum „Überzucker" mit Unaufmerksamkeit, Abwesenheit, Durst, vermehrtem Harnfluss bis hin zu Schläfrigkeit und Koma. Die Symptome entwickeln sich meistens langsam.

Für das Gehirn, das ja zur Aufrechterhaltung seiner Funktionen auf reinen Zucker angewiesen ist, ist der Unterzucker sehr viel gefährlicher. Relativ rasch treten Müdigkeit, Gähnen, Schläfrigkeit und Koma, im Extremfall auch Krämpfe ein. Unterzucker entwickelt sich bei nicht belastungsangepasstem Nahrungsangebot (Abnehmen-Wollen, Vergessen der Zwischenmahlzeit bei aufregenden Ereignissen), ungewohnten stärkeren körperlichen Belastungen (Wettkämpfe, akute Infektionskrankheiten,) oder zu hoher Medikamentendosierung.

Die meisten – auch die jugendlichen – Diabetiker kennen sich und ihre Krankheit recht gut und haben immer ein paar Stück Zucker in der Tasche, um den Unterzucker rechtzeitig zu bekämpfen.

Praktische Konsequenzen: Extreme Belastungen sollten bei der Planung aller Stunden vermieden werden. Gerade bei jungen Leuten und Kindern ist dabei viel Takt vonnöten, da der Diabetes ohnehin ihren gesamten Tagesablauf diktiert und sie von vielen Aktivitäten Gleichaltriger ausschließt.

Erste Hilfe: Beim Verdacht auf eine Fehlregulation der Zuckerverwertung gebe man – solange der/die Kranke noch ansprechbar ist – ein Glas Zuckerwasser oder Cola, oder einige Zuckerwürfel. Bei Unterzucker wird sich der Zustand schlagartig bessern und das Gehirn bleibt vor einem lebensbedrohlichen Zuckermangel bewahrt, bei Überzucker schadet diese zusätzliche Zuckergabe auch nicht mehr. In jedem Fall soll der Betroffene schleunigst zum Arzt transportiert werden.

Ist der Kranke benommen oder gar nicht mehr ansprechbar, darf man nicht versuchen, ihm etwas einzuflößen. Sofort Krankenwagen mit Notarzt anfordern!

Im Falles eines (Reit-) Unfalls denken Sie bitte daran, dass durch den Unfall evtl. die erforderliche Zwischenmahlzeit nicht eingenommen wurde, so dass die Gefahr des Unterzuckers droht.

Anfallsleiden, Migräne, Neuralgien

Bei Anfallsleiden (Epilepsie) kommt es zu Störungen der Hirnfunktion, die sich im Extremfall in heftigen Krämpfen mit anschließendem Bewusstseins- und Gedächtnisverlust äußern. Die Migräne zeigt sich in Attacken von schwersten Kopfschmerzen, Übelkeit, Erbrechen, Schwindel bis hin zu psychotischen Symptomen.

Bei Neuralgien haben die Kranken schwerste Schmerzen im Versorgungsgebiet eines sensiblen Nerven, am bekanntesten ist die „Trigeminusneuralgie": heftige, halbseitige Schmerzen an Kopf oder Gesicht, oft durch banale Aktionen wie Kauen, Sprechen, Kälteeinwirkung ausgelöst. Als Ursachen kommen frühere Infektionskrankheiten, Schädelverletzungen, angeborene Fehlbildungen, Medikamentenwirkungen in Frage, zumeist bleiben sie jedoch unbekannt.

Praktische Konsequenzen: Menschen mit Epilepsie müssen keineswegs von der Reittherapie ausgeschlossen werden. Voraussetzung ist, dass sich Therapeutin, Patientin, Angehörige und behandelnde Neurologen über Möglichkeiten und Risiken klar geworden sind und gemeinsam über mögliche anfallsauslösende Situationen, eingenommene Medikamente und ihre Nebenwirkungen, zusätzliche Schutzmaßnahmen (Helm!) und das Vorgehen beim Auftreten eines Anfalls gesprochen haben. Viele Patientinnen kennen die Vorboten eines Anfalls, oder die Angehörigen können Hinweise darauf geben.

Während oder kurz nach einem Migräneanfall ist die Teilnahme an der Therapie nicht möglich; da diese Anfälle meist ohne Vorwarnung auftreten, ist Verständnis für eine kurzfristige Absage nötig. Das Gleiche gilt für eine akut aufgetretene Neuralgie.

Amputationen, Fehlen von Gliedmaßen

a) Brustamputation: Bei dieser Operation müssen manchmal auch die Lymphknoten in der gleichseitigen Achsel ausgeräumt werden. Als Folge kommt es zu Schwellungen, Gefühlsstörungen, Kraftlosigkeit oder gar Lähmungen im betroffenen Arm.

Praktische Konsequenzen: Der Arm kann oft nicht über die Horizontale gehoben werden, so dass die entsprechenden Verrichtungen am Pferd (Satteln, Gesichtputzen), aber auch schwerere Arbeiten kaum möglich sind. Meist ist auch spezielle Hilfestellung beim Auf- und Absteigen erforderlich, da die Betroffenen mit dem entsprechenden Arm nicht mithelfen können. Bei der Bodenarbeit sollte das Pferd mit dem gesunden Arm geführt werden!

b) (Teil)Amputation von Armen/Beinen, „Conterganschädigungen": Die Beeinträchtigung ergibt sich aus der Behinderung.

Praktische Konsequenzen: Alle einseitigen (Teil)verluste von Gliedmaßen haben praktisch immer eine Störung der Wirbelsäulenmechanik mit nachfolgender Schiefstellung, Verspannung und Schmerzen der Rückenmuskulatur zur Folge. Die PatientInnen können sich viel schwerer ausbalancieren und haben weniger Möglichkeiten, einem drohenden Sturz entgegenzuwirken.
 Beim Reiten sind Contergangeschädigte in besonderem Maße auf ihre Balance und – wo möglich, auf Knieschluss angewiesen. Sie können sich weder festhalten, noch sich mit Armen oder Händen vor einer einwirkenden Gewalt schützen.

Lähmungen, Spastik, unwillkürliche Bewegungen

a) Lähmung
Ursache der Lähmung ist zumeist eine Schädigung der Nerven, welche die betroffenen Muskeln mit Impulsen versorgen, seltener eine Erkrankung der Muskels selbst. Zentral bedingte Lähmungen werden

durch eine Verletzung, Infektion oder Blutung im Rückenmark oder Gehirn hervorgerufen.

Bei einer kompletten Lähmung sind die betroffenen Muskeln ganz schlaff und können aktiv nicht bewegt oder sinnvoll eingesetzt werden. Sind nur einzelne Muskeln einer Extremität betroffen, resultiert eine Schwäche, die u. U. mit Hilfsmitteln (Schienen, Gehstützen) wenigstens teilweise kompensiert werden kann.

Paraplegie: Lähmung der Beine ab der Hüfte,
Tetraplegie: Lähmung von Armen und Beinen ab Höhe des Halses,
Hemiplegie: Lähmung einer Körperseite (Arm und Bein).

Tetra- und Paraplegie sind häufig Folge von Rückenmarksschädigungen, z. B. nach Wirbelsäulenverletzung, die Hemiplegie tritt nach Schädigungen des Zentralnervensystems, z. B. einem Schlaganfall auf.

Praktische Konsequenzen: Es ist genau zu erforschen, welche Muskeln von einer Lähmung betroffen sind. Für das Reiten wirken sich Lähmungen der Rumpfmuskulatur besonders ungünstig aus, da die Betroffenen ihren Körper im freien Sitzen nicht ausreichend stabilisieren und nur unvollkommen auf die Bewegungen des Pferdes reagieren können. Auch beim Umgang mit dem Pferd müssen die TherapeutInnen bedenken, dass die Balance des Betroffenen insgesamt gestört ist und er meistens nicht rasch genug auf bestimmte Probleme reagieren kann, z. B. beiseite gehen, wenn das Pferd mit dem Schweif schlägt.

b) Spastik

Bei der Spastik ist das Gleichgewicht zwischen den Muskelgruppen „Beuger" und „Strecker" gestört. Es überwiegen die Muskeln einer Funktionsgruppe, z. B. die Beuger, was dazu führt, dass der betroffene Arm krampfhaft an den Körper gezogen wird und nicht mehr aktiv gestreckt werden kann. Spastik tritt im Gefolge verschiedener Störungen des Zentralnervensystems ein – bekannt sind frühkindliche Entwicklungsstörungen durch Sauerstoffmangel während der Geburt oder Spastik bei Multipler Sklerose.

Medikamentös gelingt es teilweise, die Spastik zu lösen, jedoch meist um den Preis, dass die betroffenen Muskeln jetzt wie „weichgespült" sind und zur Kraftentfaltung nicht mehr taugen. Außerdem machen viele spastik-lösende Medikamente müde.

Praktische Konsequenzen: Jeglicher Stress, Aufregung oder ungewohnte Impuls kann die Spastik verstärken, rhythmische, gleichförmige Bewegungen sowie eine ruhige Umgebung und emotionales Wohlbefinden lindern sie. In den ersten 5–10 Minuten einer ungewohnten Anforderung – z. B. am Anfang der Therapieeinheit – wird sich die Spastik zunächst verschlimmern. In dieser Zeit sollten keine speziellen Anforderungen gestellt werden, sondern man überlässt es weitgehend Patient und Pferd, ihren eigenen Rhythmus und ihren eigenen Dialog zu finden. Für das Reiten ist zu beachten:

- Für Menschen mit Spastik in den Beinen können oft nicht in der gewohnten Weise aufsitzen, da sich durch diese Aktivität die Spastik vorübergehend derart verschlimmert, dass sie zunächst gar nicht imstande sind, die Beine zum Reitsitz zu spreizen.
- Das Aufsteigen erfolgt bei Erwachsenen über eine Leiter oder von einem Podest aus. Man versucht entweder, aus der Bauchlage quer über dem Pferd den Reitsitz zu erarbeiten, oder lässt den Betroffenen zunächst der Länge nach auf dem Pferd liegen, zieht anschließend die Beine nach unten, richtet den Oberkörper auf und der Patient rutscht nach vorne bis zum Voltigiergurt. Beim gesattelten Pferd kann man den Reitsitz nur aus dem Damensitz heraus entwickeln.
- Selbstverständlich muss auf das Therapiepferd in derartigen Situationen hundertprozentig Verlass sein, auch darf es nicht während der Therapie die einschießenden Klammerbewegungen des spastischen Patienten als „treibende Hilfe" interpretieren.

c) Unwillkürliche Aktivitäten, Tics

Unwillkürliche Bewegungen äußern sich „Ungeschicklichkeit", Zittern, ausfahrenden oder grotesk wirkenden schraubenartigen Bewegungen einer Extremität, Muskelzuckungen, oder auch dem Zwang, bestimmte Wörter hervorzustoßen. Sie sind vom Willen nicht beeinflussbar. Als Ursachen kommen in Frage: Vorgeburtliche, unfallbedingte oder tumorbedingte Gehirnschädigung, neurologische Erkrankungen (Parkinsonkrankheit, M. Huntington), Nebenwirkungen bestimmter Medikamente, Begleiterscheinung mancher psychiatrischer Krankheitsbilder.

Praktische Konsequenzen: Auch die meisten unwillkürlichen Bewegungen verstärken sich unter Stress und Spannung oder können – wie die Spastik – unvermittelt „einschießen", ähnlich wie ein Wadenkrampf.

Beim Kontakt Patient-Pferd könnten starke unwillkürliche Bewegungen die „Körpersprache" des Patienten derart beeinflussen, dass die Kommunikation zunächst mehr oder weniger erschwert ist. Wenn jedoch beide ausreichend Zeit füreinander in stressarmer Umgebung haben, gewöhnt sich das Pferd rasch an diesen neuen Dialekt der menschlichen Körpersprache. Zumindest anfänglich sollten Patienten mit Spastik, Lähmungen oder Tics nur bei spezieller Indikation in der Gruppe behandelt werden.

Durchblutungsstörungen, Thrombosen, Blutungsleiden

a) Durchblutungsstörungen und Thrombosen
haben gemeinsam, dass der Blutfluss an einer oder mehreren Stellen gestört oder gar ganz unterbrochen ist.

Bei *arteriellen* Durchblutungsstörungen werden bestimmte Körperteile nicht mehr ausreichend mit sauerstoff- und nährstoffreichem Blut versorgt – sie sind blass, kalt und schmerzen bei stärkerer Belastung. Typisches Beispiel: das „Raucherbein", Durchblutungsstörungen beim Diabetiker.

Bei *venösen* Durchblutungsstörungen stockt der Abtransport des schlackenreichen Blutes Richtung Herzen, die betroffenen Körperteile sind bläulich gefärbt und schwellen an. Ist der Abfluss einer größeren Vene komplett verlegt, spricht man von einer Thrombose.

Venöse/arterielle Durchblutungsstörungen können selbstständig, als Begleiterscheinungen bei anderen Krankheitsbildern oder als Nebenwirkungen bei Medikamenten auftreten.

Praktische Konsequenzen: Bei venösen oder arteriellen Durchblutungsstörungen ist besonders auf gutpassende Kleidung zu achten. Handschuhe, Ärmel, Strümpfe oder Schuhe dürfen keinesfalls einschnüren (Vorsicht bei engen Reitstiefeln!), bei Kälte müssen blasse Gliedmaßen besonders warm gehalten werden. Unterkühlung und Durchnässen sind ebenso wie extreme Sonneneinwirkung oder ein direkter Druck auf die betroffenen Extremitäten zu vermeiden.

Beim Reitsitz werden die an der Innenseite des Beines liegenden Arterien und Venen durch den Druck der Beine an Pferdekörper oder Sattelzeug besonders beansprucht. Im Zweifelsfall ist Rücksprache mit dem behandelnden Arzt angezeigt.

Wunden – auch kleine – heilen an den betroffenen Extremitäten sehr schlecht, die Verletzungsgefahr sollte so gering wie möglich gehalten werden.

b) Blutungsleiden

Bei angeborener Blutungsneigung ist das Blut extrem flüssig und gerinnt nicht so schnell wie bei Gesunden, so dass jede kleinste Verletzung die Gefahr des Verblutens birgt. Diese Krankheit ist erblich und betrifft in erster Linie männliche Träger des entsprechenden Gens. Aber auch bei bestimmten Grunderkrankungen kann es zu einer verstärkten Verflüssigung des Blutes kommen. Bei Durchblutungsstörungen, nach bestimmten Herz(klappen)-Erkrankungen oder -operationen versucht man, die Fließeigenschaften des Blutes zu verbessern. Mit Hilfe von Medikamenten, die die Gerinnbarkeit des Blutes herabsetzen (sog. Antikoagulantien), werden diese Patienten dann in den Status eines künstlichen Bluters versetzt.

Praktische Konsequenzen: Menschen mit medikamentös bedingter oder angeborener Blutungsneigung kennen ihre Risiken in der Regel recht gut, oft tragen sie auch spezielle Pässe und womöglich gleich ein Gegenmedikament bei sich. Dies wirkt jedoch nicht in den ersten Minuten. Auch bei scheinbar geringen Zwischenfällen sollte die Stunde unterbrochen und der Kranke einem Arzt vorgestellt werden; bei Sturz oder größerer Verletzung (Huftritt) sind unverzüglich Krankenwagen mit Notarzt zu alarmieren.

Herzschwäche, Lungenerkrankungen

Auch diese Erscheinungen sind kein Privileg Älterer – so leiden viele Kinder mit Down-Syndrom an Herzfehlern, bekannt sind die Probleme von Mukoviszidose-Kranken oder von Menschen mit allergischem Asthma.

Bei Zuständen von Herzschwäche oder bei chronischen Lungenerkrankungen sind die Patienten nur eingeschränkt belastbar. Jede stärkere körperliche Anstrengung – z. B. rasches Treppensteigen, Lastentragen, aber auch psychische Belastungen führen zu Herzklopfen und Atemnot. Die Betroffenen müssen sich hinsetzen oder gar hinlegen, um sich wieder erholen zu können. In schwereren Fällen mit länger dauerndem Krankheitsverlauf fällt eine mehr oder weniger stark ausgeprägte Blauverfärbung (= Cyanose) der Lippen, Ohrläppchen, Wangen und der Finger auf.

Wetterumschwünge, aber auch psychische Belastungen verstärken die Symptome, bei Lungenerkrankungen wie Asthma sind zusätzlich Auslöser von Allergien (z. B. Pollen, Staub usw.) zu berücksichtigen.

Praktische Konsequenzen: Menschen mit Herz- und/oder Lungenerkrankungen fällt es oft besonders schwer, gebotene Einschränkungen zu akzeptieren und die passende Balance zwischen Herausforderung und Schonung zu finden. Viele erwachsene „Herzpatienten" gelten als perfektionistisch und sehr ehrgeizig, während andere nach einer „Herzattacke" eher in Mutlosigkeit und Resignation versinken. Kinder und Jugendliche leiden naturgemäß besonders unter den Einschränkungen – und im Gegensatz zum Diabetes wird ihnen der lebensbedrohende Charakter ihrer Grunderkrankung mit jedem Anfall von Atemnot höchst drastisch vor Augen geführt.

Ein ehrliches Gespräch zwischen Patient, Betreuern und Hausarzt über die zumutbaren Belastungen schafft am ehesten die Basis für eine erfolgreiche Durchführung der Therapie. Die Gestaltung der Stunden muss sorgfältig auf die individuelle Belastbarkeit und die Tagesform abgestimmt werden.

Die Bedarfsmedikation (Asthma-Medikamente, Nitro-Spray) sollte stets griffbereit sein, die TherapeutInnen müssen sich bei Allergikern über auslösende Faktoren informiert haben und diese natürlich bei der Therapieplanung einbeziehen.

Als unangenehm werden empfunden: Abrupte Temperaturwechsel (z. B. aus dem geheizten Haus in die Winterluft), feuchte Wärme, Staub, plötzliche Anstrengungen, Stress.

Zusatzbelastungen wie ein banaler Schnupfen oder eine Darmgrippe beanspruchen die ohnehin reduzierten Reserven weitaus mehr als beim Gesunden.

Die Nebenwirkungen von Medikamenten sind zu beachten.

Handicaps und Hilfsmittel

Sehbehinderung

Nicht alle Sehbehinderungen lassen sich durch eine Brille ausgleichen. Nach Unfällen oder als Begleiterscheinung bestimmter Erkrankungen kommt infolge von Zerstörungen innerhalb des Augapfels, des Sehnervs, der Sehbahn oder den für das Sehen verantwortlichen Hirnteilen zur Sehschwäche bis hin zur teilweisen oder totalen Erblindung.

Bei Einschränkungen des Gesichtsfelds „sieht" der Patient zwar normal, nimmt jedoch solche Dinge nicht mehr wahr, die noch innerhalb des Blickwinkels von Gesunden liegen.

Praktische Konsequenzen: Etliche Menschen setzen vorhandene Hilfsmittel wie Brillen nicht oder nur ungerne ein. Kontaktlinsen werden zwar eher akzeptiert, beim Reiten stören jedoch die starke Anfälligkeit gegen Staub oder Blendung und – bei harten Linsen – die Gefahr des Verlustes schon bei einer unkontrollierten Augenbewegung.

Bei Einschränkungen der Sehkraft ist besonders wichtig, den Patienten ein räumliches Bild von der Welt der Reittherapie zu vermitteln – z. B. durch Betasten und Erfühlen des Pferdes und seiner Ausrüstung, Hören auf sein Schnauben, seinen Gang, Beobachtung der Haltung. Die Umgebung wird mit dem Klienten schrittweise erkundet und erklärt, wobei man sich an gut sichtbaren Wegmarken (z. B. weiße Zäune, größere Häuser) orientiert.

Sehbehinderte PatientInnen sind nicht immer in der Lage, eine risikoträchtige Situation wie das Herannahen eines regenschirmbewaffneten Skaters oder einer dicken Pferdebremse wahrzunehmen, und sie können auch die feineren Signale der Körpersprache des Pferdes nicht erkennen und interpretieren. Hier müssen die TherapeutInnen für den Patienten mitsehen. Beim Reiten sollten sie rechtzeitig auf Kurven, Hindernisse, Stopps oder aktuelle Ereignisse hinweisen und jede ungeplante Aktion zuvor ankündigen!

Hörbehinderung

Diese Behinderung kann angeboren, durch Unfall, Krankheit, Medikamentenwirkung oder Alter bedingt sein und ist nicht immer mit einer Hörhilfe auszugleichen. Hörhilfen stoßen auch heute noch auf große Akzeptanzprobleme – sie werden gar nicht angelegt, zu selten getragen, sind schlecht eingestellt, und die mangelnde Übung durch die Betroffenen bedingt wiederum mangelhafte Funktion.

Infolge mangelnder Rückkoppelung ist – v. a. bei stark hörgeschädigten Kindern – auch die Sprache der Betroffenen häufig nur schwer verständlich.

Praktische Konsequenzen: Im Dialog antworten manche Hörbehinderte „auf Verdacht" mit Ja oder Nein, ohne den Sinn des Satzes tatsächlich erfasst zu haben, weil sie die ständigen Bitten um lauteres Sprechen leid sind oder nicht auf ihre Behinderung hinweisen möchten. Hier ist Takt gefragt, um sicherzugehen, dass der Betroffene auch wirklich verstanden hat, was die Therapeutin sagen wollte. Bei Hörbehinderungen helfen klare, aus wenigen, deutlich ausgesprochenen

Worten bestehende Sätze mehr, als das wiederholte Brüllen komplizierter Anweisungen. Die Einstellung des Klienten zur Hörhilfe ist zu respektieren – möglicherweise ist er erleichtert, gerade bei der Reittherapie das ungeliebte Teil nicht anwenden zu müssen. Warnhinweise in Akutsituationen müssen jedoch laut und akzentuiert gegeben werden, eventuell sind Zeichen zu vereinbaren.

Der Patient kann gerade durch die Beobachtung des Pferdes und der Umgebung sein Handicap sehr gut kompensieren. Bei der Langzügelarbeit sollte zumindest anfangs eine Hilfsperson neben Pferd und Klienten beigezogen werden, da ansonsten die Verständigung mit dem Klienten erschwert ist.

Prothesen, Implantate

Interne Prothesen (Hüftgelenk) sind beim Reiten vermehrt der Lockerungsgefahr ausgesetzt. Im Falle eines Sturzes bricht der Knochen genau dort, wo die Prothese aufhört – und wo eine ordentliche chirurgische Versorgung kaum noch möglich ist.

Externe Prothesen können sich beim Sturz verabschieden; beim Ritt ohne Prothesen ist zu bedenken, dass Auf- und Absteigen – auch mit Hilfsperson – ohne entsprechende Zusatzeinrichtung wie Rampe, Stuhl oder Leiterchen eventuell unmöglich ist. Der Umgang mit einer Prothese muss erlernt werden – und gerade hierbei kann die Reittherapie wichtige Impulse setzen, indem neue Bewegungsmuster eingeübt werden. Weitere Details sind mit dem Patienten bzw. den behandelnden Ärzten abzuklären.

Herz-Schrittmacher

Meistens wird die Batterie in den Brust- oder Bauchmuskel eingesetzt; das Kabel führt unter der Haut Richtung Herz. Moderne Schrittmacher reagieren auf variable körperlicher Belastung, sind jedoch nicht imstande, emotionale Einflüsse zu berechnen. Für die Reittherapie gibt es grundsätzlich keine Einschränkungen, die Einflüsse von Zusatzmedikamenten ist jedoch zu erfragen und zu berücksichtigen. Bei Unfällen oder Zwischenfällen sofort den Notarzt benachrichtigen!

Pumpen, Sonden

Für Patienten, die auf eine kontinuierliche Zufuhr von Medikamenten angewiesen sind, gibt es implantierbare Systeme, die – ähnlich wie beim Schrittmacher – aus einem „Basisdepot" die benötigten Stoffe über ein Kabel kontinuierlich oder auf Abruf in den Blutstrom, seltener in die Nähe des Rückenmarks absondern.

Manche Menschen werden über eine Ernährungssonde (einen kleinen Schlauch in der Nase oder auch im Bauch) in regelmäßigen Abständen mit flüssiger Nahrung und Getränken versorgt.

Spezielle Drains und Pumpen leiten bei Hirnwassersucht die überschüssige Hirnflüssigkeit aus dem Schädelinnern in den Blutstrom ab.

Praktische Konsequenzen: Bei allen Übungen ist darauf zu achten, dass die „Verkabelung" nicht durch Druck oder Abscherung beeinträchtigt wird. Dazu müssen sich die TherapeutInnen über die Lage der Depots/Batterien und den Verlauf der Verbindungen orientieren. Extreme körperliche Bewegungen sollten vermieden werden, die Kleidung muss bequem sein und darf keinesfalls drücken.

Stomata

Unter Stoma versteht man eine Öffnung an einer Stelle, wo sie von der Natur her gesehen nicht hingehört. Ein Stoma muss immer besonders gepflegt werden, da die Hautverhältnisse in der Umgebung von den natürlichen zumeist abweichen.

a) Künstlicher Darmausgang (Anus praeter)

Über eine Öffnung in der Bauchdecke wird der Darminhalt in einen Beutel, der auf die Bauchdecke geklebt wird, abgeleitet. Die Lokalisation des Stomas auf der Bauchdecke kann je nach Grundkrankheit variieren. Es gibt verschiedene Systeme zur Versorgung, mit denen der Patient bzw. die Angehörigen in der Regel gut vertraut sind. Je nach Ort des Stomas kann die Stuhlregulierung problematisch sein; häufiger dünnflüssiger Stuhlgang ist für den Patienten meist besonders lästig.

Praktische Konsequenzen: Das Herunterrutschen am Pferd beim Absteigen kann zum Ablösen des Beutels führen; Absteigen evtl. mit Bein über die Mähne.

b) Künstlicher Blasenausgang

Ein Blasenstoma besteht aus einem aus der Blase über die Bauchdecke herausragenden Schlauch, an dem ein Beutel zum Auffangen des Urins oder ein Stöpsel befestigt ist. Menschen mit Blasenschlauch leiden oft unter Koliken, die durch den in der Blase liegenden Schlauch oder Blasenentzündungen verursacht werden.

Wichtig: Wahl des geeigneten Pferdes (kein harter Trab). Für das Auf- und Absteigen gelten dieselben Vorsichtsmaßnahmen wie beim Darmausgang.

Zusätzlicher Hinweis: Urin-Katheterbeutel werden meistens an der Innenseite des Unterschenkels getragen, wo sie beim Reiten natürlich ganz besonders stören. Mit dem Patienten ist vor der ersten Therapiestunde abzuklären, ob der Beutel an einer anderen Stelle getragen werden kann.

c) Katheter

Ein Blasenkatheter kann auch auf dem normalen Weg – d. h. über die Harnröhre – zur Urinableitung dienen. Bei gewissen Erkrankungen katheterisieren sich die Patienten selbst, d. h. bei Harndrang wird einmalig ein Katheter in die Harnblase eingeführt, um den Urin abzulassen.

Ein über die Harnröhre eingeführter Dauerkatheter zur ständigen Urinableitung ist heutzutage im Alltagsleben zumeist durch die Anlage eines Blasenstomas abgelöst worden.

d) Inkontinenz

Hierunter versteht man die absolute oder teilweise Unfähigkeit, Stuhlgang oder Urin zu halten – bei Babys ein normaler Zustand, für ältere Kinder oder Erwachsene eine gravierende Behinderung, die oft verschwiegen wird. Die Betroffenen müssen Einlagen oder Windeln tragen, bei Stress oder Aufregung verstärkt sich der Harndrang.

Praktische Konsequenzen: Die Blase möglichst vor Beginn der Stunde entleeren lassen und taktvoll anregen, dass zu diesem Zeitpunkt eventuell auch Einlagen gewechselt werden. Sie müssen auch nach dem Aufsteigen aufs Pferd druckfrei sitzen.

e) Tracheostoma

Dabei wird eine künstliche Verbindung zwischen Luftröhre und Umwelt *unterhalb* des Kehlkopfes hergestellt. Die eingeatmete Luft kann damit nicht zum Sprechen verwendet werden, da sie unmittelbar in die Lunge fließt. Besondere Sprechkanülen oder spezielle Techniken ermöglichen, dass der Kranke dennoch eine Sprache hervorbringt, die bei Geübten von normaler Sprache kaum unterschieden werden kann.

Wichtig für die Therapie: Vorbereiten der Gruppe/der Mitpatienten; jegliche Anstrengung vermeiden, bei der Atemnot auftreten könnte; Medikamente erfragen, die Atemnot hervorrufen können; möglichst kein Schwitzen provozieren.

Shunts

a) Dialyse-Shunt

Herstellung einer künstlichen Verbindung zwischen Schlagader und Vene, meist am Unterarm, für Dialysepatienten (Menschen, die auf die künstliche Niere angewiesen sind). Man erkennt die Stelle am Vorhandensein einer fast fingerdicken, pulsierenden Ader.

Ein Shunt darf nie gequetscht oder gedrückt werden. Der Reittherapeut sollte wissen, wo ein Shunt vorhanden ist. Der betroffene Arm kann für die Therapie mit einer leichten Polsterung und Bandage versehen werden. Bei den nierenkranken Patienten ist besonders auf dosierte Belastung unter Berücksichtigung des „Elektrolyhaushaltes" zu achten: keine schweißtreibenden Aktionen, ausreichend (nach Vorgabe der Ärzte) trinken.

b) Gefäß-Shunt

Diese künstliche Gefäßverbindung soll dazu beitragen, die Durchblutung in einem gefährdeten Körperteil zu verbessern. Für die Reittherapie problematisch sind Shunts im Bereich der Unter- und Oberschenkel – wo das Bein unmittelbar am Pferdekörper anliegt und Verschluss der Gefäße droht. Hier ist unbedingt Rücksprache mit dem behandelnden Gefäßchirurgen zu nehmen, zumal die meisten Gefäßpatienten auch noch blutverdünnende Medikamente einnehmen müssen (s. dort).

Medikamente

Die Beipackzettel sind voll mit klein gedruckten Hinweisen auf Wirkungen und Nebenwirkungen – streng genommen sind auch Traubenzucker, Nudeln oder Eiscreme nicht ohne entsprechende Warnungen zu genießen. Problematisch wird die Einnahme von Medikamenten bei bestimmten Grund- oder Zusatzerkrankungen oder Kombinationen bestimmter Mittel.

Grippemittel, Schnupfen- und Hustenmittel, leichte Schmerzmittel

Wirkung: Schmerzstillend, fiebersenkend, gelegentlich auch abschwellend, Dämpfung von Hustenreiz, Reduktion der Nasensekretion. Nebenwirkungen: Magenschmerzen, Auslösen von Blutungen im Magen- Darmbereich, Erzeugen von Müdigkeit und Gleichgültigkeit. Vorsicht bei gleichzeitiger Einnahme von Mitteln bei Epilepsie, Rheuma, Mitteln zur Blutgerinnung, bestimmten Antibiotika.

Antibiotika

Wirkung: Abtöten von Bakterien. Da der Körper in der Auseinandersetzung mit den Krankheitserregern ohnehin gestresst ist, sollte ein unter Antibiotika stehender Patient allenfalls leichteste körperliche Tätigkeiten verrichten – und auch dies nur, wenn kein höheres Fieber vorliegt.

Nebenwirkungen: die meisten Antibiotika können müde oder verkehrsunsicher machen, erzeugen Übelkeit, Durchfälle, Bauchweh, Kopfweh, eventuell Allergien. Die Verstärkung oder Auslösung psychotischer Symptome – z. B. von Depressionen, Halluzinationen, Krämpfen usw. ist bei einigen Medikamenten möglich!

Mittel gegen hohen Blutdruck

Vor allem in der Eingewöhnungsphase können Störungen der Blutdruckregulation, Müdigkeit, Schwindel, Herzrhythmusstörungen auftreten.

Immunsuppressiva, Krebsmittel, Cytostatika

Nebenwirkungen: Gewichtsabnahme, Erbrechen, Übelkeit, Haarausfall, Muskelschwäche. Medikamente gegen die Übelkeit können wiederum zu Schwindel und Müdigkeit führen. Eine gewisse Gewöhnung ist möglich, die Reaktionen fallen sehr unterschiedlich aus!

In der ersten Zeit der Therapie sollten größere Anstrengungen vermieden werden, evtl. muss das soziale Umfeld (Gruppenmitglieder, ReiterkameradInnen) nach Rücksprache mit dem Patienten behutsam auf diese Wirkungen vorbereitet werden.

Sedativa, Neuroleptika

Wirkung: Beruhigung, Entspannung, Distanzierung vom Stress. Einige Medikamente aus dieser Stoffgruppe werden auch bei Spastik und Muskelschmerzen eingesetzt.

Weitere Anwendungsgebiete: Hyperaktivität, Schlaflosigkeit, Unruhe, Depressionen, Entzugserscheinungen, Verwirrtheitszustände, diverse psychiatrische Krankheitsbilder. Als mögliche Nebenwirkungen können auftreten: unwillkürliche Bewegungen, Tics, teilweiser Verlust der Kontrolle über eigene Bewegungen, Schlafstörungen, Persönlichkeitsveränderungen, Zwang zur ständigen Bewegung (Akathisie).

Asthmamittel, Mittel gegen Allergien oder Juckreiz

Einige können zu Müdigkeit oder Konzentrationsschwäche führen, bei Gewöhnung verschwindet dieser Effekt meistens. Bei Höherdosierung bestimmter Asthmamittel kann Herzklopfen, Herzjagen, Angst eintreten. Achtung – viele PatientInnen, welche auf regelmäßige Einnahme von Allergie- oder Asthmamitteln angewiesen sind, müssen – wenigstens zeitweise – auch Cortison nehmen!

Cortison

Es wird eingesetzt bei zahlreichen chronischen Krankheiten wie Allergien, Asthma, Rheuma, nach Organverpflanzungen oder zur Unterdrückung unerwünschter entzündlicher Reaktionen bzw. zur Immunsuppression. Es unterdrückt Entzündung und Schmerz, wirkt leicht stimmungsaufhellend, führt aber bei längerem Gebrauch und/oder höherer Dosierung u. a. zur vermehrter Knochenbrüchigkeit, Gewichtszunahme bis zur Fettsucht, und kann Veränderungen der Psyche hervorrufen.

Stärkere Schmerzmittel

Sie machen „wurschtig", müde, können Kopfweh, Übelkeit, Appetitlosigkeit, Gleichgewichtsstörungen, Schwindel bewirken. Störungen der Blasen- oder Darmentleerung im Sinne von „Verstopfung" sind nicht selten – wichtig bei Menschen, die ohnehin mit Blase oder Darm Probleme haben.

Blutverdünnungsmittel

Sie werden oft nach größeren Operationen, bei bestimmten Herzkrankheiten, nach Venenentzündungen oder Gefäßoperationen eingesetzt. Das Blut der Patienten wird dünnflüssig und gerinnt schlecht. Folge: Auch bei kleinsten Verletzungen entsteht kein kleiner blauer Fleck, sondern ein sehr großer, schmerzhafter Fleck, bei Blutungen in ein Gelenk oder gar inneren Blutungen droht akute Lebensgefahr.

Der Reittherapeut muss über eine derartige Medikation Bescheid wissen und im Verletzungsfall unverzüglich mit dem Patienten gleich zum Arzt gehen bzw. den Rettungsdienst alarmieren und Auskunft über den Hergang der Verletzung geben.

Auch ein Patient unter Behandlung mit Blutverdünnungsmitteln ist grundsätzlich für Reittherapie und Reiten geeignet, ebenso wie ein gut eingestellter Diabetiker oder Epileptiker. Vorsicht ist geboten bei der gleichzeitigen Einnahme von Aspirin und verwandten Stoffen (in vielen Grippemitteln enthalten), da diese die Wirkung der Blutverdünner zusätzlich steigern.

Schlussbemerkung

Die Grenzen zwischen Alt und Jung, chronischer und akuter Erkrankung, dem Vorhandensein oder Fehlen von Handicaps sind fließend – und demzufolge können in diesem Zusammenhang auch keine Patentrezepte verteilt werden.

Einfühlungsvermögen, „Reitertakt" und die Gewissheit, sich auf den Partner Pferd verlassen zu können, sind unabdingbar. Als hilfreich haben sich Rollenspiele zum Zwecke der Selbsterfahrung erwiesen: Wie fühlt sich die Welt aus der Rollstuhlperspektive, mit einem steifen Bein, ohne Arm oder mit verbundene Augen oder auch nur nach einer durchzechten Nacht an? Wir brauchen ein intensives Verständnis dafür, wie andere Mitmenschen die Welt und „unsere" Therapie erleben.

Die Autorinnen und Autoren

Susanne Eberle-Gäng
Dipl. Heilpädagogin
Strälgasse 2
Dietschwil
CH-9533 Kirchberg

Marianne Gäng
Dipl. Sozialpädagogin
Ilgenhalde
CH-8320 Fehraltorf

Gundula Hauser
Hietzinger Hauptstr. 60
A-1130 Wien

Marcel Jenzer
Islandpferdehof Pfisterberg
Höchistr. 14
CH-8610 Uster

Helga Podlech
Pferdewirtschaftsmeisterin
Ausbildung in der Fachakademie
für Sozialpädagogik
Gestüt Wiesenhof
D-76359 Marxzell-Burbach

Bernhard Ringbeck
Dipl.-Pädagoge,
Dipl.-Psychologe
Waltrup 54
D-48341 Altenberge

Marlies Ringbeck
Waltrup 54
D-48341 Altenberge

Severin Salizzoni
Stiftung pro juventute
Seehofstr. 15
CH-8022 Zürich

Eva Schneider
Klinische- und
Gesundheitspsychologin,
Supervisorin
Korbgasse 24 / 1
A-1230 Wien

Marietta Schulz
Dipl.-Pädagogin
Am Schlagbaum 11b
D-51515 Kürten-Durscheid

Dr. med. Beate Seide
Wollmatinger Str. 18
D-78467 Konstanz

Pia Strausfeld
Dipl. Sozialpädagogin
Eichholzerstr. 17
D-53773 Hennef

Marianne Gäng (Hrsg.)
Heilpädagogisches Reiten und Voltigieren

4., neu bearbeitete
Auflage 1998
243 Seiten. 113 Abb.
(3-497-01476-1) kt

Dieses Buch ist Pflichtlektüre für alle, die sich mit dem Einsatz des Pferdes in der Pädagogik, Heilpädagogik, der Psychotherapie und Rehabilitation befassen. Nicht die reitsportliche Ausbildung steht im Vordergrund, sondern die individuelle Förderung und die Selbsterfahrung durch das Medium Pferd, vor allem eine günstige Beeinflussung der Entwicklung, des Befindens und des Verhaltens. Im Umgang mit dem Pferd, beim Reiten und Voltigieren wird der Mensch ganzheitlich angesprochen: körperlich, geistig, emotional und sozial. Den Leser erwarten Grundlagen und Perspektiven des heilpädagogischen Reitens, verständliche Erklärungen, zahlreiche Fotos, eine Vielzahl erprobter Übungen und Tipps aus der Praxis, Anregungen für phantasievolles Spielen mit dem Pferd.

Aus dem Inhalt

Heilpädagogisches Reiten
Heilpädagogisches Voltigieren
Psychomotorische Förderung bewegungsauffälliger
  Kinder durch Heilpädagogisches Voltigieren
Anbahnung und Gestaltung positiver Beziehungen mit
  Kleinpferden
Selbsterfahrung durch das Medium Pferd
Psychisch kranke Menschen auf dem Pferd

ER/ reinhardt

Ernst Reinhardt Verlag • München Basel
E-Mail: info@reinhardt-verlag.de
http://www.reinhardt-verlag.de

Marianne Gäng (Hrsg.)
Reittherapie

Reittherapie ist ein aus dem Heilpädagogischen Reiten weiterentwickelter, differenzierter Bereich des Therapeutischen Reitens, der Elemente aus den Disziplinen Psychologie, Psychotherapie und Medizin einbezieht. Marianne Gäng hat den Ausbildungsgang der Reittherapeutin aufgebaut und in diesem Band Autorinnen und Autoren versammelt, die die Ansätze der Reittherapie darstellen und die vielfältigen Anwendungsmöglichkeiten aus Praxissicht schildern. Einen Überblick über das Therapeutische Reiten, die unterschiedlichen Sparten der Therapien mit dem Pferd und die wichtigsten Prinzipien der Reittherapie bietet der erste Teil des vorliegenden Werkes. Die unterschiedlichen Ausrichtungen der Reittherapie sowie die Einflüsse aus den vielfältigen Berufsfeldern, wie Physiotherapie, Logopädie, Ergotherapie, werden in den Teilen zwei und drei vorgestellt. Die Praxisbeispiele veranschaulichen die erstaunlichen Ergebnisse, die mit dem Einsatz der Reittherapie erzielt werden können.

Für alle Fachleute auf dem Gebiet der Reittherapie: Pflichtlektüre!

Mit einem Vorwort von Bernhard Ringbeck

2002. ca. 220 Seiten. Zahlr. Fotos. (3-497-01595-4) kt

Ernst Reinhardt Verlag · München Basel
E-Mail: info@reinhardt-verlag.de
http://www.reinhardt-verlag.de

reinhardt

Marianne Gäng (Hrsg.)
Erlebnispädagogik mit dem Pferd

Erprobte Projekte
aus der Praxis

2001. 188 Seiten.
Zahlr. Abb.
(3-497-01552-0) kt

Erlebnispädagogik ist aus der Arbeit mit Kindern und Jugendlichen nicht mehr wegzudenken. Dieses Buch regt mit einer Fülle von Projekten und Ideen dazu an, Pferde bei erlebnispädagogischen Maßnahmen einzusetzen.
Die Autoren sind ReitpädagogInnen und ReittherapeutInnen. Ihre Projekte sind spannend – mal ernst, mal spielerisch, immer im pädagogischen Rahmen oder mit therapeutischen Zielen. Geklärt werden auch die Voraussetzungen, Ziele, Möglichkeiten und Grenzen der Erlebnispädagogik mit dem Pferd.
Das Buch ist eine Fundgrube für alle, die das Pferd erlebnispädagogisch einsetzen oder dies planen.

Pressestimme

„Ein gelungener Überblick für Betroffene, Angehörige, TherapeutInnen und Pferdeleute jeden Alters mit faszinierenden Anregungen, die Partnerschaft mit dem Pferd im gemeinsamen Wachsen unter den unterschiedlichsten Bedingungen zu entwickeln und zu erleben."
Unsere Jugend

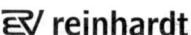

Ernst Reinhardt Verlag • München Basel
E-Mail: info@reinhardt-verlag.de
http://www.reinhardt-verlag.de

Klaus Fischer
Einführung in die Psychomotorik

Das Fach Psychomotorik hat sich in den letzten Jahren zu einer anerkannten Disziplin in Pädagogik und Therapie entwickelt. Es ist fester Bestandteil zahlreicher Ausbildungsgänge im universitären und privaten Bereich geworden.
Diese Einführung gibt einen Überblick über die zahlreichen Mosaiksteine des psychomotorischen Theorie- und Praxisfeldes. Schlüsselbegriffe der Psychomotorik wie Wahrnehmung, Bewegung, Handeln, Selbstkonzept und Körpererfahrung werden erklärt. Das Buch führt in die verschiedenen psychomotorischen Ansätze von Kiphard, Ayres, Zimmer u. a. ein und vergleicht sie kritisch. Gezeigt wird außerdem, wo und wie diese Konzepte in der Praxis zum Einsatz kommen. Arbeitsaufgaben am Ende der einzelnen Kapitel helfen bei der systematischen Erarbeitung des Lehrstoffs.

2001. 226 Seiten
27 Abb. 8 Tab.
UTB-S
(3-8252-2239-X) kt

Aus dem Inhalt

„Das Buch hält, was sein Titel verspricht: Im Sinne einer Basis- und Übersichtslektüre ist es eine gute Empfehlung für die Einführung in die Psychomotorik"
motorik

Ernst Reinhardt Verlag • München Basel
E-Mail: info@reinhardt-verlag.de
http://www.reinhardt-verlag.de

ER/ reinhardt

Bernd Hachmeister
Psychomotorik bei Kindern mit Körperbehinderungen

Entwicklung und Förderung

1997. 144 Seiten
22 Abb.
(3-497-01430-3) kt

Schon seit Jahren wird mit körperbehinderten Kindern psychomotorisch gearbeitet, aber es gibt kaum Arbeitsberichte darüber. Zudem werden innerhalb der Psychomotorik Kontroversen zwischen verschiedenen Schulen und Richtungen teils heftig ausgetragen, teils in Selbstabgrenzung vermieden. Die „deutsche" Psychomotorik z. B. hat zwar die in den USA entwickelte Sensorische Integration aufgenommen, aber die französische Psychomotorik nach Bernard Aucouturier oft außen vor gelassen. Endlich liegt mit Hachmeisters Buch ein Werk vor, das die verschiedenen Konzepte mit ihren Schwerpunkten und Chancen berücksichtigt. Hachmeister zeigt in beispielhafter Sorgfalt die Möglichkeiten einer Psychomotorik, die motologische, neurophysiologische und psychologische Komponenten einfließen lässt. Dieses Buch ist ein Muss für alle, die psychomotorisch mit behinderten Kindern arbeiten.

ℝ/ reinhardt

Ernst Reinhardt Verlag • München Basel
E-Mail: info@reinhardt-verlag.de
http://www.reinhardt-verlag.de

Hildegard und Alfred Zuckrigl / Hans Helbling
Rhythmik hilft behinderten Kindern

Dieses praxisorientierte Buch zur rhythmischen Erziehung und Therapie liegt nun in völlig neuer Bearbeitung und neuer Ausstattung vor. Als grundlegendes Prinzip ist Rhythmus unser Lebenselement und basale Erfahrung. Kinder, insbesondere auch behinderte Kinder, sind ansprechbar auf rhythmische Klänge, rhythmisches Sprechen und Bewegen. Rhythmik als ganzheitliche Erziehung durch Bewegung fördert das Zusammenspiel von Körper, Geist und Psyche. Wie dies in der therapeutischen Praxis realisiert wird, zeigen die Autoren auf ihre bewährte, anschauliche Weise in zahlreichen Beispielen.

Ziele und Realisationsbeispiele aus der Praxis psychomotorischer Erziehung

4. Auflage 1999
112 Seiten. 15 Abb.
(3-497-01477-X) kt

Aus dem Inhalt

Wirkungsbereiche in Beispielen: Ordnungsübungen.
  Sensomotorische Übungen. Konzentrationsübungen.
  Soziale Übungen. Phantasieübungen
Rhythmisch-musikalische Erziehung
Rhythmische Bewegungserziehung
Rhythmisch-tänzerische Erziehung
Rhymthmisch-pantomimische Ausdruckserziehung
Psychomotorisch-sensomotorische Erziehung –
  Motopädagogik
Warum hilft Rhythmik Behinderten?
Rhythmik als Teil einer komplexen Therapie für
  Sprachbehinderte und Lese-Rechtschreib-Schwache; für
  Hör- und Sehgeschädigte; für Körperbehinderte; in der
  Erziehungshilfe; an Förderschulen; für
  Geistigbehinderte
Rahmenbedingungen für Rhythmik:
Die Rhythmiklehrerin / der Rhythmiklehrer

Ernst Reinhardt Verlag • München Basel
E-Mail: info@reinhardt-verlag.de
http://www.reinhardt-verlag.de

reinhardt

Veronica Sherborne
Beziehungsorientierte Bewegungspädagogik

Aus dem Englischen
übersetzt von
Cristian Dirjack

1998
176 Seiten. 54 Abb.
(3-497-01443-5) kt

Wie gestalten Kinder die Beziehungen zu ihrem eigenen Körper, zu Partnern und gegenüber Gruppen? Welche Voraussetzungen brauchen sie, um Beziehungsfähigkeit zu entwickeln?

Veronica Sherborne hat eine psychomotorische Bewegungspädagogik und -therapie entwickelt, die auf der Bewegungsphilosophie Rudolf von Labans basiert und deren Schwerpunkt auf der Entwicklung positiver Beziehungen zu anderen Menschen liegt – ein Aspekt, der bisher in der deutschen Psychomotorik weniger berücksichtigt wurde. Mittels einfacher Bewegungsverfahren sowie über die Wahrnehmung von Körper und Raum werden im Kind sowohl das Vertrauen in den eigenen Körper als auch die Fähigkeiten im Umgang mit der Umwelt gestärkt. Dabei geht es immer um den Aufbau von Sicherheit, von Vertrauen in sich selbst, Vertrauen in die anderen und um Kreativität.

Sherbornes Methode ist für behinderte und nichtbehinderte Kinder geeignet: für Kinder mit und ohne Verhaltensauffälligkeiten, Lernschwierigkeiten und/oder körperliche Behinderungen. Die Methode kommt ohne Materialien aus und kann selbst mit großen Gruppen angewandt werden.

ɛʁ reinhardt

Ernst Reinhardt Verlag • München Basel
E-Mail: info@reinhardt-verlag.de
http://www.reinhardt-verlag.de

Gudrun Kesper / Cornelia Hottinger
Mototherapie bei Sensorischen Integrationsstörungen

In diesem Buch wird ein klinisch erprobtes, praxisorientiertes Konzept der Mototherapie vorgestellt. Auf den neurophysiologischen Grundlagen der Arbeiten von Jean Ayres sind in diesem Konzept verschiedene Methoden der sensomotorischen Förderung von Kindern (Frostig, Kiphard u. a.) eingebunden.
Der erste Teil des Buches beschreibt die Diagnose und Therapie von Sensorischen Integrationsstörungen mit einer ausführlichen Erläuterung der Elternarbeit und Lehrerberatung.
Im zweiten Teil werden die Übungen nach einem entwicklungsorientierten Aufbau beschrieben, geordnet nach Therapieelementen. Genaue Anwendungshinweise für die im Diagnostik-Kapitel aufgeführten Störungsbilder und weitere Behinderungen (z. B. Down-Syndrom, Mehrfachbehinderungen, Hörbehinderungen) runden den Praxisteil ab.

Eine Anleitung zur Praxis

6. Auflage 2002
212 Seiten. 79 Abb.
1 Poster
(3-497-01615-2) kt

Aus dem Inhalt

Grundlagen der Sensorischen Integration
Sensorische Integration
Sensorisch-integrative Motodiagnostik
Elternkonzept
Sensorisch-integrative Mototherapie
Praxis der Mototherapie

Ernst Reinhardt Verlag • München Basel
E-Mail: info@reinhardt-verlag.de
http://www.reinhardt-verlag.de

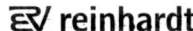

Gudrun Kesper (Hrsg.)
Sensorische Integration und Lernen

Grundlagen, Diagnostik und Förderung

2002. 239 Seiten
57 Abb. 8 Tab.
(3-497-01601-2) kt

Seit Jahren steigt die Anzahl der Kinder mit Lern- und Verhaltensstörungen und auch die der Kinder mit Entwicklungsstörungen in den Basisfunktionen „Bewegen und Wahrnehmen". Das ist kein Zufall, und Fachleuten ist der Zusammenhang längst bekannt. Wahrnehmung und Motorik bilden wesentliche Grundlagen für das Lernen. Mit Hilfe des Prinzips der Sensorischen Integration kann den Kindern auf motorischer Ebene geholfen werden – mit positiven Folgen für Wahrnehmung und Lernverhalten, z. B. in der Schule.

Das Buch beschäftigt sich mit diesem Themenfeld und beantwortet Fragen wie: Wie können Störungen möglichst früh diagnostiziert werden? Welche Methoden bieten sich an, Kinder mit Lern- und Verhaltensstörungen zu behandeln? Die Autoren, die aus ihrem praktischen Erfahrungsschatz schöpfen, beschreiben ihr Vorgehen in der täglichen Arbeit mit Kindern und Eltern in einem multiprofessionellen Team.

ER/ reinhardt

Ernst Reinhardt Verlag • München Basel
E-Mail: info@reinhardt-verlag.de
http://www.reinhardt-verlag.de

Monika Linn
Übungsbehandlung bei psychomotorischen Entwicklungsstörungen

Die psychomotorische Therapie vereinigt Elemente der Übungsbehandlung auf den Gebieten der Körperbeherrschung, der Wahrnehmung und der sensomotorischen Koordination mit psychotherapeutischen Ansätzen. Damit wird diese Therapieform in besonderem Maße dem Anspruch gerecht, die Behandlung an ganzheitlichen Zielsetzungen zu orientieren.

3., überarbeitete Auflage 2002
121 Seiten. 57 Abb.
(3-497-01603-9) kt

Monika Linn schildert die Inhalte der einzelnen Therapiestunden konkret und detailreich. Sie legt auch dar, wie eine längerfristige Therapiekonzeption aussehen muss, um in einer sinnvollen Abfolge von Behandlungsinhalten zum angestrebten Ziel zu kommen. Die vorliegende dritte Auflage ist um zahlreiche neue Stundenvorschläge erweitert worden.

Aus dem Inhalt

Psychomotorik: Wahrnehmung. Motorik.
  Anwendungsgebiete der psychomotischen Therapie.
  Von der Minimalen Cerebralen Dysfunktion zum
  Aufmerksamkeitsdefizit-Syndrom oder
  Hyperkinetischen Syndrom

Soziale Gruppenarbeit: Prinzipien der sozialen
  Gruppenarbeit. Modelle der sozialen Gruppenarbeit.
  Gruppenprozess. Gruppenphasen

Praxisteil mit Stundenbildern

Ernst Reinhardt Verlag • München Basel
E-Mail: info@reinhardt-verlag.de
http://www.reinhardt-verlag.de

reinhardt

Michael Passolt (Hrsg.)
**Hyperaktive Kinder:
Psychomotorische Therapie**

2., aktualisierte
Auflage 1997
190 Seiten. 15 Abb.
(3-497-01423-0) kt

Ist der Zappelphilipp wirklich ein „schlimmes Kind", ein „kleiner Teufel"? Oder sind hyperaktive Kinder einfach motorisch besonders agile Kinder, die neben einer Reihe von stillen, gebremsten Kindern besonders auffallen? Ihre Unruhe, ihr Zappeln kann einen Sinn haben, den es zu erkunden gilt.

Dem Buch liegt die Einsicht zugrunde, dass die Bewegung mehr ist als ein rein physischer Vorgang. Bewegung ist ein elementarer Lebensausdruck des ganzen Menschen und dessen, was ihn – buchstäblich – „bewegt" Hier setzt psychomotorische Pädagogik und Therapie an. Dem hyperaktiven Kind wird auf vielfältige und phantasievolle Weise Raum gegeben zum Selbstausdruck und zum Versuch der Selbststeuerung. Verschiedene mototherapeutische Ansätze werden vorgestellt, die eine Fülle von Erfahrungen aus den Arbeitsbereichen der Autoren zusammenfassen. Konkrete Hilfestellung und Anregungen bietet das Buch auch für den Alltag mit dem Kind zu Hause. Wichtig für einen reflektierten Umgang mit hyperaktiven Kindern ist zudem, dass der Problemkreis „Hyperkinetisches Syndrom" wissenschaftlich überhaupt verstanden und aufgearbeitet werden kann; ein schwieriges Unterfangen, das in diesem Buch ohne Dogmatismus angegangen wird.

ER/ reinhardt

Ernst Reinhardt Verlag • München Basel
E-Mail: info@reinhardt-verlag.de
http://www.reinhardt-verlag.de

Michael Passolt (Hrsg.)
Mototherapeutische Arbeit mit hyperaktiven Kindern

Bei der Arbeit mit dem hyperaktiven Kind werden bewegungstherapeutische Ansätze und systemische Zusammenhänge immer wichtiger. Anerkannte Fachleute legen hier ihre praktische Arbeit offen: Der Leser bekommt einen Überblick über die weitreichende Palette mototherapeutischer Ansätze. Er erhält eine Fülle von Anregungen, mit dem einen oder anderen Element in der eigenen Praxis weiterzuarbeiten. Dieses Buch ist eine fachbezogene Weiterführung des ebenfalls von Michael Passolt herausgegebenen Standardwerkes.

1996
247 Seiten. 33 Abb.
(3-497-01372-2) kt

Aus dem Inhalt

Übergangslos überaktiv. Aktive Kinder auf der Suche nach innerer und äußerer Balance
Bedeutung des Selbstkonzeptes für die Entwicklung hyperaktiver Kinder
Bedeutung des Raumes im therapeutischen Prozess
Diagnose und physiotherapeutische Behandlung des hyperaktiven Kindes
Förderung motorisch unruhiger Kinder nach den Prinzipien der Sensorischen Integration
Wahrnehmungstherapie nach Affolter
Ein „hyperkinetischer Junge" in den „Netzen der Helfer"
Die Bewegungsbaustelle
Die Bewegungslandschaft
Das Pferd als Medium mototherapeutischer Intervention
Wasser und Schwimmen
Erlebnispädagogik
Das Kestenberg-Movement-Profile in der Tanz- und Bewegungstherapie
Prinzipien der Orff-Musiktherapie in der Behandlung unruhiger Kinder

Ernst Reinhardt Verlag • München Basel
E-Mail: info@reinhardt-verlag.de
http://www.reinhardt-verlag.de

reinhardt

Bernard Aucouturier / André Lapierre
Bruno

Bericht über eine psychomotorische Therapie bei einem zerebral geschädigten Kind

Aus dem Französischen von Yvonne Nevole und Eva Rapsilber

3. Auflage 1999
87 Seiten
8 farbige Abb.
(3-497-00854-0) kt

Bruno ist ein Kind mit zerebral bedingten motorischen Störungen, die mit tiefen Persönlichkeitsstörungen verbunden sind. Mit 7,5 Jahren ist sein Gang noch unsicher, er spielt nicht, er spricht nicht, er stößt Schreie aus. Zwischen heftigen Trotzphasen ist er extrem passiv. Nach Analyse der Vergangenheit des Kindes beschreiben die Autoren die verschiedenen Phasen der Therapie, die ganz auf einer nicht-verbalen, körperlichen Beziehung beruhen. Die Berichte und Photos aus den Videosequenzen dieser psychomotorischen Therapie zeigen, wie bei Bruno der therapeutische Aufbruch möglich wurde.

Aus dem Inhalt

Brunos Vergangenheit
Medizinische Vorgeschichte und motorische Entwicklung
Verhaltensentfaltung
Heilpädagogische Förderungen
Erster Kontakt und Beobachtung
Psychomotorische Therapie
1. Phase: Der Körperkontakt
2. Phase: Das Übertragungsobjekt – der Schrei
3. Phase: Das Objekt als Kommunikationsmittel
4. Phase: Das akustische Objekt – Erscheinen der Sprache
5. Phase: Die indirekte grapho-akustische Kommunikation
6. Phase: Die konstruktive Zusammenarbeit
7. Phase: Der Fleck – Malen und Befreiung von der Phobie
Präsentation des Films
Die verschiedenen Phasen und ihr zeitlicher Ablauf
Die weitere Entwicklung
Derzeitige Situation des Kindes
Beschreibung und Analyse des derzeitigen Verhaltens
Überlegungen

Ernst Reinhardt Verlag • München Basel
E-Mail: info@reinhardt-verlag.de
http://www.reinhardt-verlag.de

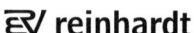